Sieben Tage mit Corona

Über das Buch:
Hauptkommissar Fokko Wattfedder hofft auf entspannte letzte Monate vor seiner Pensionierung. Über alte Kontakte kommt er Anfang des Jahres 2022 ins kleine norddeutsche Bundesland Freie Havenstadt. Wattfedders Entspannungsprogramm zum Ende seiner beruflichen Laufbahn würde voll aufgehen, wäre da nicht die nervenzehrende Corona-Krise, die seinen Alltag trübt. Der Mord an der Präsidentin der Ärztekammer reißt den Hauptkommissar gänzlich aus seinen ruhigen Tagen. Wattfedder wird bei seinen Ermittlungen mit der Mehrdeutigkeit wissenschaftlicher Forschungsergebnisse konfrontiert, trifft auf korrupte Ärzte und muss sich einer Landesregierung erwehren, die sich rücksichtslos aus politischem Interesse in seine Arbeit einmischt. An seiner Seite ermittelt die junge Oberkommissarin Paula Dombusch-Maoate. Bei der Tätersuche kommen die beiden Polizisten in Kontakt mit Havenstädter Ungeimpften, die sich politisch und sozial durch die Corona-Maßnahmen stark diskriminiert fühlen. Wattfedder bemerkt dabei sehr schnell, dass seine Kollegin meist etwas cleverer und besser organisiert ist als er selbst. Gemeinsam finden die ungleichen Kollegen aber nach einem zweiten Mord den Weg aus der Verwirrung.

Über den Autor:
Tammo Aaldyk ist das Pseudonym von Thomas Schulz-Güttes, der als Psychologe, Sozial- und Gesundheitswissenschaftler viele Jahre an verschiedenen Universitäten Norddeutschlands in Forschung und Lehre tätig war. Nach längeren akademischen Aufenthalten in Kalifornien sowie Australien und Neuseeland führte ihn sein Weg schließlich für mehr als ein Jahrzehnt in die Politikberatung. Er lebt mit seiner Familie in einem größeren Ort in den Weiten der norddeutschen Tiefebene.
Kontakt: tammo.aaldyk@gmx.de

Dieses Buch ist ein Kriminalroman. Handlungen und Personen sind frei erfunden. Ähnlichkeiten mit lebenden oder verstorbenen Personen sind nicht gewollt und wären rein zufällig.

Tammo Aaldyk

Sieben Tage mit Corona

Hauptkommissar Wattfedders letzter Fall

Ein norddeutscher Kriminalroman

tredition

© 2023 Tammo Aaldyk

3. Auflage 2025

ISBN Softcover: 978-3-384-02290-5

Druck und Distribution im Auftrag des Autors,
tredition GmbH, Heinz-Beusen-Stieg 5, 22926 Ahrensburg, Germany

Das Werk, einschließlich seiner Teile, ist urheberrechtlich geschützt. Für die Inhalte ist der Autor verantwortlich. Jede Verwertung ist ohne Zustimmung des Autors unzulässig. Die Publikation und Verbreitung erfolgen im Auftrag des Autors, zu erreichen unter: tredition GmbH, Abteilung "Impressumservice", Heinz-Beusen-Stieg 5, 22926 Ahrensburg, Deutschland.

Prolog

Gerade erst hatte sie den Computer hochgefahren. Sie erschrak. Ihr Hals! Der Schmerz war überwältigend. Sofort rang sie nach Luft. Sie versuchte, mit den Händen an das heranzukommen, was sich um ihren Hals gelegt hatte. Ihre Hände krallten aber nur ins Nichts. Sie kämpfte um jeden Atemzug. Röchelte. Wer war hinter ihr? Was war das? Warum? Langsam verdunkelte sich alles. Noch einmal griff sie ins Nichts. Mit einem letzten Aufbäumen versuchte sie verzweifelt, ihren Kopf zu drehen. Sie sah nur den Ärmel einer Jacke. Das kann nicht sein! Es wurde schwarz um sie herum.

Havenstadt, Montag – Tag 1

Fokko Wattfedders Handy vibrierte. Freudig nahm er den Anruf an. "Moin Maike! Schön, dass du anrufst. Ja, es ist wirklich so, wie ich dir gestern gesimst hatte. Bisher nicht ein einziger dienstlicher Anruf. Habe immer genug Zeit, mich um meine Rentenfinanzierung zu kümmern. Der absolut lässigste Job hier, nach wie vor. Beamter in Havenstadt, ein echter Hauptgewinn, zumindest in meinem Fall", lachte Hauptkommissar Wattfedder in sein Smartphone. "Wenn ich in ein paar Monaten zu euch komme, werdet ihr euch wundern. Bin jetzt schon fit wie zuletzt vor zwanzig Jahren. Meine Joggingstrecke laufe ich immer schneller. Hier in Havenstadt joggen übrigens tatsächlich Leute mit Maske. Ich weiß gar nicht, mit welcher Atemtechnik die das machen... ja, du hast recht, wahrscheinlich Hautatmung. Und es ist nicht zu glauben, in Teilen der Stadt galt eine ganze Zeit Maskenpflicht sogar unter freiem Himmel. Ehrlich! Das Ganze bei Nieselregen und steifem Westwind. Fast alle machten wohl mit. Und ganz putzig, auch auf den Parkplätzen vor den Supermärkten. Du siehst, hier in Havenstadt bin ich bestens geschützt." Wattfedder lachte und Maike erwiderte sein Lachen. "Ja, grüß alle schön, mein Akku schwächelt leider schon wieder - bis später!"

Es war wieder ein recht entspannter Tag im neuen

kriminalistischen Dasein von Hauptkommissar Fokko Wattfedder. Noch keinen Tag hatte er seine Entscheidung bereut. Er saß zufrieden Anfang Februar 2022 im Café und kalkulierte seine zu erwartende Rente - besser Pension - wie er nur zu genau wusste. Eine zu Beginn seines Berufslebens wirklich gute Wahl, einen Job mit Verbeamtung in Angriff zu nehmen. Ehrlich gesagt, hatte er natürlich damals, vor fast 40 Jahren, nicht über so etwas nachgedacht. Aber heute - ja - da zahlte sich das aus. Zufrieden gab er eine neue Kalkulation in seinen Smartphone-Taschenrechner ein. Trotz schwachem Akku klappte das noch ganz gut. Noch knapp neun Monate bis Oktober 2022. Dann hatte er es geschafft: Rente - besser: Pension - mit 62 Jahren. Endlich würde er Zeitsouveränität genießen und das tun können, was immer er wollte. Klar war schon der Ort, in dem das neue Lebenszeitalter seinen Anfang nehmen soll. Im schwedischen Göteborg, wo er bis vor ein paar Wochen sein Sabbatjahr verbracht hatte, und wo seine Tochter Lindy, seine Frau Maike und sein schwedischer Schwiegersohn Lasse lebten.

Lindy und Lasse wohnten bereits seit zwei Jahren in Schweden. Wattfedder und seine Frau hatten seit einigen Jahren vor, auch nach Schweden überzusiedeln. Das Sabbatjahr war da ein guter Beginn. Jetzt waren sie sich sicher, dass es die richtige Entscheidung ist, und Maike blieb daher gleich in der neuen schwedischen Wohnung in Göteborg. Die entspannte Lässigkeit - so hatte Wattfedder es wenigstens wahrgenommen - des schwedischen Alltags gab ihm ein gutes Gefühl. Er freute sich bereits auf seine Rückkehr.

Jetzt waren es also nur noch neun Monate – am zweiten Januar hatte er hier in Havenstadt angefangen. Zufrieden überblickte Wattfedder seine errechneten Zahlen. Das würde reichen. Nicht für echten Wohlstand, aber für eine angenehme restliche Lebenszeit - zumal die Rente seiner Frau in Zukunft dazukommen würde. Also noch etwas hier in Havenstadt durchhalten und hoffen, dass es weiterhin beruflich so ruhig wie im letzten Monat bleiben würde.

Noch eine Viertelstunde und es würde 16 Uhr sein. Da kann man das Handy für dienstliche Belange, zumal als Hauptkommissar ohne Ermittlungsfall, in aller Ruhe und mit gutem Gewissen ausschalten.

Geboren und aufgewachsen war Wattfedder im beschaulichen ostfriesischen Oldesiel. Für seine Polizeiausbildung verschlug es ihn von der Nordseeküste an die Polizeischule in Kassel. Dass Hauptkommissar Fokko Wattfedder sein letztes Dienstjahr in Havenstadt verbringen konnte, kam allerdings nicht von ungefähr. Nach über 30 Jahren als hessischer Landespolizist in Frankfurt musste er einfach weg. Ausgebrannt und desillusioniert wie er war, hatte Wattfedder verzweifelt alle alten Kontakte wiederbelebt, die teilweise bis in Jugendzeiten zurückreichten. Er wollte nur weg! Und siehe da: Klaus Böhmer, heute Polizeipräsident in Havenstadt, hatte aus alter Verbundenheit eine Idee. Gut bekannt mit dem Innensenator des kleinen norddeutschen Bundeslandes Freie Havenstadt, gelang es Böhmer, aus, wie er es nannte, "Planstellenresten", eine Position für Wattfedder zu basteln. Okay, so ganz aus mildtätigen Gründen wurde Böhmer nicht aktiv, aber immerhin. Wattfedder musste schmunzeln, wenn er daran dachte, wie sich ein Vierteljahrhundert später auszahlte, dass er den damals leicht angetrunkenen Kollegen in einer Verkehrskontrolle weiterfahren ließ, obwohl der Atemalkoholtest positiv war. Wattfedder war damals einfach unachtsam und winkte Böhmer, trotz eines positiven Tests, durch. Damals, nach der Geburt seiner Tochter Lindy und den vielen durchwachten Nächten, hatte er öfter solche kleinen Aussetzer. Böhmer aber denkt bis heute, dass Kollege Wattfedder ihm absichtlich Gnade gewährte. Wattfedder hatte allerdings bisher auch wenig zur Aufklärung des tatsächlichen Hintergrunds geleistet. Unangenehm karrieristisch erschien ihm Böhmer allerdings auch damals schon. Immerhin - er hatte es ja auch zum Polizeipräsidenten gebracht.

Gestartet waren Böhmer und er damals in den Polizeidienst mit ähnlichen idealistischen und aus heutiger Sicht absolut unrealistischen Anliegen. Sie wollten "linke Bullen" im politischen Sinne werden. Wattfedder versuchte dies in sein Alltagshandeln als Polizist zu integrieren – mit allen Querelen und Verwerfungen, die dies mit sich brachte. Böhmer wollte Karriere machen und die "Struktur" verändern. Letztlich veränderte die "Struktur" aber ihn. Von all den anderen politischen Aufsteigern war er bald nicht mehr zu unterscheiden. Der Weg nach oben war jetzt vielmehr sein zentrales Ziel. Und dies schien leichter erreichbar zu sein, als die "Struktur" zu verändern.

Auf jeden Fall wäre für Böhmer eine Alkoholfahrt zum damaligen Zeitpunkt, und wahrscheinlich zu jedem Zeitpunkt seines Berufslebens, ein absolutes Karrieredesaster gewesen. Nun konnte sich also Hauptkommissar Fokko Wattfedder dank seines damaligen Aussetzers ein gemächliches letztes Berufsjahr in Havenstadt gönnen.

"Bitte einen Cappuccino!" Noch zwei Minuten, dann war offiziell Feierabend. Er musste ehrlich zugeben, dass die Ruhe, die er hier in Havenstadt hatte, deutlich größer war, als er es sich je hätte vorstellen können. Ein schlechtes Gewissen hatte er deshalb aber nicht. Zu nervenaufreibend und unangenehm, häufig auch zu erfolglos, war die letzte Zeit in Frankfurt gewesen. Wirtschaftskriminalität zu bekämpfen – wie es seine Aufgabe war – wird zur Farce, wenn die eigene Landesregierung vor lauter Angst um den "hessischen Wirtschaftsstandort" in laufende Ermittlungen unablässig eingreifen lässt, um nur keine Investoren zu vergraulen. Und Investoren werden nach Auffassung der Zuständigen in der Landesregierung insbesondere dann vergrault, wenn von ihnen die Einhaltung der geltenden Gesetze verlangt wird.

Die Kollegen von der Steuerfahndung, mit denen Wattfedder

langjährig kooperierte, wurden so sehr unter Druck gesetzt, dass einige berufsunfähig wurden. Berufsunfähig mit Unterstützung des Landes. Wattfedder war natürlich klar, dass diese Standortkonkurrenz zu Lasten der Steuerzahler nur zu beenden wäre, wenn die Finanzämter nicht den jeweiligen Ländern unterstehen würden, sondern dem Bund. Dazu fehlte aber der politische Wille, insbesondere der finanzkräftigeren deutschen Bundesländer. Da wurden eher Steuerbetrug und andere kriminelle Wirtschaftsstrategien geduldet, als eigene hoheitliche Zuständigkeiten aufzugeben.

Die ganze Aufregung darüber brachte nichts. Wattfedder hatte mit dem Sabbatjahr schon länger an seiner persönlichen Exit-Strategie gearbeitet. Es schien alles aufzugehen. Wattfedder nippte zufrieden an seinem Cappuccino und blickte auf das Straßengeschehen im Februar durch die Scheiben des Cafés. Genau genommen musste sein Blick immer ein großes Plakat ausblenden, das darauf hinwies, dass nur doppelt Geimpfte oder Genesene Zutritt hatten. "Komische Zeiten", murmelte er und versuchte erfolglos den tristen Eindrücken etwas Positives abzugewinnen. Viele der Passanten, die vor dem Fenster des Cafés "DaViva" vorbeischlenderten, trugen FFP-2-Masken und trotzten damit dem starken Nordwestwind in Havenstadt. Gerade nach seinem Jahr in Schweden erschien ihm die deutsche Corona-Pedanterie und die entleerten Gesichter der Menschen ein wenig fremd. Aber Virologie war nun wirklich nicht sein Fachgebiet.

Die Ruhe seines Jobs auf "Planstellenresten" verdankte er auch dem etwas ominösen Stellenzuschnitt. Im Grunde sollte er für Einsätze zuständig sein, die neben der kriminellen Brisanz auch politisch sensibel sind. "Fokko, mit deiner Erfahrung bist du genau der richtige Mann für diese Stelle", motivierte ihn Böhmer gleich anfangs. Der Innensenator vermisse oft die politische Sensibilität bei vielen Ermittlungen. Wattfedder würde einen Ermittlungsauftrag bekommen, wenn es die Lage erfordere. Vielleicht wird es die Situation aber in den nächsten neun Monaten auch niemals erfordern. Wattfedder jedenfalls drückte sich dafür alle Daumen – auch wenn er wusste, dass sein Wunsch extrem optimistisch war.

Für den Fall der Fälle aber wurde ihm in den letzten Wochen ein kleines Team zurechtgebastelt, auf das er für seine Unterstützung Zugriff haben sollte. Ein Team, dessen zwei Telefonnummern er immerhin schon erhalten hatte. "Rosemarie Kuhlke" und "Paula Dombusch-Maoate", so las er auf dem ausgedruckten Organigramm seiner Dienststelle, dem Polizeipräsidium in Havenstadt. Die sollte er unbedingt die nächsten Tage mal besuchen, damit es nicht allzu peinlich werden würde, wenn tatsächlich mal etwas für ihn zu tun sein sollte. "Ein eigenes Büro für das knappe Jahr brauchst du eigentlich nicht, das kannst du alles über Rosi und Paula im Bedarfsfall abwickeln", erklärte Böhmer in Vertretung des Dienststellenleiters. "Ehrlich gesagt, bis für dich ein Zimmer besorgt, die EDV aufgestellt und angeschlossen ist, dauert es in Havenstadt schon mal ein halbes Jahr, da bist du fast schon wieder in Schweden", fügte Böhmer in halb entschuldigender, geflüsterter Tonlage hinzu. So war der Kontakt zu den Kollegen in der Dienststelle bisher eher bescheiden, und auf Grund der Förderung von "Home-Office" während der Corona-Zeit war auch nicht zu erwarten, dass irgendjemand seine persönliche Anwesenheit einfordern würde.

Morgen sollte er aber unbedingt in seiner Dienststelle vorbeischauen, um die ihm zugeordneten Kolleginnen kennen zu lernen. Kurz überlegte Wattfedder noch, ob ein solcher Besuch dazu beitragen könnte, dass er schneller einen Ermittlungsfall zugeordnet bekäme – was seine gute Laune tatsächlich gefährden könnte. Solange er wenig in Erscheinung trat, würde man auch wenig auf ihn aufmerksam. Mit seinem Besuch im Büro könnte er Neider aktivieren, die es einfach nicht ertragen könnten, dass da ein "Neuer" – wenn auch nur für kurze

Zeit - im Polizeipräsidium ist, der offensichtlich nichts zu tun hat. Wattfedder verwarf den Gedanken. Nach allem, was er bisher über Havenstadt wusste, war es mehr als unwahrscheinlich, dass Kollegen Details über seine Diensttätigkeit wussten. Sein Aufenthalt in der norddeutschen Stadt war bisher zu kurz und kontaktarm. Okay, Gerüchte könnte es geben, aber kaum jemand würde Genaueres wissen. Zumal er unter dem besonderen Schutz von "oben" stand. Solange der Polizeipräsident ihm gewogen blieb, hatte er wenig zu befürchten.

Einigermaßen befreit von seinen Bedenken blickte Wattfedder aus den großen Glasscheiben des Cafés und bemerkte mit Unbehagen, dass es wieder angefangen hatte zu schneien. Ach was, Schnee war es nicht wirklich – eher eine Mischung aus Nieselregen und wenigen dicken, wässrigen Flocken. Er hasste diese Jahreszeit. In Havenstadt schien sie besonders trist zu sein. Das lag wohl am von der nahen Nordsee stark beeinflussten Klima. Den echten, dicken Schnee gab es hier fast nie. Da waren sich alle Einheimischen einig. Dafür aber überaus häufig Übergangswetter, das sich gerne in Temperaturen von 12 Grad und Nieselregen ausdrückte. Schien aber im Frühjahr und Sommer die Sonne beständig, dann konnte Havenstadt mit einer traumhaften Kulisse aufwarten.

Die Stadt, die von der 60 Kilometer nördlich in die Nordsee mündenden Schwemme durchflossen wird, verdankt dieser nicht nur ihre traditionsreiche Geschichte als Freie Havenstadt, sondern auch ein wunderbares Farbenspiel verschiedener Blautöne im Flussgebiet. An Tagen wie heute, die in Havenstadt leider die absolute Mehrzahl bildeten, blieb aber alles grau. Dazu gesellten sich aus fernerer Betrachtung am Ufer der Schwemme und in den Straßenzügen der Stadt noch weiße Pünktchen in vielen Gesichtern der Einwohner, die unschwer als Masken zu identifizieren waren, wenn man sich ihnen näherte. Es schien, als gäben sie den Menschen Wärme und schützten gegen das unangenehme Gefühl, das sich im Gesicht einstellte, wenn sich zu den Graupelschauern oder dem Nieselregen noch windige Böen gesellten. Um ehrlich zu sein, so musste Wattfedder sich dann doch eingestehen, vermittelten die vielen Outdoor-Maskenträger aber auch den Eindruck, als wären große Teile von Havenstadt zu einer Anmutung einer Intensivstation geworden. Das fühlte sich wirklich bedrohlich an.

"Noch einen Cappuccino?", Wattfedder schreckte aus seiner kurzen Tristesse auf und nickte. Also die verbleibenden neun Monate würde er hier schon gut aushalten können. Außerdem würde der Frühling ja auch bald kommen, tröstete er sich. Havenstadt war ihm eigentlich auch grundsätzlich sympathisch. Das liberale, offene gesellschaftliche Klima, das sich so herrlich absetzte von einer verbohrten Engstirnigkeit vieler anderer Regionen in Deutschland, gefiel ihm sehr gut. Zudem lag Havenstadt nicht weit entfernt von seinem Geburtsort Oldesiel, so dass er an Wochenenden nach 90-minütiger Autofahrt auf den Spuren seiner Kindheit und Jugend wandeln könnte. Das bot sich für das Frühjahr an.

Zugegeben, das kleine Bundesland "Freie Havenstadt" hatte in Deutschland nicht den besten Ruf. Beständig belegte es bei Ländervergleichsstudien schlechte Plätze – egal, ob es nun um Schulbildung oder Armut ging. Seit der Krise des Schiffbaus und der Stahlerzeugung in den 70er und 80er Jahren kämpften sowohl Havenstadt mit seiner guten halben Million Einwohner als auch Stadthafen, die 60 Kilometer weiter nördlich gelegene Schwesterstadt im Zwei-Städtestaat, gegen eine Strukturkrise an, die sie über die Jahre nur leidlich überwunden hatten. Havenstadt eher als das wesentlich kleinere Stadthafen mit seinen gut 100.000 Einwohnern.

Dort in Stadthafen war trotz eines modernen Containerhafens an der Meeresküste Erwerbslosigkeit ein noch größeres Problem als in Havenstadt, und man sah sich beständig durch die größere Schwesterstadt benachteiligt. Alles, was in

Stadthafen nicht funktionierte, wurde traditionell einer gemutmaßten finanziellen Benachteiligung durch die größere Schwesterstadt angelastet - gleich, ob es nun zu wenig Kita-Plätze für die Kinder in Stadthafen gab oder nicht genügend Förderprogramme für die vielen Erwerbslosen aufgelegt werden konnten. Niemand, das hat Wattfedder mit Leichtigkeit durch die morgendliche Lektüre der lokalen Tageszeitung Schwemme-Kurier herausgefunden, konnte aber mit Bestimmtheit sagen, ob es eine tatsächliche Benachteiligung gab. Die Finanzbeziehungen zwischen beiden Städten waren vollkommen unübersichtlich. Ein wirklich skurriles Gemeinwesen, in dem Wattfedder da gelandet war. Aber, wie gesagt, es schien keinesfalls zu seinem Nachteil zu sein.

Den kurzen Heimweg vom DaViva in seine kleine Zwei-Zimmerwohnung hatte er schnellen Schrittes zurückgelegt. Nun war es auch langsam an der Zeit, das Abendessen vorzubereiten. Das gefrorene Wildlachsfilet, das sich Wattfedder im nahegelegenen Discounter besorgt hatte, musste er noch unter heißem Wasser auftauen. Dann könnte er sich an die Zubereitung seines Lieblingsessens machen. Irgendwie passte es auch zu Havenstadt. Sein Dienst-Handy klingelte. Sein Dienst-Handy klingelte? Jetzt? Hatte er es nicht ausgestellt? Ungläubig schaute Wattfedder auf sein Display. Böhmer? 18:16 Uhr? Böhmer! Oh, nein. "Okay", Wattfedder musste schmunzeln. "Jetzt ist es soweit, einmal musste ja ein Einsatz reinkommen – ganz cool bleiben", sprach er sich leise Mut zu. Er hatte also tatsächlich vergessen, sein Handy auszustellen.

Er nahm das Gespräch an, obwohl sein Akkustand fast bei null angelangt war. "Moin Fokko! Hier ist Klaus! Du bist gefragt: Die Präsidentin der Ärztekammer des Landes Havenstadt, Dr. Kerstin Zicht, ist tot aufgefunden worden – wie es aussieht, ist sie ermordet worden. Dombusch-Maoate ist schon unterwegs zum Fundort der Leiche", unterrichtete ihn Böhmer mit sonorer, ruhiger Stimme. "Der Innensenator ist einigermaßen alarmiert, weil Dr. Zicht eine prominente Unterstützerin der Impf-Kampagne des Senats ist, äh, war", erläuterte der Polizeipräsident weiter.

"Es ist also wahrscheinlich der Fall eingetreten, der das entsprechende Fingerspitzengefühl benötigt. Fokko, wir setzen auf dich. Falls es einen politischen Hintergrund für die Tat geben sollte, wäre dies sehr brisant. Übrigens ist die Bürgermeisterin bereits informiert."

"Klaus, danke für die Infos, aber mal ganz kurz: Wo ist der Fundort der Leiche?"

"Achja, Wallhauser Heerstraße 12 in Dickhausen. Es handelt sich dabei um den Wohnort der Toten."

"Bin unterwegs!"

Wattfedder versuchte jetzt ein wenig Engagement zu demonstrieren, auch um sich selbst aus seiner liebgewonnenen Havenstadt-Lethargie zu reißen. Aber er kannte sich zu gut. Er wusste, dass, wenn ein Fall erst einmal da war, er mehr als die nötige Motivation zur Aufklärung an den Tag legen würde.

In der Wallhauser Heerstraße angekommen, stellte Wattfedder sein Auto ab, einen alten Volvo 343 GL, und blickte auf die weiße Jugendstil-Villa, die sich hinter der Hausnummer zwölf verbarg. War der Stadtteil Dickhausen an sich schon von einem geschmackvollen, wohl generationsübergreifenden Reichtum geprägt, so hob sich die Nummer zwölf durch ihre besonders wohlgestaltete und gut erhaltene Haustür von den anderen Villen und Villa-ähnlichen Gebäuden im Umfeld ab. Es war ein gediegener Reichtum, der sich zu erkennen gab, aber nicht protzig daherkam. Zumindest nicht auf den ersten Blick. Vor der Tür der Villa standen zwei Maske-tragende Polizeibeamte, die Wattfedder nach kurzer Prüfung seines Dienstausweises eintreten ließen. Er kannte hier niemanden. Das war ihm klar. Etwas unangenehm war aber, dass er nicht einmal Paula Dombusch-Maoate als Mitglied seines Ermittler-Teams erkennen würde. Okay, da musste er jetzt durch.

"Herr Wattfedder, äh, sind Sie Fokko Wattfedder?", begrüßte ihn schon im Eingangsbereich des Hauses eine junge Polizistin, vielleicht Anfang-Mitte 30. "Schön Sie kennen zu lernen, ich bin Paula Dombusch-Maoate", lächelte sie ihn an. War Wattfedder mit seinen 1,82 m Körpergröße auch nicht gerade klein, so überragte ihn Dombusch-Maoate um Haupteslänge und dürfte nach seiner Schätzung die 1,90 m deutlich überschritten haben. Freundlich schüttelte sie ihm die Hand. Schreckte dann aber sofort zusammen und setzte sich eine FFP-2-Maske auf. "Oh, sorry, ich war gerade am rausgehen, deshalb schon unmaskiert", entschuldigte sie sich. "Oh, nein, ganz meinerseits, entgegnete Wattfedder und zupfte sich seine schon etwas ramponierte Gesichtsbedeckung aus der Hosentasche. „Ich war gerade am Reinkommen!" Beide mussten schmunzeln.

Diese erste Begegnung erleichterte Wattfedder sehr. Er hatte schon immer ein gutes Bauchgefühl, was Menschen anging – zumindest meistens - und diese Paula Dombusch-Maoate war ihm auf Anhieb sympathisch. Zumindest fiel sie als Kollegin nicht in die Kategorie "ungenießbar". Soviel war ihm schon jetzt klar.

"Also, wenn Sie jetzt gerade kommen, dann begleite ich Sie gerne noch einmal zum Fundort der Leiche. Ich muss sagen, es ist mit hoher Wahrscheinlichkeit auch der Tatort. Es sieht sehr nach Mord aus." Dombusch-Maoate tat einige Schritte nach rechts und bedeutete Wattfedder, ihr zu folgen. Die große Flügel-Tür, auf die sie am Ende des langgezogenen Flurs zugingen, stand halb offen und war mit mindestens sechs bis sieben Personen gefüllt.

Die Spurensicherung war offensichtlich schon hochaktiv und ein Gerichtsmediziner war auch vor Ort. Der graumelierte schlanke Herr Mitte 60 ging gleich ohne Zögern auf Wattfedder und Dombusch-Maoate zu, als er sie durch die Tür kommen sah. "Ah, der Hauptkommissar aus Frankfurt", begrüßte er Wattfedder jovial. "Ja, hier in Havenstadt kriegen wir ja auch nicht alles alleine hin – da brauchen wir auch mal Verstärkung aus einer richtigen Metropole", grummelte er unter seiner Maske, die zwar den Mund bedeckte, aber offensichtlich seinen zwei freiliegenden Nasenlöchern genügend frische Luft für seine beruflichen Aktivitäten zur Verfügung stellte.

"Ihre Assistenz, die Paula, die kenne ich ja schon gut. Da hat man Ihnen eine Klasse-Polizistin zur Seite gestellt. Und das bei Ihrem ersten Fall. Ihre Verbindungen nach oben müssen nicht schlecht sein. Aber ich muss weiter - habe noch viel zu tun. Nur soviel: Gleich hier links!" Er zeigte auf einen großen Schreibtisch, auf dem vornüber mit dem Kopf auf der Tischplatte liegend – besser gesagt auf der Tastatur ihres PCs - offensichtlich Frau Dr. Zicht, eine gepflegte Frau in ihren 50ern, zu sehen war.

"Sie ist von hinten stranguliert worden – eindeutig im Sitzen. So wie es aussieht, arbeitete sie gerade am PC. Nach den Spuren zu urteilen, war es irgendein dünnes Seil aus einem synthetischen Material. Eventuell eine Angelschnur. Angelschnüre sind sehr reißfest." Der Gerichtsmediziner machte eine kleine Kunstpause, um sich der Aufmerksamkeit der beiden Ermittler zu vergewissern. Dann fuhr er mit seinen Erläuterungen fort.

"Und dann ist da noch etwas sehr Ungewöhnliches", gemeinsam mit Wattfedder und Dombusch-Maoate näherte sich der Forensiker dem Schreibtisch. Wattfedder erkannte das "Ungewöhnliche" jetzt selbst sehr gut: Drei Injektionsspritzen steckten in der Schulterpartie der Präsidentin der Ärztekammer. Zwei in der rechten Schulter und eine in der linken.

"Jemand – mutmaßlich der Täter...", der Forensiker stoppte kurz, um dann fortzusetzen, "...und ich würde auf eine männliche Person tippen, weil das Strangulieren viel Kraft erfordert und zudem eher eine von Männern bevorzugte Tötungsart ist. Er hat ihr zusätzlich drei Injektionsampullen in den Schulterbereich beider Körperseiten gestochen. Das sehen

Sie ja selbst. Eventuell wurde dabei eine Substanz injiziert, wahrscheinlich aber nicht", führte er weiter aus. "Die Spritzen waren zumindest augenscheinlich alle leer."

"Also, es ist noch nicht genau zu beurteilen, ob das Opfer eine Injektion erhalten hat?", fragte Wattfeder.

"Im Moment noch nicht, das muss ich mir noch genauer bei der Obduktion anschauen. Aber es wirkt so, als seien die Ampullen leer gewesen. Wahrscheinlich wurden sie erst gesetzt, nachdem das Opfer bereits tot war. Der Todeszeitpunkt dürfte so zwischen 11:30 und 12:00 Uhr heute Morgen gewesen sein." Der Gerichtsmediziner hatte schon, während er noch sprach, seine Untersuchungsgeräte in einer großen Arbeitstasche verstaut und war im Aufbruch begriffen.

"Ich ruf Sie dann an. Übrigens heiße ich Maulbach, Dr. Fritz Maulbach".

"Danke, angenehm", entgegnete Wattfeder. "Achja – äh – Wattfeder bin ich, Fokko Wattfeder" rief er dem Gerichtsmediziner etwas unbeholfen noch hinterher, der schon die Tür erreicht hatte.

"Jaja, hatte ich schon gehört – dann mal willkommen!" Schon war er aus dem Zimmer verschwunden. Wattfeder drehte sich zu Dombusch-Maoate.

"Wenn wir gerade dabei sind, ich bin, äh – wie gesagt - Fokko und ich würde mich freuen, wenn wir im Team das Du etablieren könnten".

"Supi – Paula. Dann lass uns mal kurz zusammentragen, was bisher bekannt ist", entgegnete Dombusch-Maoate.

"Okay, die Präsidentin der Ärztekammer ist ermordet worden", eröffnet Wattfeder, um seinen geringen Wissensstand nicht allzu offen zu signalisieren. Wer anfängt, hat immerhin schon einen Beitrag geleistet und ist er auch noch so banal.

"Wir haben bisher nur Hinweise darauf, dass Kerstin Zicht die Impfpolitik des Senats und der Bürgermeisterin als Präsidentin des Senats engagiert unterstützt haben soll. Da legen die Spritzen ja schon eine Spur in Richtung der Gegner einer solchen Politik", folgerte Dombusch-Maoate. "Vielleicht sollen die Spritzen aber auch eine falsche Fährte legen. Oder sie sind als Warnung gedacht, um weitere potentielle Unterstützer der Senatspolitik abzuschrecken".

"Paula, war sie verheiratet – ist das bekannt?" Peinliche Frage fand Wattfedder, sofort nachdem er sie ausgesprochen hatte. Natürlich musste das bekannt sein – zumindest in Havenstadt. Sie war immerhin von gewisser Prominenz. Da fiel seine Unkenntnis über sein neuen Einsatzgebietes auf. Und natürlich auch sein geringes Interesse daran, sich solche allgemeinen Kenntnisse über die Havenstadt-Prominenz im vergangenen ereignislosen Monat anzueignen. Allerdings konnte er sich auch nicht für die Ehestandsverhältnisse aller Havenstadt-Größen vorsorglich kundig machen.

Dombusch-Maoate schmunzelte nur kurz von ihren knapp zwei Metern Höhe zu ihm hinunter: "Sie war verheiratet. Ihr Ehepartner ist Carsten Schlocht. Er ist Maler. Also kein Anstreicher, sondern Kunstmaler. Ab und zu macht er kleine Ausstellungen in hiesigen Sparkassen oder im Foyer des Sitzes der Ärztekammer. Berühmt ist er nicht, aber auch nicht völlig unbekannt in der Künstlerszene Havenstadts."

"Ist bekannt, wo er sich aufhält – ich meine, wir müssen ihn informieren und sollten ihn befragen. Wohnt er hier gemeinsam mit seiner Frau im Haus?"

"Er ist ganz oben im Haus. Auf der Dachterrasse. Dort soll er sich beruhigen – eine Psychologin ist bei ihm. Er hat seine Frau tot aufgefunden, nachdem er gegen 17 Uhr nach Hause gekommen ist. Dann hat er sofort die Polizei verständigt."

"Auf der Dachterrasse? Jetzt, bei diesen Temperaturen - im Februar?"

"Ja, er ist wohl Raucher. Wie gesagt, die Psychologin ist bei ihm."

Dombusch-Maoate ging voran und war fast schon auf dem

ersten Absatz der Treppe, als sie sich nochmal kurz zu Wattfedder umdrehte, der noch schnell den Kragen seines Mantels hochstellte: "Was ist? Hier geht´s hoch!"

Wattfedder beschleunigte und schloss zu seiner Kollegin auf. Fast im Gleichschritt nahmen sie alle Stufen, bis sie auf der großräumigen Dachterrasse im 2. Stock ankamen. Carsten Schlocht stand mit dem Rücken zu ihnen und blickte mit der Zigarette im Mund über die vielen kleinen Lichter der Gärten Dickhausens, die sich der Villa nach hinten gelegen anschlossen. Es war ansonsten längst dunkel. Wattfedder fiel auf, wie ungewöhnlich kühl es auch schon war. Der Dampf der Zigarette hielt sich beeindruckend lange in der Luft. Erst jetzt realisierte Wattfedder, dass Schlocht eine E-Zigarette dampfte.

Schlocht mochte ungefähr Mitte 40 sein. Er war groß und von eher hagerer Statur mit modisch kurzer mittelblonder Haartracht – dazu einen dieser beliebten kantig rasierten Vollbärte. Ein sehr attraktiver Mann, der trotz seiner Trauer etwas Jungenhaftes ausstrahlte. Neben ihm stand die Psychologin. Eine Hand hatte sie auf Schlochts Schulter gelegt. Die junge, adrett gekleidete Frau verabschiedete sich, nachdem sie sich wohl vergewissert hatte, dass Schlocht sich wieder gesammelt hatte.

"Ich überlasse Sie jetzt mal meinen Kollegen vom Ermittlungsteam. Die haben sicher ein paar Fragen an Sie. Sollte es Ihnen die nächsten Stunden sehr schlecht gehen, so zögern Sie bitte nicht, mich anzurufen. Hier meine Karte."

"Quälen Sie ihn nicht zu sehr nach diesem furchtbaren Ereignis!", rief sie noch im Gehen Dombusch-Maoate und Wattfedder zu.

"Herr Schlocht, unser Beileid", wandte sich Wattfedder an den Ehemann der Ermordeten, der sich die geröteten Augen rieb. "Meine Kollegin, Oberkommissarin Dombusch-Maoate und ich – mein Name ist Wattfedder, ich bin Hauptkommissar – haben noch einige Fragen an Sie, um die Ereignisse dieses Tages besser einordnen zu können. Ich hoffe, Sie fühlen sich schon in der Verfassung, uns Auskunft zu geben." Schlocht sprach leise, aber verständlich: "Ja, es geht wieder einigermaßen. Sie müssen ja Ihre Arbeit tun, damit das Schwein, das das getan hat, schnell gefasst wird."

"Ist es richtig, Herr Schlocht, dass Sie Ihre Frau gegen 17 Uhr unten in ihrem Arbeitszimmer tot vorgefunden haben?" Dombusch-Maoate trat etwas näher an Schlocht heran: "Erzählen Sie bitte, wie es dazu kam."

"Kerstin wollte heute wieder zu Hause arbeiten, wie sie es in den letzten Wochen und Monaten schon häufig getan hatte. Home-Office – noch ist Corona ja nicht vorbei. Ganz im Gegenteil. Sie ging nicht allzu oft in ihr Büro ins Gebäude der Ärztekammer in der Innenstadt. Hier nach Dickhausen lud sie auch Gäste zu Gesprächen ein – natürlich immer unter Wahrung aller notwendigen Hygienevorschriften. Das Arbeitszimmer ist ja auch groß genug."

"Wo waren Sie denn tagsüber, Herr Schlocht, als Ihre Frau arbeitete?", unterbrach Wattfeder die Ausführungen.

"Ich war heute endlich – und zwar erstmalig seit fast fünf Monaten - wieder als Kursleiter im Klaus-Babels-Künstlerhaus tätig. Ich leitete einen Kurs zur Malerei mit Tempera ab neun Uhr morgens. Diese Kurse biete ich an, natürlich zurzeit unter 2G-Plus-Regeln, um Kontakt zu anderen kunstinteressierten Menschen zu haben, die Techniken des Malens kennen lernen möchten. Meine eigentliche künstlerische Tätigkeit als Maler ist ja ein eher einsames Geschäft. Der Kurs ging bis ca. 16:30 Uhr. Er ist übrigens als Bildungsurlaub konzipiert. Daher der frühe zeitliche Rahmen mitten in der Woche."

"Sie blieben auch mittags im Künstlerhaus?"

"Ja, ich hatte mir etwas zu essen von zu Hause mitgebracht. Die Mittagspause ist von 13 bis 14 Uhr, und ich esse dann oft im Unterrichtsraum. Warum fragen Sie mich das? Sie denken doch nicht, dass ich etwas mit Kerstins Tod zu tun haben könnte?"

"Das gehört zur reinen Routine in solchen Fällen, ich muss Sie das fragen", unterbrach Wattfedder.

"Sie sind also direkt im Anschluss an Ihren Kurs nach Hause gefahren? Ohne Umwege?", erkundigte sich Dombusch-Maoate.

"Ich hatte meine Frau noch kurz auf dem Weg zum Auto angerufen, um zu fragen, ob ich noch etwas für das Abendessen aus der Innenstadt mitbringen soll. Aber natürlich ging sie nicht an ihr Handy", Schlochts Stimme stockte. Er wirkte immer noch sehr mitgenommen. "Jetzt weiß ich auch warum. Sie muss da schon tot gewesen sein. Welches Schwein tut so etwas?"

"Als Sie zu Hause ankamen, fanden Sie Ihre Frau tot vor?"

"Ja, das hatte ich ja schon alles Ihrer Kollegin erzählt."

"Ich möchte es aber auch gerne noch einmal von Ihnen hören", insistierte Wattfedder unsensibel.

"Ich habe mein Auto in der Einfahrt geparkt und bin dann rein. Die Tür stand nicht offen. Alles sah aus wie immer. Ich bin gleich zu Kerstins Arbeitszimmer und sah sie dort mit dem Kopf auf der Schreibtischplatte liegen und diesen Spritzen im Oberkörper. Das muss so gegen 17:00 Uhr gewesen sein. Ich habe dann sofort die Polizei gerufen." Schlocht sprach wieder gefasst und deutlich: "Wir waren über zehn Jahre verheiratet – Kerstin und ich!"

"Hatte Ihre Frau Feinde oder besondere Konflikte mit anderen Menschen?", stellte Dombusch-Maoate die Standardfrage der Ermittlungstätigkeit.

"Nein, ich wüsste nicht – ich meine, okay, sie war Präsidentin der Ärztekammer Havenstadts. Da gab es sicher Neider. Vor allem aber...", Schlocht machte eine bedeutungsschwangere Pause, "...in letzter Zeit diese irren Corona-Leugner. Die machten ihr schon zu schaffen. Sie bekam auch bedrohliche E-Mails!"

"Warum gerade sie? Lag es an ihrem Amt?", hakte Wattfedder nach.

"Sie hat sich die ganze Zeit für die Politik der Landesregierung, des Havenstädter Senats stark gemacht. Sie unterstützte die offensive Impfkampagne ganz öffentlich und versuchte auch innerhalb der Ärzteschaft zu motivieren, um noch mehr zu impfen. Das sahen natürlich einige Leute nicht so gern!"

"Haben Sie da eine konkrete Situation im Kopf?"

"So genau kenne ich mich da nicht aus. Da müssen Sie schon mit anderen sprechen, z.B. mit Meinhardt, dem Vizepräsidenten. Der hat sie da auch immer unterstützt."

"Danke soweit, Herr Schlocht. Ich lasse Ihnen meine Karte da – falls Ihnen noch etwas einfällt, das für uns wichtig sein könnte, dann melden Sie sich bitte. Aber ich denke, wir hören bestimmt noch voneinander. Unsere Ermittlungen haben ja gerade erst begonnen", schloss Wattfedder.

Es war schon halb neun und er hatte noch nichts zu Abend gegessen. Seine Kochaktivitäten für den heutigen Abend musste er ja jäh abbrechen. Schade. Er überlegte, ob es sich lohnen würde, gleich nach seiner Ankunft zu Hause mit dem Kochen fortzufahren. Oder würde es dann zu spät? Ein Döner wäre schneller zu haben.

"Tja, dann machen wir für heute wohl erst einmal Schluss", riss Dombusch-Maoate ihn aus seinen Abendplanungen.

"Ja, äh, Paula – ich denke für heute reicht es soweit. Könntest du noch jemanden zum Klaus-Babels-Künstlerhaus schicken, der überprüft, ob Carsten Schlocht tatsächlich den Kurs gegeben hat?"

"Schon notiert!"

Wattfedders Handy klingelte, kaum, dass Paula die zwei Worte ausgesprochen hatte. Wattfedder wunderte sich, dass es immer noch funktionierte. "Klaus Böhmer hier", schallte es sonor vom anderen Ende der ätherischen Leitung. Wattfedder schaltete auf Lautsprecher, damit Dombusch-Maoate mithören konnte. Eigentlich nicht die feine Art, aber er wollte sie, auf diese zugegeben etwas ungeschickte Weise, an seiner Beziehungskonstellation mit Böhmer teilhaben lassen.

"Fokko, ich habe soeben nochmal kurz mit dem Innensenator Täubner telefoniert. Auf dem kurzen Dienstweg hat sich ergeben, dass wir in den Besitz der Adressen der Patienten der Praxis Walther gekommen sind..."

"Welche Praxis Walther?", Wattfedder verstand nicht, worum es ging.

"Dr. med. Bernd Walther ist Allgemeinmediziner mit eigener Praxis im Stadtteil Neudeich. Er ist sowohl bei der Ärztekammer als auch den Mitarbeitern des Landesamtes für Verfassungsschutz unangenehm mit - wie soll ich sagen - unangemessenen impfkritischen Aktivitäten aufgefallen. Den zuständigen Stellen wurde eine Kopie seiner Patientendaten zugespielt..."

"Klaus, das ist nicht legal...", unterbrach ihn Wattfedder.

"Um das Ganze abzukürzen: Wir haben eine besondere gesellschaftliche Situation und sowohl die Staatsanwaltschaft als auch der zuständige Richter haben signalisiert, dass sie nicht besonders alarmiert sind, wenn du weißt, was ich damit meine..."

"Also der 'ganz kurze Dienstweg' in Havenstadt? Habe ich das richtig verstanden?" Wattfedder hasste solche Vorgehensweisen, die jeder Rechtsstaatlichkeit Hohn sprachen. Allzu häufig hatte er sich in Frankfurt dagegen gewehrt. Manchmal erfolgreich. Aber, jetzt, kurz vor der Rente auf seiner Gnadenstelle aus 'Planstellenresten', hätte sicherlich seine Kraft nicht ausgereicht. Ganz abgesehen von dem Gewirr an Loyalitäten, in dem er sich befand. Ihm wurde plötzlich klar, dass die Erwartungen an ihn eindeutig waren. Seine Erfahrung sollte genutzt werden und seine Loyalität wurde vorausgesetzt. "Schöne Scheiße!", brummelte Wattfedder unverständlich mehr zu sich selbst.

"Was meinst du? Ich hatte gerade eine Störung in der Leitung." Böhmer versuchte offensichtlich, keine große Sache aus dem kleinen Anfall an Widerstand bei Wattfedder zu machen. Der verstand sofort und versuchte sachlich zu bleiben: "Warum aber ist der Walther bei diesem Mordfall so wichtig?"

"Naja, er stand der offensiven Impfkampagne sehr kritisch gegenüber. Seine Praxis hat sogar auf ihrer Homepage einen Text zur Corona-Impfung, aus der hervorgeht, dass bei ihm ausschließlich Patienten mit einem deutlich erhöhten Risiko auf einen schweren Krankheitsverlauf nach individueller Beratung geimpft würden. Wir haben Hinweise, dass bei ihm Drähte der Gegner zusammenlaufen. Zudem war er Redner auf verschiedenen Kundgebungen in Havenstadt und dem Umland, zuletzt auf einer Demonstration in Havenstadt unter dem Motto: ‚Für eine freie Impfentscheidung'. Da liefen auch Rechte und Reichsbürger mit. Zwar vereinzelt – aber immerhin. Wir werden uns die Patientendaten anschauen und dir eine Patientenliste zusammenstellen, mit der du dich dann mal näher beschäftigen könntest. Keine Angst – wir greifen nur einige heraus – dann kannst du dir ein Bild von dem Arzt und seinen Patienten machen. Selbstverständlich werden das alles Ungeimpfte sein. Das kann über die fehlende Abrechnung einer Impfung, somit über die Kassenärztliche Vereinigung, ermittelt werden. Bevor du was sagst, ja, wir haben da unsere eigenen Wege."

"Ich hoffe, die Vorgaben, was ich tun soll, die über den 'kurzen Dienstweg' zustande kommen, werden nicht noch länger. Ich bin es eigentlich gewohnt, einigermaßen selbständig meine Ermittlungen zu führen", sagte Wattfedder vernehmbar verärgert.

"Klar, aber Fokko, du musst verstehen, der ganze Polizeiapparat steht bei dieser Sache erheblich unter Druck – zumindest die Leitungsebene. Alex, äh, Alexander Täubner, unser Innensenator, ist hochalarmiert: Drei Injektionsspritzen im Oberkörper der landesweit bekannten Ärztepräsidentin und honorigen Unterstützerin der Impfkampagne des Landes. Pressemäßig können wir kaum versuchen, die Sache ein paar

Tage unter dem Deckel zu halten. Das würde nicht klappen. Wir gehen offensiv mit der Botschaft raus, dass wir bei den Corona-Leugnern ermitteln. Das erleichtert deine Ermittlungen nicht unbedingt. Ist aber ein deutliches Signal an unsere Havenstädter Bevölkerung. Wir müssen außerdem dafür sorgen, dass Havenstadt, die so erfolgreich geimpft hat, jetzt nicht bundesweit in die Negativschlagzeilen kommt, weil wir nicht mit radikalen Impfgegnern klarkommen. Damit alles schnell geht, werden dir übrigens noch zwei weitere Mitarbeiter zugeteilt: Jens Grohl und Jana Olde, zwei frisch ausgebildete Absolventen der Polizeischule. Sie arbeiten dir zu. Deine Kollegin Rosemarie weiß schon Bescheid...Achja, sie würde sich freuen, dich mal kennen zu lernen", Böhmer räusperte sich, um seiner kleinen Stichelei Nachdruck zu verleihen.

"Alles klar, dann bis wahrscheinlich morgen", Wattfedder war alt genug, um zu wissen, wann er den Kürzeren gezogen hat. Noch bevor Böhmer auflegte, war Wattfedders Akku endgültig leer.

"Nicht so ein echt toller erster Ermittlungstag für dich?", fragte Dombusch-Maoate mit aufrichtig wirkender Anteilnahme.

"Wird schon! Lass uns doch bei einem Döner kurz unser weiteres Vorgehen für morgen absprechen." Jetzt war es entschieden. Er würde nicht noch zu Hause in Ruhe kochen. Es war definitiv zu spät, und er war zu hungrig.

"Wenn der Imbiss auch eine vegane Variante des Döners hat, bin ich dabei", versicherte ihm Dombusch-Maoate.

"Hervorragend. Kennst du einen Imbiss hier in der Nähe?"

"Einen Imbiss in Dickhausen? Hier findest du eher Immobilienbüros! Man merkt schon, dass du kein Havenstädter bist!", lachte Dombusch-Maoate. "Wie wäre es, wenn wir mit deinem Auto ins Westtor-Viertel fahren. Da finden wir alles!"

Das kam Wattfedder sehr entgegen, da er dort auch seine Wohnung hatte. So würde dem Bier zum Döner auch nichts im

Wege stehen: "Alles klar, dann auf zum Veggie-Döner!", sagte Wattfeder, hatte aber vor seinem geistigen Auge eine knusprige, sehr fleischhaltige Magenfüllung.

"Ach, du meine Güte!", Wattfeder hielt in seiner Bewegung inne. "Ich, äh, also gilt im Imbiss 2G-Plus? Ich bin heute gar nicht zum Testen gekommen. Also ich habe es schlicht vergessen. Ich könnte da nicht rein..."

"Brauchst ja nicht getestet zu sein, wenn du geboostert bist", schmunzelte seine Kollegin schelmisch.

"Also, ja, leider bin ich da noch nicht zu gekommen...Bin nur zweimal in Schweden geimpft."

Wattfeder hasste dieses Thema. Seine zweite Impfung hatte ihn doch einigermaßen mitgenommen. Nicht richtig schlimm, aber ausreichend, um sich nicht als einer der ersten Impflinge für das Boostern anzustellen.

"Kein großes Problem. Ich kenne den Laden. Beim 'Aftin-Imbiss' fragen sie nicht. Da kommen wir rein. Ich bin ja geboostert. Ich hatte es satt, jedes Mal dafür zum Testcenter zu müssen und mir teilweise vor dem Dienst die Beine in den Bauch stehen. Ist nicht mein Ding jeden Tag", unterbrach ihn Dombusch-Maoate. "Übrigens ist der ganze 2G- und 2G-Plus-Spuk im März in Havenstadt in vielen Bereichen wohl wieder vorbei, so habe ich es läuten gehört. Dann gelten neue Regeln - dann meist wieder 3G. Zumindest in Hotels, Gaststätten, Sport- und Kultureinrichtungen, aber auch beim Friseur gilt dann wieder 3G. So erhalten selbst Ungeimpfte mit negativem Testergebnis in diesen Bereichen wieder Zutritt. Bis zuletzt galt hier 2G. Sogar unter freiem Himmel, auf dem Havenstädter Weihnachtsmarkt, durfte die Wurst nur an Menschen mit einem 2G-Bändchen verkauft werden." Dombusch-Maoate konnte sich ein Schmunzeln nicht verkneifen: "Wahrscheinlich haben sich die Erkenntnisse aus dem letzten Sommer, dass die Impfung nicht gegen Übertragung schützt, jetzt sogar im Havenstädter Senat rumgesprochen. Da wird es argumentativ immer schwieriger, die nicht-geimpften, aber getesteten Havenstädter vor der Tür zu lassen. Wie hat unsere Bürgermeisterin noch im Dezember in der Havenstädter Bürgerschaft vollmundig verkündet: Wer noch an der Impfung zweifelt, handelt vollkommen unverantwortlich!"

Wattfedder mochte dieses Thema gar nicht. Was wollte Dombusch-Maoate damit auch sagen? War sie etwa als Geboosterte eine Impfgegnerin? Wäre sehr ungewöhnlich. Zu wenig hatte er sich mit der Impf-Frage auseinandergesetzt. Er hatte in Schweden genug mit seiner Familie zu tun, und der Alltag war wenig durch Corona eingeschränkt – jedenfalls im Vergleich zu Havenstadt. Das zumindest war mehr als klar. Er war geimpft – auch, weil es in Göteborg die meisten machten, und er wusste, dass er, um keine Probleme für sein knappes letztes Jahr im Deutschen Polizeidienst zu bekommen, geimpft sein musste. So richtig konnte er die "Skeptiker" und "Leugner" auch nicht verstehen. Zum Glück aber konnte er ja nun doch seinen Döner im Imbiss zu sich nehmen. Wattfedder war erleichtert. Apropos "erleichtert" – im fiel ein, dass er gestern Abend ja auch in seinem Café DaViva war. Er hatte gar nicht darüber nachgedacht und niemand hatte gefragt. Wahrscheinlich, weil er Stammgast war und keinen ungeimpften oder ungetesteten Eindruck machte – jetzt musste auch er schmunzeln: "Tja, Paula, die Zeiten scheinen etwas Surreales zu haben. Du scheinst dich aber stärker für die biologischen Details zu interessieren", Wattfedder knöpfte seinen Wintermantel noch ein wenig höher.

"Liegt in der Familie", entgegnete Dombusch-Maoate, "mein Mann ist übrigens..." Wattfedder deutete in Richtung Straße als Zeichen des Aufbruchs zum Imbiss. Sein Magen signalisierte ihm, dass Eile geboten sei. Seine Kollegin folgte ihm, ohne ihren Satz zu Ende zu bringen.

Im Imbiss angekommen, setzten sich Dombusch-Maoate und Wattfedder an einen der wenig gemütlichen Tische im

Schein von Imbiss-typischen Neonröhren. Wattfedder bestellte und brachte die beiden Döner – einen Veggie-Döner und einen Lamm-Döner zum Tisch. Dazu für beide jeweils ein großes Bier.

"Das geht mir alles ganz schön gegen den Strich, wie Böhmer und seine Kurzer-Dienstweg-Freunde versuchen, uns vor sich herzutreiben", lamentierte Wattfedder kauend.

"Ich würde sagen, wir sollten einfach unsere Arbeit machen. Wir werden die Patienten befragen. Ich wäre da pragmatisch. Es macht keinen Sinn, sich gegen die Vorschläge zu stellen. Wir bauen sie einfach in unsere Ermittlungen ein und fertig. Täubner und seine Truppe können einigermaßen unangenehm werden. Das habe ich schon vielfach gehört, obwohl ich bisher nie direkt mit dem Innensenator zu tun hatte. Nach Außen macht er auf jeden Fall immer einen auf Macher. Muss man wohl als Senator für Inneres", räsonierte Dombusch-Maoate abgeklärt.

Wattfedder spülte einen Bissen Döner mit einem großen Schluck Bier hinunter. "Wir sollten uns morgen auf jeden Fall mal mit dem Vizepräsidenten der Ärztekammer unterhalten. Das übernehme ich. Vielleicht haben wir dann schon ein besseres Bild von unserem Opfer. Du könntest dich dann morgen gleich um die Ergebnisse kümmern, die die Kriminaltechnik hinsichtlich der IT von Frau Dr. Zicht rausgefunden hat. Also ihr Terminkalender, wen sie gestern getroffen hat, mit wem sie telefoniert hat usw." Wattfedder hasste die digitale Erkenntnissuche. Er wusste zum Glück, dass Dombusch-Maoate zu der neuen Generation der Ermittler gehörte, die in der digitalen Welt geradezu heimisch waren.

"Mache ich gerne. Leider wurde ihr Handy ja bisher nicht gefunden. Mal sehen, ob die Kollegen da noch was auftun."

"Sie war ohne Handy im Home-Office?" Wattfedder war erstaunt. "Wenn es nicht gefunden wird, dann könnte es der Täter an sich genommen haben. Unter Umständen können wir es orten."

"Wurde schon probiert – nichts. Alles tot. Es ist sehr

wahrscheinlich, dass der Täter das Handy zerstört hat." Seine Kollegin war verblüffend gut informiert und ganz schön schnell. Das musste Wattfedder zugeben.

"Übrigens heißt der Vizepräsident der Ärztekammer Dr. Ralf Meinhardt – ich simse dir gleich seine Telefonnummer. Er hat den Ruf, ein energischer Karrierist zu sein. Ich habe mir gerade seinen Lebenslauf auf der Homepage seiner Praxis für Radiologie angeschaut. Wirklich beeindruckend. Er hat mit einer Wissenschaftlergruppe vor einigen Jahren sogar einen Forscherpreis von Glaxovic, einem amerikanischen Pharmakonzern, bekommen. Scheint ein anerkannter Preis zu sein. Zudem hat er zwei Facharzt-Qualifikationen: Neurologie und Radiologie. Nicht schlecht und echt selten!"

Wattfedder konnte nicht richtig ausmachen, ob Dombusch-Maoate tatsächlich schwärmte, oder ob sie dabei eine leichte Ironie durchblicken ließ. Letzteres schien wahrscheinlicher.

"Da bin ich ganz dankbar, dass du das Gespräch führst. Als kleine Oberkommissarin kümmere ich mich lieber um den Terminkalender von Dr. Zicht."

Nahm sie Wattfedder nicht ernst? Tatsächlich war sie ganz offensichtlich ziemlich intelligent, das musste er anerkennen. Ob sie sich ein wenig über ihn lustig machte, ja, das war ihm unklar. Aber egal. Der morgige Tagesanfang war geregelt. "Danach gucken wir mal, wer uns auf dem 'kurzen Dienstweg' als interessanter Gesprächspartner von der Patientenliste präsentiert wird."

Wattfedder war müde. Es war schon beinahe 23:00 Uhr als sie den Imbiss verließen. "Dann eine gute Nacht, Paula", verabschiedete sich Wattfedder.

"Gute Nacht, Fokko."

"Achja, wo muss du denn noch ganz hin? Geht das zu Fuß?" fragte Wattfedder.

"Kein Problem. Ich habe es nicht weit. Muss nur nach Petersbremm. Keine 15 Minuten von hier – dann bis morgen", verabschiedete sich Dombusch-Maoate und ging schnellen Schrittes über die Straße.

Zu Hause angekommen, googelte Wattfedder noch kurz nach Dr. Kerstin Zicht. Sie war jahrelang als niedergelassene Orthopädin tätig, nachdem sie zuvor einige Zeit für einen Pharmakonzern gearbeitet hatte. Sie hatte ihre Praxis offensichtlich vor zwei Jahren an einen Nachfolger abgegeben. Seitdem konzentrierte sie sich vollständig auf ihre Funktion bei der Ärztekammer in Havenstadt. Ein gewisses Sendungsbewusstsein war ihr – das legten die vielen Google-Ergebnisse zumindest nahe – nicht abzusprechen. Besonders ihr Engagement für die Impfkampagne des Senats war im Internet überdeutlich erkennbar. Immer wieder war ihr Name im Zusammenhang mit "Impfen ist eine solidarische Verpflichtung", "Geimpft zu sein, heißt Verantwortung für andere zu übernehmen" und "Wer noch nicht geimpft ist, muss mit sozialen Einschränkungen leben lernen" zu lesen. Dazu auch einige Bilder, die Dr. Zicht zusammen mit der Präsidentin des Senats von Havenstadt, der Bürgermeisterin Regina Bevtermann, zeigten.

Wattfedder schlief diese Nacht oberflächlich und unruhig.

Havenstadt, Dienstag – Tag 2

Paula Dombusch-Maoate war heute wieder einmal ein bisschen spät dran. Sie putzte sich die Zähne und blickte dabei auf die Uhr. Sie hatte tatsächlich wieder ihren Wecker überhört. So blieb ihr nur noch eine knappe halbe Stunde, um zu frühstücken und einen Blick in den Schwemme-Kurier, die Havenstädter Tageszeitung, zu werfen.

Gestern war alles ganz gut gelaufen in ihrer Zusammenarbeit mit dem Neuen aus Hessen. Sie war einigermaßen erleichtert darüber. Zumal es ja klar war, dass Fokko Wattfedder auf eine für Paula undurchschaubare Weise mit dem Polizeipräsidenten Böhmer verbunden war. Nicht nur der Flurfunk in ihrer Dienststelle kommunizierte das. Es machte die ganze Sache für sie zunächst unkalkulierbar. Aber Wattfedder stellte sich als akzeptabler Kollege dar, der in ihren Augen vielleicht etwas von Altersbehäbigkeit gezeichnet war, dafür allerdings nicht wie jemand wirkte, zu dem man kein Vertrauen aufbauen könnte. Auf keinen Fall war Wattfedder ein Ehrgeizling – so viel stand fest.

Paula hatte sich zudem schon etwas von dem Schock erholt, der sie gestern ereilte, als ihr direkter Dienstvorgesetzter Jochen Rabe sie nachmittags noch in sein Zimmer bat, um ihr zu offenbaren, dass nun der Fall eingetreten sei, von dem er schon vor ein paar Monaten sprach: Sie solle in einem politisch heiklen Fall den neuen Kollegen unterstützen, den noch niemand in der Dienststelle zu sehen bekommen hatte, weil er sich im Home-

Office befand und zudem keine Online-Präsenz hatte. Er arbeite allein auf Zuruf für den Polizeipräsidenten, so hieß es inoffiziell.

Als Rabe ihr von der toten Präsidentin der Ärztekammer erzählte, die mit Spritzen im Schulterbereich aufgefunden wurde, fuhr Paula der Schreck in die Glieder. Es hörte sich gleich so an, als führten die Ermittlungen in unangenehme Bereiche von Gegnern der Corona-Maßnahmen. Mit Blick auf frühere Spannungen zwischen ihr und Rabe, schob dieser noch hinterher, dass er natürlich auf die hohe Loyalität Paulas als gute Polizistin vertrauen würde und dass sie die Berechtigung ihrer jüngst vorgezogenen Beförderung durch Engagement in einem heiklen Fall nochmals unterstreichen könnte.

Paula hoffte inständig, dass nicht der Name Dr. Anne Sosa fallen würde. So war sie ein wenig beruhigt, dass sich die Ermittlungen nun auf einen Dr. Walther konzentrieren sollten. Was natürlich nicht ausschloss, dass der gefürchtete Name im Zusammenhang der Ermittlungen doch noch fallen könnte. Eine kleine Sorge blieb also für Paula bei diesen Ermittlungen.

Gestern hatte sie noch lange mit ihrem Mann telefoniert, der nach über zwei Wochen heil am anderen Ende der Welt angekommen war. Über zehn Tage musste er sich aufgrund der Corona-Einreisebestimmungen vor der Weiterreise nach Rarotonga in Neuseeland aufhalten. Den Großteil seiner Tage in Neuseeland verbrachte er in Auckland bei der Familie eines Freundes aus Jugendzeiten. Dieser lebte, wie viele Cook-Islander, in Neuseeland, mit dem die benachbarten Inseln staatlich assoziiert sind.

Pupuke Maoate hatte sich auch gleich nach seiner Ankunft auf den heimischen Cook-Islands im Südpazifik bei Paula gemeldet. Seine dortige Familie wartete aber schon ungeduldig auf die Neuigkeiten aus der Welt des vielgereisten Familienmitglieds. So war das Telefonat zwar kurz, aber beruhigend für Paula.

Sie vermisste Pupuke schon sehr, immerhin war es schon

zwei Wochen her, dass er nach Rarotonga, der Hauptinsel der Cook-Islands aufgebrochen war. Nach Zwischenstationen in Bangkok, Sydney und dem zehntägigen Aufenthalt in Auckland hatte er aber nun endlich sein Reiseziel erreicht. Auf ihn wartete ein halbjähriger Lehr- und Forschungsaufenthalt an der University of the South Pacific in Rarotonga. Nachdem Pupuke Maoate es vor drei Jahren geschafft hatte, in Havenstadt eine Professur für Molekularbiologie zu ergattern, wollte er endlich seine Familie im Südpazifik wiedersehen. Es war für ihn nicht leicht, nach so kurzer Zeit auf seiner neuen Professorenstelle ein Forschungssemester genehmigt zu bekommen. Aber, wie Pupuke Maoate es richtig einschätzte, der Fachkräftemangel machte Vieles möglich. Zu groß war die Befürchtung seiner Fakultät in Havenstadt, Professor Dr. Maoate könnte sich eine Professur an einer anderen Universität irgendwo auf der Welt sichern, wenn sie ihm als polyglotten Wissenschaftler nicht genügend Freiraum gäben. So wurde ihm das Forschungssemester nach einigem Zögern genehmigt.

Pupuke Maoate war tatsächlich eine gewisse Flexibilität hinsichtlich seiner Arbeits- und Ausbildungsorte gewohnt. Nach seiner Schulausbildung in Rarotonga führte ihn sein Weg zum Studium nach Auckland in Neuseeland, anschließend zur University of California at Berkeley bis er schließlich ein Stellenangebot in Havenstadt annahm. Bis dahin hatte er noch nichts von der windigen norddeutschen Stadt gehört. Aber das schicksalhafte Zusammentreffen mit Paula in einer Bar in San Francisco wirbelte seine Lebenspläne ziemlich durcheinander.

Es war wirklich Liebe auf den ersten Blick, so fühlten es Pupuke und Paula. Obwohl sie ein extrem ungewöhnliches Paar waren. Der rundliche Pupuke Maoate mit seinen heute 36 Jahren war wenigstens einen Kopf kleiner als die vier Jahre jüngere, über 1, 90 Meter große und überaus schlanke Paula. Aber was beide trotz aller sichtbaren Unterschiede optisch gemeinsam hatten, waren klare, wache Augen, die eine große Neugier auf das Leben ausstrahlten.

Paula Dombusch, so hieß sie damals noch, war vor sechs Jahren für knapp zwei Monate durch Kalifornien gereist, um noch einmal durchzuatmen, wie sie es ausdrückte, bevor ihr Polizeidienst in dieser für Dr. Pupuke Maoate so fernen Stadt mit einem wenig poetischen Namen beginnen sollte. Für ihn war klar, dass er dieser Frau folgen würde, wohin immer sie wollte – und sei es bis nach Havenstadt. Natürlich wäre es für Paula auch erheblich komplizierter geworden, ihre Berufsort als deutsche Polizeibeamtin in spe in den Südpazifik zu verlagern. So gab es zudem einen pragmatischen Hintergrund für die Ortswahl des Paares.

Pupuke Maoate konnte nun durch sein Forschungssemester elegant die Arbeit mit dem Wiedersehen seiner Familie verbinden. Paula würde im Sommer für sechs Wochen zu ihm fliegen. Gemeinsam könnten sie dann den Rückflug nach Europa unternehmen. Sie hatte all ihre Überstunden und ihren gesamten Urlaubsanspruch gebündelt und freute sich schon jetzt irrsinnig darauf, die Heimat ihres Mannes kennen zu lernen.

Das letzte Jahr in Havenstadt war für beide enorm anstrengend, umso schöner war da die Aussicht auf südpazifisches Lebensgefühl. Genau genommen wurde das Leben für beide schon Anfang des Jahres 2020 von Tag zu Tag problematischer. Die Corona-Pandemie und vor allem die Maßnahmen zu ihrer Eindämmung trübten die Stimmung von Paula und Pupuke zunehmend. Das letzte halbe Jahr war für sie beide aber an der Grenze des Erträglichen. Sie hatten ein entscheidendes Problem: Sie trauten den zur Verfügung stehenden Impfstoffen nicht.

Pupuke hatte zunehmend Schwierigkeiten, den Campus der Universität in Havenstadt überhaupt zu betreten. An den Eingängen der Gebäude prüfte Wachpersonal, ob die dort geltende 3G-Regel eingehalten wurde. Für Pupuke Maoate bedeutete dies, sich beinahe täglich in eine Warteschlange eines

Testzentrums einzureihen, obwohl gar kein Präsenzunterricht stattfand. Alles nur, um in sein Forschungslabor zu gelangen. Als Molekularbiologe stand er an der Uni zudem auch noch in besonderer Weise unter Rechtfertigungsdruck für seine kritische Haltung zur Corona-Impfung. An eine Reise zu seiner Familie und den Antritt des Forschungsaufenthalts im heimischen Rarotonga war aufgrund der rigorosen Einreisevorschriften auch im südpazifischen Raum ohne mehrmalige vorherige Impfung ohnehin nicht zu denken.

Für Paula war die Situation nicht besser: Sie dachte immer noch mit Grauen an die Zeit im Herbst letzten Jahres zurück. Der Druck innerhalb ihrer Dienststelle wuchs enorm. Vorgesetzte ließen für sie schon, ohne Absprache mit ihr, Impftermine während der Arbeitszeit organisieren. Sie hätte einfach nur zugreifen müssen. Zumal nicht abzusehen war, wann der Druck zur Impfung nachlassen würde. Schon im Sommer hatte der Fraktionsvorsitzende der in Havenstadt mitregierenden Solidardemokratischen Partei, die auch die Bürgermeisterin stellte, öffentlich darauf verwiesen, dass es in der Havenstädter Gesellschaft unsolidarische und solidarische Mitbürger gäbe – und gefordert, dass diese unterschiedlich behandelt werden müssten. Solidarische Menschen waren demnach nur jene, die sich hatten impfen lassen. Unsolidarische Teile der Gesellschaft waren die Ungeimpften – völlig gleichgültig, in welcher Form sie sich auch immer in ihrem Leben vor Corona engagiert hatten.

Kein ehrenamtliches, kein soziales Engagement zählte mehr als Ausweis aktiven solidarischen Verhaltens und als Beitrag für den Zusammenhalt der Havenstädter Gesellschaft. Allein die Impfung zählte. Entsprechend verdüsterte sich fast täglich die Stimmung für Paula auch im Umgang mit ihren fast durchweg geimpften Kollegen. Das öffentliche Kesseltreiben gegen Ungeimpfte seitens der Politik, des Schwemme-Kuriers und des Radio Havenstadt spürte sie enorm. Paula fühlte sich jeden Morgen nach der Lektüre des Schwemme-Kuriers wie mit

Jauche übergossen. Menschen, die eine ähnliche gesundheitliche Entscheidung wie sie und Pupuke getroffen hatten, wurden wahlweise entweder in die Ecke von „Nazis", anderen „Rechten", "Querdenkern" oder "Covidioten" gestellt. Gerne, so schien es ihr, wurde das Etikett der psychischen Erkrankung für jede Form der Kritik an den Pandemie-Maßnahmen oder der Impfung verteilt.

Paula wird wohl nie den Tag vergessen, als ihr direkter Vorgesetzter in ihrer Dienstelle, Jochen Rabe, sie zum Gespräch bat. Alle nannten ihn nur "der Alte". Nur war er gar nicht so alt. Er hatte wohl die Mitte vierzig überschritten. Die Bezeichnung, "der Alte" war wahrscheinlich seiner Position und seines stets bedächtigen Verhaltens geschuldet.

"Liebe Paula", so begann er vertraulich das Gespräch, "Du weißt ja, wie sehr wir deine Leistungen in den letzten Jahren hier im Kommissariat schätzen. Dein enormer Einsatz, deine schnelle Kombinationsfähigkeit und deine große körperliche Fitness haben uns vielfach stark nach vorn gebracht. Dir sind die in letzter Zeit positiven Leistungs-Kennzahlen unserer Abteilung erheblich mitzuverdanken. Und du weißt, dass wir deshalb auch eine ungewöhnlich schnelle Beförderung für dich auf den Weg gebracht haben. Nun weiß ich aber von der mir übergeordneten Stelle, die über deine Beförderung zu entscheiden hat, dass die Zuständigen stark befremdet sind über dein unverständliches und von vielen als unsolidarisch betrachtetes Verhalten bezüglich der Corona-Schutzimpfung. Dabei wurde mir schon vor zwei Monaten grünes Licht für deine vorzeitige Beförderung signalisiert. Nur: In deiner neuen Position wärst du natürlich auch in einer gewissen Vorbildsituation. Als jemand, der durch seine Entscheidungen jedoch sich und andere gefährdet, wäre das allerdings nicht gegeben. Mit anderen Worten: Lass dich impfen – sonst wird das eng mit der Beförderung! Und übrigens – du weißt ja, dass die allgemeine Impfpflicht ohnehin kommen wird. Es ist nur noch eine Frage der Zeit. Die Uhr tickt."

Paula fühlte sich in dem Gespräch so macht- und hilflos. Was sollte sie erklären? All ihre Argumente, etwa, dass die Impfung nicht vor Übertragung schützt, und es daher eine rein individuelle Entscheidung sei, ob man sich impfen ließe oder nicht - ähnlich der Grippe-Impfung – stießen auf taube Ohren. "Der Prozess der Produktion von naturwissenschaftlicher Erkenntnis ist für die meisten Menschen zu komplex, um ihn zu verstehen. Im Alltag kann sich kaum jemand damit auseinandersetzen und hinzu kommt die Angst, die rationales Denken verhindert", meinte Pupuke, als sie wieder einmal in abendlichen Gesprächen nach Gründen suchten für die mangelnde Auseinandersetzung mit dem Thema Corona und der ebenso mangelnden Kritikfähigkeit der meisten Kollegen, Nachbarn und Freunde.

Aber, was nutzten ihnen die plausibelsten Hypothesen als Erklärung für die Irrationalität, der sie nach ihren Einschätzungen ausgesetzt waren. Paula hatte so lange für ihre Beförderung gekämpft. Sie war beliebt und geschätzt – bis zu dem Zeitpunkt, an dem die Impffrage immer stärker in ihren Arbeitsalltag Einzug hielt.

An einem Sonntag in den düsteren Herbsttagen 2021, in denen öffentlich in TV-Diskussionen von einflussreichen Ärztevertretern von einer "Tyrannei der Ungeimpften" gesprochen wurde und sich einige der so Angegriffenen schon Sorgen machten, ob sie in Zukunft noch Lebensmittel ohne 2G-Nachweis werden einkaufen können, hatte Pupuke einen Vorschlag. Dieser Vorschlag sollte ihre Zukunftsperspektive auf ganz neue Beine stellen!

Paula würde dieser nebelige Oktobertag des letzten Jahres immer in Erinnerung bleiben. Kurz vor Praxisschluss sollten sie und Pupuke bei Anne Sosa vorbeischauen. Die Praxis von Dr. Anne Sosa lag im Stadtteil Petersbremm unweit der Straßenbahnhaltestelle Fargelstraße, keine zwei Kilometer von ihrer Wohnung entfernt. Frisch getestet stiegen sie vier Tage später in die Straßenbahn. Pupuke kannte Anne noch aus seiner Zeit an der Uni in Auckland, wo sie ein Auslandsjahr im Rahmen ihres Studiums absolvierte. Dass sie das Leben später nach Havenstadt verschlug, war ein großer – im Fall von Paula und Pupuke aber wunderbarer - Zufall. Eine Freundin von Anne Sosa hatte in Havenstadt einen Kassensitz und wollte ihn aufgeben, weil es sie als Ärztin nach zehn Berufsjahren als niedergelassene Internistin nach Skandinavien, genaugenommen nach Norwegen, zog. Sie schwärmte von den dortigen besseren Arbeitsbedingungen für Mediziner. Zudem hatte sie ein Faible für das nordische Licht und das ungestüme norwegische Meer entwickelt. Für Anne Sosa war so der Berufsstart mit der Übernahme der eingeführten Praxis angenehm. Sie konnte auf Stammpatienten zurückgreifen – einige davon waren sogar privatversichert. Das war finanziell natürlich lukrativ.

"Die Sache habe ich mit Anne geklärt. So geht es nicht weiter. Ich komme nur nach langem, demütigendem Anstehen bei irgendwelchen Testzentren überhaupt an meinen Arbeitsplatz, und du bekommst nicht deine Beförderung, auf die du seit vielen Monaten – achwas, Jahren – hingearbeitet hast. Alles nur, weil nicht anerkannt wird, was empirisch eindeutig ist: Diese schnell auf den Markt geworfene Impfung schützt nicht vor Weitergabe der Infektion – es ist nicht einmal eindeutig, wie hoch der Schutz vor eigener schwerer Erkrankung ist. Es ist keine Impfung, die sterile Immunität vermittelt - allenfalls klinische! Was auch immer die Gründe für das autoritäre Verhalten des Staates und die gesellschaftliche Diskussionsunterdrückung sind: Wir beide können einfach nicht mehr!" Die letzten Worte schrie der sichtlich erschütterte Pupuke, der ansonsten über ein ruhiges Gemüt verfügte. Paula verstand, dass auch er nervlich am Ende war.

Sowohl Paula als auch Pupuke hatten zuvor nächtelang diskutiert, wie wichtig es wäre, einfach durchzuhalten. Die

Frage war nur: Zu welchem Preis? Wie lange könnten sie durchhalten, wenn die allgemeine Impfpflicht ohnehin vor der Tür stand und für eine Polizistin und einen Professor unmöglich zu umgehen war.

Pupuke hielt die lange Trennung von seiner Familie nicht mehr aus, und Paula sah ihren Traum vom Aufstieg bei der Polizei als Frau und den damit einhergehenden größeren Einflussmöglichkeiten platzen. Seit Wochen lag eine schwere, fast schon bleierne Stimmung über dem sonst so lebendigen und lebenszugewandten Paar. Paula verstand Pupuke sofort, denn er hatte recht – so konnte es nicht weitergehen. Ihre Beziehung würde ansonsten bald auch im Schatten der Dauerbelastung Schaden nehmen. Schaden genommen hatten bereits viele ihrer Freundesbeziehungen. Insbesondere zu den Freunden, mit denen sie bisher immer ihre gesellschaftspolitisch linksorientierte Grundeinstellung teilten. Zu groß schien der Abgrund bei der Impffrage zu sein. Paula verstand es oft gar nicht mehr: Einige ihrer Freundinnen hatten noch Monate zuvor jeden Versuch der Leitungen von Havenstädter Kitas, ihren Kindern aus Kostengründen auch konventionelle statt ausschließlich Bio-Verköstigung anzubieten, bis aufs Blut bekämpft. Nun lechzten sie in der Sicht Pupukes und Paulas geradezu nach der nächsten Gen-Impfung. Nicht nur für sich, sondern auch für ihre Kinder. Die Gen-Tomate war das nichtkalkulierbare Risiko, die Gen-Impfung offensichtlich nicht. Für Paula war das nicht nachzuvollziehen. Pupuke als Molekularbiologe machte gerne seine Späße darüber:

"Wenn das eigene Kind auch nur leicht der eventuellen Gefahr ausgesetzt wird, eine Gen-Tomate vorgesetzt zu bekommen, dann drohen diese Mütter mit öffentlicher Selbstverbrennung auf dem Havenstädter Marktplatz. Gibt es aber eine Gen-Impfung im Angebot, dann können sie gar nicht schnell genug ihrem Kind das Angebot injizieren lassen."

Paula konnte da nicht einmal schmunzeln. Zu sehr belastete

sie das Gefühl der Entfremdung gegenüber vielen ihrer Freundinnen und Bekannten. Dieses Gefühl verließ sie auch nicht in den Nächten. Es raubte ihr allzu häufig den Schlaf. Staatlich ausgesuchte Experten erklärten als Autoritäten die Impfung für sicher und hoben den von ihnen selbst konstruierten solidarischen Aspekt des Impfens hervor. Die weitaus meisten folgten ihnen.

Gerade der antiautoritäre Reflex von Pupuke und Paula war es, der sie bei allen möglichen und unmöglichen Themen genau hinschauen ließ. Pupuke wusste nur zu genau, wie wissenschaftliche Erkenntnis, insbesondere in seinem Fachgebiet Molekularbiologie, von Interpretationen der Forschungsergebnisse abhing. Die jeweils favorisierten Interpretationen hatten auch immer mit Machtstrukturen zu tun, die im Hintergrund wirkten. Insbesondere galt dies dann, wenn die Erkenntnis unsicher war. Und dies war in der Molekularbiologie nach seiner Erfahrung fast immer der Fall. Mit Forschungsförderung konnte man genehme Ergebnisse unterstützen, die finanzielle Vorteile für die Förderer versprachen. Für ihn war klar, dass dies in der Corona-Frage ganz offensichtlich der Fall war.

Für Paula lag die Sache etwas komplizierter. Ihr Verhältnis zu Autoritäten war weniger durch eine erkenntnistheoretische und wissenschaftliche Perspektive geprägt. Sie war gemeinsam mit ihrer jüngeren Schwester bei ihrer alleinerziehenden Mutter in einer Kleinstadt nahe Havenstadt aufgewachsen. Ihre Mutter war grundsätzlich überfordert mit dieser Situation. Die Berufstätigkeit als Einzelhandelskauffrau mit der Erziehung ihrer Töchter zu vereinbaren, gelang ihr ganz offensichtlich nicht. Paulas Mutter hatte schon früh ganz einfach aufgegeben. Sie hatte, wie Paula es empfand, die Erziehung eingestellt. Sie reagierte eigentlich nur noch auf die alltäglichen Anforderungen ihrer Töchter, ohne selbst als Person mit eigenen Wünschen und Bedürfnissen erkennbar zu sein. Dies hatte sowohl für Paula als auch für ihre Schwester viele Vorteile, da sie schon früh keinerlei Einschränkungen bei ihren täglichen Aktivitäten unterlagen und sich uneingeschränkt ausprobieren durften. Es hatte aber auch viele Nachteile, weil ihnen nie ein Rahmen für das, was sie taten, gesetzt wurde.

Paula hatte sich nicht lange gefragt, warum sie gerade in den Polizeidienst gehen wollte. Sie suchte sich nach ihrer Einschätzung offensichtlich einen Arbeitgeber, der in besonderer Weise autoritätsgeprägt ist. Der Beamtenstatus hatte klare Regeln und der Polizeidienst noch mehr. Insbesondere als Frau war sie diesen bis zur Schmerzgrenze unterworfen. Sie hatte aber auch alle Fähigkeiten, um die erlebte Autorität zu umgehen und auszutricksen. Und sie hatte vor allem ein sensibles Gespür dafür, wann Autorität sich nicht inhaltlich legitimieren konnte.

Mittwochs war die Praxis von Anne Sosa in der Regel nur mit einer einzigen Medizinischen Fachangestellten und der Ärztin selbst besetzt. Dies hatte sich seit einigen Jahren aufgrund der Teilzeitbeschäftigung der beiden weiteren Fachkräfte eingebürgert. So verabreichte Anne Sosa an diesem Tag der Woche die unterschiedlichen, nachgefragten Impfungen immer persönlich. Ihre Fachkraft war derweil mit dem reibungslosen Terminmanagement der Patienten für den Praxis-Tag beschäftigt.

Paula und Pupuke saßen auf zwei Stühlen in einem Nebenraum des eigentlichen Behandlungszimmers, dessen Tür ein klein wenig offenstand, so dass die engagiert telefonierende Arzthelferin in das Zimmer blicken konnte. So war sichergestellt, dass niemand Verdacht schöpfen konnte. Die Ärztin begab sich trotzdem in höchste Gefahr und riskierte ihre berufliche Existenz. Sie klebte die Chargen-Nummer des gelieferten Impfstoffes in die Impfpässe von Paula und Pupuke und vernichtete ebenso geschickt wie diskret die Impfstoff-

Ampullen.

Anne Sosa verabreichte den beiden Pseudo-Impflingen anstelle des Impfstoffes eine Kochsalzlösung. Alles sah genau so aus, als hätten sie eine Comirnaty-Injektion – der Impfstoff von BioNTech – erhalten. Paula meldete sich zur Sicherheit den Folgetag krank und tat so, als sei sie nach der Impfung ebenso kurzzeitig geschwächt wie viele ihrer Kollegen. Pupuke blieb im Homeoffice. Dieser Ablauf wiederholte sich drei Wochen später am selben Ort. Und drei Monate danach erneut – voilà, geboostert.

Paula spürte nach den ersten beiden Injektionen eine unglaubliche Befreiung. Sie waren wirklich endlich wieder frei! Die Zeit der Diskriminierung sollte nun für sie vorbei sein. Genauso wie für Pupuke, der endlich mit großer Zuversicht auf seine Zeit auf den Cook-Islands bei seiner Familie blickte. Allerdings war die Zeit der Entfremdung von vielen ihrer Freunde für Paula noch lange nicht vorbei. Und sie hatten nicht durchgehalten. Aber sie hatten in ihren Augen immerhin dem autoritären Druck ein Schnippchen geschlagen. Sie handelten schon ein wenig subversiv und Paula hatte durchaus vor, ihre subversive Ader mit noch mehr Blut zu füllen. Und noch etwas: die Kochsalz-Injektion machte sie auf einen Schlag - quasi in Windeseile - zur Oberkommissarin.

"Da hast du dich aber gut hochgeimpft!", scherzte Pupuke. Paula konnte wieder lachen. Sie wusste nicht genau, wie häufig sie auf Anne Sosa anstießen. Ansonsten mieden sie jeden Kontakt zu ihr, um keinerlei Verdachtsmomente aufkommen zu lassen.

Wenige Monate nach der neuen salzgeschuldeten Freiheit und der gefeierten Beförderung, wies Rosemarie Kuhlke sie auf einen neu reingekommenen Termin beim "Alten" hin. "Ich weiß nicht, was er von dir will, habe nichts über Flurfunk mitbekommen", sagte Rosi und lächelte mitleidig.

Angekommen im Zimmer des "Alten", setzte sich Paula auf

den unbequemen Stuhl vor seinem Schreibtisch. Sie wartete nicht ab, bis er sie bat, sich zu setzen. Vorläufig war ja keine weitere Beförderung zu erwarten.

"Paula", sagte er in gespielt vertrauensvollen Manier, "ich würde mich sehr freuen, wenn du das in dich gesetzte Vertrauen in einer heiklen Angelegenheit erfüllen würdest".

"Nur zu!" Paula versuchte ihrer Stimme einen überaus selbstbewussten Klang zu geben. Allerdings rutschte sie nervös auf dem unbequemen Stuhl hin und her. Sie hasste ihre Ambivalenz zwischen Selbstbewusstsein und Befürchtung.

"Keine große Sache. Also, Böhmer hat einem Neuen eine Stelle zurechtschustern lassen. Das muss irgendwie ein Spezi von ihm sein – aus alten Zeiten. Der hat wohl nur noch ein paar Monate bis zur Rente. Kommt irgendwie aus Hessen und hatte viel mit Steuersachen und Wirtschaftskriminalität in den letzten Jahren zu tun. Sonst wohl auch in allen anderen Bereichen sehr erfahren. Kurzum, der Kollege ist nun hier und ist so ein bisschen auf Abruf für politisch sensible Themen vorgesehen. Ich würde mich freuen, wenn du – falls das benötigt wird - ihn unterstützen könntest. Ich würde dir dann Bescheid geben. Kann ganz plötzlich sein. Du kennst ja die politische Großwetterlage. Das hätte dann sozusagen Priorität."

Das Ganze klang irgendwie obskur in Paulas Ohren, aber sie hatte keine Lust, lange nachzufragen.

"Klar, kein Problem!", antwortete Paula, die sich auf eine für sie selbst merkwürdige, fast intuitive Art auf die ungewöhnliche Kooperation mit dem "Spezi" freute.

"Wie gesagt, Paula, es ist ein Spezi von Böhmer und da ist natürlich Sensibilität gefragt. Aber – ehrlich gesagt – ich könnte mir niemand anderen vorstellen, der besser für solche Sonderfälle geeignet wäre. Und natürlich würde ich mich freuen, wenn unser Bereich erneut positiv wahrgenommen würde. Da siehst du mal, wie wichtig es war, dass du dieses leidige Impfthema abgeräumt hast. Das Vertrauen in deine Fähigkeiten ist voll da! Der Spezi vom Polizeipräsidenten heißt übrigens Wattfedder, Fokko Wattfedder. Ist aber kein Däne oder so. War aber ein Jahr in Schweden. Ich meine, es war letztes Jahr."

Paula schmunzelte, grüßte zum Abschied lässig und verließ das Büro des "Alten".

....

Um acht Uhr morgens saß Wattfedder bereits im Auto und machte sich auf den Weg zu Dr. Ralf Meinhardt. Den Vizepräsidenten der Havenstädter Ärztekammer würde er im Sitz der Kammer in der Havenstädter Innenstadt treffen. Meinhardt wirkte beim frühmorgendlichen Telefonat mit Wattfedder noch stark betroffen. Er verschob sofort seinen ersten Termin, um Zeit für ein Gespräch mit dem Hauptkommissar zu haben.

Nachdem Wattfedder das architektonisch unauffällige Gebäude in der Innenstadt mit Hilfe seines Navigationsgerätes gefunden hatte, parkte er in der nahegelegenen Tiefgarage. Im vierten Stock angekommen, fand er leicht zum Büro des Vizepräsidenten. So funktional das Gebäude der Kammer selbst war, so imposant war dagegen das Arbeitszimmer des Ärztefunktionärs eingerichtet. Meinhardt saß in einem auffallend edlen Ledersessel und winkte Wattfedder durch die offenstehende Tür herein. Die Holzvertäfelung wirkte geradezu bizarr angesichts der ansonsten schmucklosen Gestaltung des Kammergebäudes. "Immer hereinspaziert, Herr Kommissar. Was kann ich ihnen anbieten? Einen grünen Tee oder lieber Kaffee?", rief der Mittvierziger einladend aus seinem überdimensionierten Sessel.

"Gern einen Kaffee, bitte ohne alles", antwortete Wattfedder.

"Sie können die Maske übrigens gerne abnehmen, der Raum ist ja groß genug."

"Danke, das erleichtert das Atmen deutlich", war Wattfedder

erfreut. Er hasste die Masken bei seiner Ermittlungstätigkeit ohnehin. Teilweise fürchtete er um seine Beobachtungsfähigkeit. Ein Gegenüber ohne die Mimik des Mund- und Nasenbereichs einzuschätzen, fiel ihm extrem schwer.

"Tanja – würden Sie bitte einen grünen Tee für mich und einen schwarzen Kaffee für Herrn Kommissar Wattfedder bringen", rief Meinhardt durch die offene Bürotür auf den Flur, nachdem er fast hektisch aus seinem Sessel aufgesprungen war und Richtung einer Sitzgruppe in der Nähe des Fensters stürmte. Mit den Worten: "Kommen Sie, Herr Wattfedder, machen wir es uns hier bequem", zeigte Meinhardt auf einen der nicht minder überdimensionierten Ledersessel am Kopfende der Sitzgruppe.

Meinhardt trug ein gelbes Hemd und eine dunkle Anzughose. Seine schmale und sehnige Gestalt ließ ihn in seinen Bewegungen zusätzlich agil erscheinen.

"Eine schlimme Sache, das mit Kerstin Zicht. Sie glauben gar nicht, wie mich ihr gewaltsamer Tod mitgenommen hat."

"Wie haben Sie davon erfahren?"

"Kerstins Mann, Carsten Schlocht, rief mich gestern noch spät an, um mich zu informieren. Er brauchte wohl auch jemanden zum Reden. Er war wirklich auch in einem schlechten Zustand gestern Abend."

"Wie gut kennen Sie Frau Dr. Zicht? Hatten Sie auch privat miteinander zu tun?"

"Wie es so ist in Havenstadt. In unserem kleinen Bundesland kennt ja fast jeder jeden. Zumindest unter uns engagierten Ärzten. Kerstin und ich haben eng bei der Führung der Ärztekammer zusammengearbeitet. Sie war aber noch weitaus engagierter als ich und hatte ja auch ihre Praxis aufgegeben, um sich ganz auf die Arbeit in der Kammer als Präsidentin zu konzentrieren. Insbesondere in den letzten zwei Jahren – der Zeit der Pandemie – hatten wir ja alle Hände voll zu tun. Gerade die Öffentlichkeitsarbeit wurde immer wichtiger, um unseren

Berufsstand auch in Zeiten der Krise gut zu repräsentieren."

"Frau Zicht hatte ihre Praxis aufgegeben? Ist das üblich?", unterbrach Wattfedder die Ausführungen Meinhardts.

"Häufig passiert das nicht. Viele versuchen die Aufgaben miteinander zu vereinbaren und reduzieren ihre ärztliche Tätigkeit. Aber ich weiß von Kerstin, dass sie ihre Praxis, sagen wir für sie finanziell lukrativ, abgegeben hat. Sie hatte ja auch Ambitionen."

"Sie hatte Ambitionen, was soll das heißen?"

"Naja, so wie ich sie in Andeutungen verstand, sollte ihr Präsidentenamt nicht die letzte Station ihrer Berufskarriere bleiben. Sie deutete immer mal wieder politische Ambitionen an. Dabei hatte Kerstin ja auch gute Kontakte in den Senat. Genaues weiß ich aber auch nicht. Da hielt sie sich immer zurück, wenn ich konkreter nachfragte."

Eine junge Frau trat durch die offene Bürotür ein – es musste sich um Tanja handeln, so vermutete jedenfalls Wattfedder – und servierte Kaffee und Tee. "Vielen Dank" lächelte Wattfedder und pustete über die heiße Flüssigkeit. Der erste Schluck war bemerkenswert gut und bekämpfte die Folgen seiner unruhigen letzten Nacht.

"Hatte Frau Dr. Zicht nach Ihrer Kenntnis Feinde? Neider?", fragte Wattfedder während er die Tasse zurück auf den Glastisch vor sich stellte.

"Feinde? Also, sie war durchaus beliebt. Sicher gab es hier in der Kammer den einen oder anderen Kollegen, der ihre durchsetzungsfähige Art manchmal als etwas unsensibel wahrnahm. Im Grunde aber wussten wir alle, was wir an Kerstin hatten. Sie war ein absoluter Gewinn für die Kammer. Durch sie wurde die Kammer auch öffentlich sichtbarer. Gerade ihre geplante Initiative "Solidarisch und geimpft – Gesicht zeigen für den Anstand", bei der sich Mediziner aus Havenstadt auf großen Plakaten präsentieren, hat ja durchaus eine Menge öffentliche Aufmerksamkeit bereits vorab durch Medienberichte bekommen. Sie wollte damit zeigen, dass wir Mediziner an der Seite der vulnerablen Gruppen in unserer Gesellschaft stehen."

"Da gab es keine Anfeindungen?"

"Ja, klar, solche Feinde gab es schon. Und Kerstin konnte bei der Bekämpfung der Impfgegner ganz schön rabiat werden. Sie versuchte, natürlich auch die eigenen Reihen – also innerhalb der Ärzteschaft - sauber zu halten. Intern bekämpfte sie die impfkritischen Kollegen schon mit harter Hand. Die drei Spritzen in ihrer Schulter weisen da sicherlich – ich will natürlich Ihrer Ermittlungsarbeit nicht vorgreifen – in eine bestimmte Richtung. Für mich jedenfalls!"

"Können Sie das noch konkretisieren?"

"Namen kenne ich jetzt nicht. Ich war da nicht so involviert. Es soll aber wohl einen Arzt gegeben haben, bei dem viel zusammengelaufen ist. Jedenfalls schien der so eine Art Netzwerk um sich zu haben. Eine Gruppe von Gegnern vieler Maßnahmen im Kontext der Pandemie. Übrigens bekam sie seit vielen Monaten Hassmails. Das stachelte sie aber eher dazu an, auf ihrem Weg fortzufahren."

"Sind Sie den Hassmails nachgegangen?"

"Ja, klar, wir haben mit der Polizei kooperiert. Aber alle waren natürlich anonym und die übelsten Drohungen waren nicht zurückzuverfolgen."

"Sagt Ihnen der Name Walther etwas, Dr. Bernd Walther?"

"Ahja, richtig, der Name ist mir geläufig, den meinte ich eben. Ist einer der Corona-Spinner – solche Leute haben wir ja auch unter uns Ärzten. Es sind zum Glück nur wenige – zum Glück!" Meinhardt hielt es bei seinen Ausführungen kaum noch auf dem Sessel. Unruhig begleitete er jedes seiner Worte mit wilder Gestik. Der Ekel gegenüber den Kritikern wurde zudem auch durch seine zusätzliche mimische Entsprechung besonders greifbar.

"Noch eine Frage, Herr Dr. Meinhardt, wer finanziert die Kampagne Gesicht zeigen für den Anstand?"

"Da sind viele Spenden von Kammermitgliedern dabei und eine zusätzliche deutliche Unterstützung seitens des Senats aus Pandemiemitteln für die Öffentlichkeitsarbeit. Sozusagen eine Co-Finanzierung mit 90% Senatsmitteln. Wie gesagt, Kerstin hatte sich da enorm reingehängt. Das war ihr Kind, wenn man so will."

"Danke, Herr Dr. Meinhardt. Das war's zunächst. Ich werde wahrscheinlich nochmals auf Sie zurückkommen im Laufe unserer Ermittlungen. Ich frage das jetzt nur aus Routine: Wo waren Sie eigentlich gestern zwischen elf und zwölf Uhr mittags?"

Meinhardt wirkte bei der Frage überhaupt nicht verwundert oder irritiert. Er antwortete mit ruhiger Stimme: "Ich war mit Tanja zu der Zeit in der Cucina Rudolpho. Die ist hier gleich um die Ecke, keine zehn Minuten entfernt. Ich gehe einmal wöchentlich mit ihr Kaffeetrinken. Selbst in den gegenwärtig schweren Zeiten. Meist am Montag, da besprechen wir dann die Termine der Woche." Meinhardt hielt kurz inne, um dann seine Sekretärin zu rufen und sie um die Bestätigung ihres Kaffeetrinkens zu bitten. Sie tat dies ohne einen Moment zu zögern. Wattfedder sah vorerst keinen Anlass, an der Richtigkeit der Angaben zu zweifeln.

Er stand auf und wollte in einer reflexhaften Bewegung Meinhardt die Hand geben. Der aber hatte schon eine Faust geformt. "Gott-sei-Dank!", dachte Wattfedder. So fiel der Abschied etwas linkisch, aber immerhin Corona-konform aus, wie Wattfedder zu seiner Erleichterung feststellte. Er ist um einen Fauxpas gut herumgekommen. Meinhardt grinste.

"Achja, Herr Dr. Meinhardt", Wattfedder hatte sich schon zur offenen Bürotür gewandt: "Wissen Sie etwas über das Privatleben von Frau Dr. Zicht? Ich meine, schien ihre Ehe mit Carsten Schlocht glücklich?"

Meinhardt hielt in seiner Bewegung Richtung Tür inne. Er musste wohl überlegen, ob es gerechtfertigt ist, sich über solche privaten Dinge zu äußern: "Äh, also, ja, da gab es sicher auch immer mal ein Auf und Ab. Im Grunde sind sie aber wohl ganz gut miteinander klargekommen", antwortete er nicht ganz so gewohnt flüssig.

"Konkrete Probleme sind Ihnen also nicht bekannt?", hakte Wattfedder nach.

"Probleme? Gut, er war ja eher als Künstler unterwegs und trug zum Haushaltseinkommen nicht so viel bei. Er hatte ursprünglich Mediendesign studiert, aber irgendwann abgebrochen. Dafür hatte sie ja umso mehr Vermögen. Zumal sie als Kind einer alteingesessenen Familie aus Dickhausen auch vor einigen Jahren zusätzlich noch ordentlich geerbt hatte. Ihr Vater war ja auch Arzt, ihre Mutter Gymnasiallehrerin. Als einzige Tochter – zumindest ist mir nichts anderes bekannt – ist da schon einiges zusammengekommen. Also finanzielle Probleme hatten die beiden wirklich nicht. Da konnte er sich voll seiner Malerei verschreiben. Aber ganz ehrlich - ein enges privates Verhältnis hatte ich nicht zu Kerstin Zicht. Eher kollegial-vertraut."

Wattfedders Handy klingelte – Paula. Er drückte sie weg. Gleich könnte er telefonieren

"Ja, dann vielen Dank, Herr Dr. Meinhardt."

"Gerne, Herr Kommissar, ich stehe Ihnen weiterhin mit Freude zur Verfügung. Die Typen, die für den Tod von Kerstin verantwortlich sind, müssen schnell geschnappt werden. Vielleicht ist der Mord an ihr ja auch eine Warnung an uns alle."

"Eine Warnung?"

"Nun ja, liegt das nicht auf der Hand? Die drei Spritzen und die Impfkampagne! Für mich sieht das ganz nach Rache für die Unterstützung des Senats durch die Ärztekammer aus und in vorderster Front stand Kerstin. Wer weiß, ob nicht noch jemand diesen Irren zum Opfer fällt! Ich bin nach Kerstin ja die zweite Person, die unter dem Slogan 'Solidarisch und geimpft – Gesicht zeigen für den Anstand' großflächig plakatiert wird. Kerstin ist ja schon seit vorletzter Woche an vielen Stellen der Stadt zu sehen – als Präsidentin haben die Plakate von ihr eine etwas längere Verweildauer in der Öffentlichkeit. Ich werde ab kommendem Freitag für eine Woche das Gesicht der Kampagne sein. Ich habe keine Angst, aber meine Frau macht sich schon Sorgen um mich. Aber natürlich werden wir uns diesen Menschen, die Kerstin auf dem Gewissen haben, nicht beugen. Mögen sie uns und den medizinischen Fortschritt noch so sehr hassen!"

"Im Moment, Herr Dr. Meinhardt, ermitteln wir noch in alle Richtungen. Woher wissen Sie von den Spritzen? Öffentlich wurde das nie kommuniziert."

"Carsten Schlocht rief mich doch gestern noch an. Er dachte, dass ich Bescheid wissen sollte als Kerstins Stellvertreter. Das war natürlich auch richtig. Finde ich zumindest."

Wattfeder kehrte zur Impfkampagne zurück: "Wer wird denn – neben Frau Dr. Zicht und Ihnen - alles auf den Plakaten zu sehen sein?"

"Das sind selbstverständlich verschiedene Ärzte aus dem Zuständigkeitsbereich unserer Kammer. Meist sind die abgebildeten Mediziner aber nicht prominent. Sie werden nach der Aktion allerdings bekannter sein. Das muss sich ja nicht nachteilig auf den Praxisbetrieb auswirken. Die Impfung wird ja auch gut vergütet, das lohnt sich schon. Bewerben konnten sich alle Ärzte aus Havenstadt und aus Stadthafen – in Stadthafen haben wir eine eigene Bezirksstelle. Nach einem Proporzsystem haben wir 20 weitere Medizinerinnen und Mediziner ausgesucht. Der Senat musste wegen der Co-Finanzierung unseren Vorschlägen zustimmen. Aber – wie gesagt – das hatte alles Kerstin eingefädelt und das meiste davon umgesetzt."

"Mit welchem Senatsvertreter hat denn Frau Dr. Zicht die Absprachen getroffen?"

"Kerstin hat da immer mit der obersten Etage – der Präsidentin des Senats und Bürgermeisterin Frau Bevtermann gesprochen. Die kam jedenfalls mehrmals mit einer anderen Frau hierher – ich glaube ihrer Büroleiterin. Wie heißt die nochmal? Ich komme gerade nicht auf den Namen. Die Position wurde ja vor kurzem neu besetzt", Meinhardt rief über den Büroflur: "Tanja, wie heißt nochmal die Leiterin der Büros der Bürgermeisterin?"

"Susanne Fest, das war schon die neue Leiterin!", schallte es postwendend vom anderen Ende des Flures zurück. Offensichtlich war Tanja nicht nur für die Getränke zuständig, sondern kannte sich auch noch bestens hinsichtlich der Gesprächspartnerinnen des Kammervorstands aus.

Wattfedder hatte das dumpfe Gefühl, dass er noch mehr über das Umfeld von Kerstin Zicht wissen sollte. Er musste sich auch absichern, gerade gegenüber Böhmer, dass er die Spur eines politisch motivierten Mordes umfänglich verfolgen würde. Es sah wohl ganz so aus, als müsste er tatsächlich auch ein Gespräch mit der Bürgermeisterin und ihrer Büroleiterin führen. Gerade diese Prominenten, was absolut auf die Präsidentin des Havenstädter Senats zutraf, waren nach Wattfedders Erfahrung meist schwer zu händeln. Wenn sie dann noch aus dem politischen Bereich kamen, hatten sie oft die Gabe, mit vielen Worten nichts zu sagen. Diese Erfahrung hatte er viele Jahre machen müssen. Um aber zu klären, was Zicht zu der Impf-Kampagne an der Seite des Senats motiviert hatte, musste er wohl diesen schweren Gang antreten. Nur so würde er auch mehr über ihre Gegner erfahren. Auf die Patientendaten einer coronaskeptischen Arztpraxis als Erkenntnisquelle seiner Ermittlungen mochte sich Wattfedder da nicht verlassen.

"Bis demnächst Herr Dr. Meinhardt, ich wünsche Ihnen noch einen schönen Tag", schloss Wattfedder. Sein Telefon klingelte erneut. Wieder Paula. Mit einer verabschiedenden Handbewegung verließ Wattfedder schnellen Schrittes den Bürotrakt des Stockwerks und ging im Treppenhaus an sein Handy: "Sorry, Paula, hat sich hier gerade etwas verzögert bei der Kammer."

"Kein Problem, ich wollte dir nur kurz berichten, dass Kerstin Zicht tatsächlich Unmengen an Hassmails – teilweise der übelsten Sorte – erhielt. Die hatten in den letzten Tagen noch extrem zugenommen. Natürlich alles anonym und nicht zurückzuverfolgen. Sie ist ja auf großen Plakaten seit einigen Tagen zu sehen und wirbt offensiv für die Corona-Schutzimpfung."

Natürlich, Paula ist wahrscheinlich einfach mit offenen Augen durch die Stadt gegangen – ihm musste das ja erst gesagt werden...

"Ist mir selbst gar nicht so aufgefallen – erst heute, nachdem ich weiß, wer sie ist. Ich bin allerdings nicht sicher, ob mir das auch so lange entgangen wäre, wenn ich ungeimpft wäre."

"Warum?", Wattfedder kämpfte mit der zu geringen Lautstärke seines Handys

"Naja, irgendwie ist man da ja wahrscheinlich als Impfskeptikerin schon dünnhäutiger und sensibler, wenn man offensichtlich als unsolidarisch und unanständig in der öffentlichen Diskussion bezeichnet wird, oder? Ich denke, so etwas kann sich durchaus zu einem Motiv auswachsen. Zumindest verändert es die Wahrnehmung."

"Was hat denn ihr Terminkalender offenbart?", fragte Wattfedder. Jetzt klappte technisch alles mit seinem Handy – er konnte seine Kollegin gut verstehen.

"Noch gar nichts! Jemand hat am Montag den Kalender für den Tag gelöscht. Das war nach dem, was bereits digital rekonstruiert werden konnte um 11:40 Uhr. Unsere It-Experten haben die ganze Nacht dran gesessen, um den Kalender für Montag zu rekonstruieren. Nichts – es hat nicht geklappt. Sie wollen nachher einen weiteren Versuch starten und holen sich die Unterstützung von Kollegen aus Hamburg."

"Paula, da du jetzt gerade im Präsidium bist, könntest du Rosemarie Kuhlke bitten, für mich einen Termin bei der

Bürgermeisterin zu machen, gern auch gleich zusammen mit ihrer Büroleiterin Susanne Fest."

Wattfedder war klar, dass er auch selbst bei Rosemarie Kuhlke anrufen könnte, aber mittlerweile war es ihm extrem unangenehm, dass er sich bei ihr bisher noch nicht vorgestellt hatte.

"Fokko", wenn du willst, dann kann ich grundsätzlich die Kooperation mit Rosemarie übernehmen. Dann wendest du dich mit Aufgaben für sie einfach an mich und ich gebe die weiter an Rosemarie."

Wattfedder bemerkte seine Verunsicherung. Es wurde immer unangenehmer. Er hatte aber einfach keine Zeit, diese Scham jetzt zu bearbeiten. Irgendwie war es ja auch sehr entgegenkommend von Paula. Sie war einfach immer auf Ballhöhe – jetzt emotional.

"Okay, Paula! Dann machen wir das so." Wattfedder versuchte sich nichts anmerken zu lassen. Gleichzeitig war ihm klar, dass Dombusch-Maoate ihn eh schon durchschaut hatte.

"Übrigens, Fokko, Böhmer hat die Patientenliste heute früh an mich und dich gemailt. Ich habe – dein Einverständnis vorausgesetzt – schon die verschiedenen Patienten verteilt. Den größten Teil arbeiten Jens Grohl und Jana Olde ab. Für dich und mich habe ich einige rausgepickt, die mir besonders vielversprechend erschienen, um uns ein Bild von Dr. Bernd Walther und seinem Umfeld zu machen. Da wird Böhmer sicher zufrieden sein. Übrigens wird auch die frühere Büroleiterin der Bürgermeisterin unter den Patienten sein, mit denen wir reden. Sie hatte vor knapp zwei Wochen Knall auf Fall gekündigt und kennt sich im Thema ganz gut aus. Ich habe schon kurz mit ihr telefoniert."

Wattfedder machte sich jetzt wirklich Sorgen, inwieweit das Ganze überhaupt noch sein Fall war. Oder besser gesagt: Welche Rolle spielte er nun eigentlich noch? Böhmer gab die grobe Richtung vor, und Paula war einfach perfekt in der ganzen

Organisation der Ermittlungen. Wattfedder bemühte sich ruhig durchzuatmen: "Einfach gelassen bleiben", murmelte er.

"Alles klar, Fokko?", erkundigte sich Paula. Seine Pause war wohl etwas lang geraten.

"Ja, klar! Super – vielen Dank. Schick mir doch die Liste, die wir gemeinsam abarbeiten, sofern es schon Gesprächstermine gibt."

"Die konkreten Termine organisiert gerade Rosemarie. Ich simse sie dir dann."

"Aber erst das Gespräch mit der Bürgermeisterin", Wattfedder versuchte ein klein wenig aus der Defensive als Hauptkommissar und Ermittlungsleiter zu kommen.

"Klar, melde mich gleich!" Sie hatte das Gespräch beendet.

Sein Handy klingelte erneut: "Hier Maulbach, also es hat sich bestätigt. Wie ich am Tatort bereits schätzte, Todeszeitpunkt war zwischen 11:30 und 12:00 Uhr."

Der Gerichtsmediziner wirkte leicht gehetzt. "Sonst auch keine abweichenden Erkenntnisse: Erst stranguliert, dann die Injektionsspritzen ohne medizinischen Inhalt in den Oberkörper des bereits toten Opfers gesteckt. Ursprünglich waren zwei der Spritzen mit einem Impfstoff gegen FSME, eine durch Zeckenbisse übertragbare Meningoenzephalitis, einfach gesagt, eine Hirnhautentzündung, befüllt. Eine Spritze dagegen mit einem Dreifachimpfstoff gegen Masern, Mumps und Röteln. Reste dieser Impfstoffe waren in den Spritzen nachzuweisen. Vermutlich kamen sie eine Zeit vor dem Mord an Frau Dr. Zicht zum Einsatz für die entsprechenden Impfungen. An den Spritzen sind allerdings einige Fingerabdrücke zu erkennen. Die könnten weiterhelfen, sind allerdings altersmäßig schwer einzuordnen. Nicht weiterbringen konnte uns die Sicherung von DNA-Spuren. Wie nicht anders zu erwarten, war das Arbeitszimmer der Ermordeten voll mit genetischen Spuren. Viele Menschen, die in ihrem Arbeitszimmer waren – überall Haare und kleine Hautpartikel. Leider kann man grundsätzlich nicht sagen, wie alt die genetischen Spuren sind. An der Leiche war aber nichts zu finden. Dummerweise habe ich im Moment wenig Zeit, weil ich aktuell einige frische Leichen reinbekommen habe - ich bin ein wenig unter Druck. Noch Fragen?"

"Für den Moment nicht...da fällt mir nichts ein. Danke..."

Dr. Maulbach hatte schon aufgelegt, bevor Wattfedder das letzte Wort ausgesprochen hatte.

Wattfedder musste sich erst einmal sortieren. Maulbach hat ihm also gerade mitgeteilt, dass die drei Spritzen, die in Kirsten Zichts Schulterbereich steckten, vorher schon einmal zum Impfen benutzt worden waren. Also waren sie tatsächlich rein symbolisch am Opfer arrangiert worden: An der toten Initiatorin der Kampagne 'Solidarisch und geimpft - Gesicht zeigen für den Anstand.'

Der Fall wies somit immer stärker in eine Richtung. Es drängte sich natürlich der Verdacht auf, dass es um eine Warnung ging. Eine Warnung, die nicht unbedingt nur an einem Opfer aufgezeigt werden musste. Waren weitere Mitwirkende der Kampagne in Gefahr? Ab Freitag wird der Vize-Präsident der Ärztekammer Dr. Ralf Meinhardt auf den Plakaten zu sehen sein.

Wattfedder wählte Dombusch-Maoates Nummer. Sie ging nicht ans Handy – irritierender Weise war er darüber erleichtert. Er nutzte aber ihren Anrufbeantworter, um ihr kurz die Information von Maulbach und seine Überlegungen dazu mitzuteilen. Wahrscheinlich hatte sie sich so etwas ohnehin schon gedacht. So clever wie sie war. Oder war sie ihm sogar überlegen. Wattfedder fühlte ein kleines Schwindelgefühl.

Er brauchte jetzt dringend einen Kaffee. Nur wo bloß? Überall 2G-plus. Egal – dann wieder ins DaViva. Die werden ja wohl auch heute nicht fragen.

Wattfedder saß an seinem vertrauten Platz. Das Wetter war als Mischung zwischen grau und dunkelgrau wahrnehmbar. Immer wieder huschten Menschen schnellen Schrittes am

DaViva vorbei – viele, wie auch gestern und die Tage zuvor, mit dicken, weißen Masken im Gesicht. Im DaViva war die Bedienung, was den Corona-Schutz anging, recht entspannt – eine junge Frau, vermutlich mit arabischen Wurzeln, trug eine modisch-bunte Maske unbestimmbarer Art. Sie war vergnügt und fröhlich. Die junge Frau schob, wenn sie hinter dem Tresen stand, ihre Maske weit unter ihre hübsche Nase.

Der erste große Schluck des vorzüglichen Cappuccinos, den sich Wattfedder bestellt hatte, steigerte seine Laune ebenfalls deutlich. Er kämpfte immer noch mit der Ambivalenz, die er gegenüber seiner Kollegin empfand: Sie war einfach eine hervorragende junge Polizistin – zumindest soweit er das bis jetzt beurteilen konnte. Er war dagegen schon auf dem Weg in Richtung Ende. Was den Job anging und - das war natürlich auch nicht zu leugnen – was das Leben insgesamt anging. Fast 62 Jahre! Ein alter weißer Mann auf dem Weg ins Nirvana. Und wenn er da wirklich irgendwann hinwollte, besser später als früher, er hatte ja noch einiges vor, dann blieb ihm tatsächlich nur, mehr Gelassenheit zu entwickeln.

Ihm wurde in aller Trivialität klar, dass er seine beruflichen Ambitionen auch tatsächlich loslassen musste. Und dazu gehörte es auch, die Fähigkeit stärker zu entwickeln, selbstlos Anerkennung auszusprechen...Auch Paula gegenüber...

"Noch einen Cappuccino?", fragte ihn die junge Bedienung und riss ihn aus seinen tiefgründigen philosophischen Gedanken. Wattfedder hatte gar nicht gemerkt, dass er seinen Kaffee schon ausgetrunken hatte.

"Nein, danke, ich würde gerne gleich zahlen..."

Wattfedder wurde von seinem vibrierenden Handy unterbrochen. Er deutete der Bedienung an, dass er die Rechnung am Tresen begleichen würde, während er das Gespräch annahm.

"Fokko, in 15 Minuten hast du einen Termin bei der Bürgermeisterin Regina Bevtermann. Sie hat zwischen zwei

Sitzungen genügend Zeit für ein Gespräch. Ihre Büroleiterin wird auch dabei sein. Sorry, dass ich vorhin nicht ans Handy gehen konnte, ich hatte gerade meinen Mann in der Leitung. Er ist zurzeit bei seiner Familie auf Rarotonga, weil seine Mutter..."

"Super, vielen Dank Paula. Bis später – ich melde mich nach dem Gespräch", unterbrach Wattfedder, der mit der Eingangstür des Cafés kämpfte, die schwer zu öffnen war. Er wollte schnell das Lokal verlassen, weil gerade - gut erkennbar durch die Scheiben des DaViva - das Ordnungsamt unterwegs war und das Einhalten der 2G-Plus-Regel überprüfte. Ihm wäre es als Hauptkommissar zu peinlich gewesen, sozusagen auf frischer Tat erwischt zu werden.

"Ihr Cappuccino!" hörte Wattfedder vom Tresen. Eine Hand gegen die Tür gestemmt, versuchte er mit der anderen vier Euro aus seiner Hosentasche zu angeln. Es klappte. "Stimmt so! Ciao!" Wattfedder verabschiedete sich kurz und verschwand schnell in einer kleinen Seitenstraße.

Der Pförtner am Eingang des Rathauses empfing ihn mit einem Lächeln: "Sie müssen Hauptkommissar Wattfedder sein", rief der ältere Herr aufgeräumt, während Wattfedder die ersten drei Stufen der kleinen Eingangstreppe erklomm. Hinter der etwas überdimensioniert wirkenden FFP-2-Maske war ein sympathisches Gesicht zu vermuten.

"Bitte folgen Sie mir in den ersten Stock, die Bürgermeisterin und ihre Büroleiterin, Frau Fest, erwarten Sie bereits."

Schnellen Schrittes sprang der kleine Pförtner vorweg und Wattfedder musste bei dem Versuch, ihm zu folgen, tief durchatmen, was ihm angesichts seiner Gesichtsmaske ein wenig zu schaffen machte. Dem Pförtner war keine Einschränkung anzumerken. Angekommen im ehrwürdig erscheinenden ersten Stock des schmuckvollen alten Gebäudes, öffnete er eine der vielen großen und ausgiebig verzierten Türen.

"Bitte gedulden Sie sich noch kurz hier im Sekretariat."

Der Pförtner verwies auf einige freie Stühle in einem kleinen Empfangsbereich. Der Schreibtisch war leer – wahrscheinlich, so nahm es Wattfedder zumindest an, war die Sekretärin im Zimmer der Bürgermeisterin. Und in der Tat, nach wenigen Minuten öffnete sich eine weitere große und auffällig verzierte Tür. Eine junge, dynamische Frau wandte sich an Wattfedder: "Sie können gleich direkt zu Frau Bürgermeisterin durchgehen. Frau Fest, die Büroleiterin der Bürgermeisterin, ist ebenfalls dabei."

Wattfedder stand auf, bedankte sich kurz und schritt durch die Tür. Hinter einem imposanten Schreibtisch saß die Bürgermeisterin, davor – auf einem kleinen Stuhl - eine Frau in den Vierzigern mit modisch kurzen Haaren – das musste Susanne Fest sein. Frau Bevtermann trug ein blaues Kostüm, das ihrer leicht fülligen Figur schmeichelte.

"Moin! Kommen Sie herein, Herr Hauptkommissar! Die Maske können Sie ruhig ablegen. Das Büro ist ja gut gelüftet", lächelte die Bürgermeisterin. Mit den Worten: "Darf ich vorstellen, Susanne Fest, meine Büroleiterin", blickte sie in Richtung der etwas unruhig auf ihrem kleinen Stuhl hin– und herrutschenden Frau.

"Angenehm, Fokko Wattfedder, ich leite die Ermittlungen im Mordfall Kerstin Zicht", stellte sich Hauptkommissar Wattfedder knapp vor. "Schön, dass es so schnell mit einem Termin geklappt hat", schob er hinterher.

"Wir versuchen uns im Moment ein Bild von dem Engagement von Frau Dr. Zicht zu machen. Sie stand ja mit ihrer starken Unterstützung der Impfkampagne des Havenstädter Senats prominent in der Öffentlichkeit. In diesem Zusammenhang hat sie mit Ihnen kooperiert. Wie haben Sie, Frau Bevtermann, die Präsidentin der Ärztekammer erlebt?"

Nachdem Bevtermann mit einer knappen Geste auf den vor dem Schreibtisch stehenden Stuhl deutete, setzte sich Wattfedder. Bevtermann dachte kurz nach und wirkte dabei konzentriert.

"Ich denke, Frau Dr. Zicht war von einer starken menschenfreundlichen Ethik geprägt. Für sie war es selbstverständlich, dass sie als wichtige Repräsentantin der Havenstädter Ärzteschaft gesellschaftlich in einer so bedeutsamen Frage Stellung bezog. Es geht um das Leben vieler Menschen in unserem Bundesland, und wir sind alle gemeinsam dazu moralisch verpflichtet, den Druck auf jene zu erhöhen, die sich bisher dem solidarischen Akt der Impfung widersetzten. Diese Menschen setzen nicht nur ihr eigenes Leben, sondern auch das Leben vieler vulnerabler Bürgerinnen und Bürger unseres Landes aufs Spiel. Ob dies aufgrund von Falschinformationen oder aus politischer Verwirrung passiert – das ist erst einmal egal. So sah das auch Frau Dr. Zicht."

Bevtermanns Handy klingelte. "Sorry, ich muss da mal kurz ran."

"Ja...alles klar. Ja, danke Moritz. Damit haben wir die auch eingesammelt...Jetzt fehlt nur noch...ja, klar. Bis gleich." Sie legte auf. "Sie müssen entschuldigen, Herr Hauptkommissar, das war Moritz Ponke, mein Abteilungsleiter für Zentrale Dienste. Da musste ich wirklich ran!"

"Kein Problem!", Wattfedder versuchte den Gesprächsfaden wieder aufzunehmen: "Aber es scheint ja durchaus ungewöhnlich zu sein, dass eine solche Kampagne als Co-Finanzierung zwischen Regierung und Ärztekammer initiiert wird, oder?"

Wattfedder fragte sich, ob ihm wohl noch ein Kaffee angeboten werden würde. Vertragen könnte er ihn auf jeden Fall.

"In dieser Form ist es tatsächlich ein Novum für Havenstadt. Aber besondere Zeiten erfordern besondere Maßnahmen. Da muss man auch in der Politik kreativ sein und gemeinsam mit der Zivilgesellschaft handeln. Die Ärztekammer gehört für uns dazu!"

"Wie kam es, dass Frau Dr. Zicht als erste Person für die

Impfkampagne abgebildet wurde? Diese wird bei einer Plakat-Kampagne ja meist am stärksten wahrgenommen."

Wattfedder hatte das Gefühl, gleich husten zu müssen. Er war unkonzentriert und nur mit der Unterdrückung des Hustenreizes beschäftigt. Er schien damit vorerst erfolgreich zu sein.

"Wie es dazu kam? Ganz einfach, die Präsidentin sollte als erste Medizinerin abgebildet werden. Sie hatte sich das verdient. Ich finde, dass man Engagement auch belohnen muss. Zudem hat sie sich auch schon über längere Zeit eindeutig positioniert – ganz im Sinne des Senats. Wir alle wollen, dass die Solidarischen in unserer Gesellschaft anders behandelt werden, als die Unsolidarischen!"

Das war Wattfedder dann doch zu glatt: "Inwieweit spielten ihre politischen Ambitionen eine Rolle. Es wird kolportiert, dass sie durchaus Interesse an einem politischen Amt im Senat hatte?"

Bevtermann ließ sich nicht aus der Reserve locken.

"Ach, Herr Hauptkommissar, natürlich haben viele Menschen, die gesellschaftlich hervorgehobene Positionen einnehmen, auch ein Interesse daran, eine vielleicht noch wichtigere Position einzunehmen. Da können sie dann noch mehr gestalten. So war es auch bei Frau Dr. Zicht. Sie war im Gespräch, die Nachfolge unserer gegenwärtigen Gesundheitssenatorin einzunehmen, wenn diese, weil sie ja bereits im höheren Pensionsalter ist, aus dem Senat ausscheiden sollte. Dies hat sie öffentlich zwar noch nicht signalisiert, aber die Möglichkeit besteht durchaus..."

Die Büroleiterin Susanne Fest musste jetzt niesen.

"Äh...ja...also...", Bevtermann versuchte nach der Unterbrechung wieder den Gedanken aufzunehmen: "Kurz gesagt, sie hatte – und das ist kein Geheimnis – einige Male mit mir darüber gesprochen. Ich stand dieser Idee durchaus positiv gegenüber und fand, dass unsere Impfkampagne eine gute

Möglichkeit wäre, sie öffentlich noch ein wenig bekannter zu machen."

Fest schaltete sich ein und streckte im Sitzen ihrer Rücken durch: "Gleichzeitig muss aber auch noch deutlich gesagt werden, dass Frau Dr. Zicht sich auch innerhalb unserer solidardemokratischen Regierungspartei nachhaltig engagierte. Sie kam zu jeder Parteiversammlung und brachte ihr Wissen und ihre Aktivität ein..."

"Danke, Susanne, das war auch wichtig zu sagen", unterbrach Bevtermann ihre Büroleiterin, die wieder in sich zusammensank und freundlich lächelte.

"Susanne wollte damit deutlich machen, dass bei uns niemand einfach Senatorin oder Senator wird, weil die Bürgermeisterin die Person mag. Natürlich ist die Unterstützung seitens der Partei immer wichtig. Wir sind da sehr basisnah aufgestellt innerhalb der Solidardemokratischen Partei in Havenstadt. Nur dieser Umstand hat es uns seit fast 80 Jahren erlaubt, den Präsidenten bzw. die Präsidentin des Senats zu stellen." Stolz klang in der Stimme der Bürgermeisterin und Präsidentin des Senats mit.

"Können Sie sich vorstellen, wer ein Interesse am Tod von Frau Dr. Zicht haben könnte? Gab es da für Sie erkennbare Feindschaften? Wie sehen Sie das, Frau Fest, Sie waren ja bei den meisten Treffen dabei, nehme ich zumindest an?" Schwungvoll wandte sich Wattfedder in Richtung der Büroleiterin. Diese hatte sichtbar Mühe, ihren Rücken wieder durchzustrecken.

Sie schob ihr Kinn nach vorne: "Da fallen mir eigentlich nur die Corona-Leugner um diesen Dr. Walther ein. Die hassen Frau Dr. Zicht sicher. Eine so honorige Persönlichkeit wie sie, die den Senat mit so deutlichen Worten unterstützt. Ich erinnere nur an ihr Interview im Schwemme-Kurier in der letzten Woche, in dem sie klar formulierte: "Wer jetzt noch die Impfung kritisiert, macht sich mitschuldig am Tod von vielen immungeschwächten

Menschen und hat jede Moral verloren".

"Das ist natürlich starker Tobak", entfuhr es Wattfedder, "das stachelt verständlicherweise extrem auf!"

"Aber es war goldrichtig für unsere Kampagne. Wir stehen in unserer Havenstädter Gesellschaft zusammen gegen Corona. Diese Solidarität mit den Schwächsten ist unsere Stärke – immer gewesen. Dafür stehen..."

"Lass gut sein, Susanne", unterbrach die Bürgermeisterin. "Der Herr Kommissar, äh, Hauptkommissar hat das wohl verstanden."

Bevtermann stand auf und zeigte damit, dass ihr Zeitfenster sich langsam aber sicher schloss.

"Ich denke auch, dass die Leute um den Walther für Sie interessant sein dürften. Natürlich gibt es in unserem kleinen Bundesland auch eine ganze Menge Einzelspinner, die nicht irgendwo vernetzt sind und für solche Taten in Frage kämen. Man muss sich ja nur mal den Twitter-Account von Kerstin Zicht anschauen. Was da manche Leute schreiben – da wird einem echt übel. Die sprechen ihr einfach jegliche menschliche Würde ab. Wir wissen ja alle, was darauffolgt."

Wattfedder schwieg und erhob sich aus seinem Stuhl.

"Dann danke ich Ihnen und bitte Sie, mich zu kontaktieren, falls Ihnen noch etwas Wichtiges einfallen sollte."

"Gerne! Hier auch noch meine private Handy-Nummer, falls Sie mich informell und kurzfristig anrufen wollen. In diesem für unser Gemeinwesen so delikaten Fall helfe ich natürlich gerne persönlich, wo ich kann." Sie notierte ihre Handynummer auf einen kleinen Zettel und überreichte diesen dem Hauptkommissar.

Wattfedder nickte kurz mit dem Kopf zum Abschied - ein Nicken, das von Bürgermeisterin und Büroleiterin erwidert wurde – und verließ das Rathaus in großer Eile.

Es war erst gegen elf Uhr, und es nieselte weiterhin in Havenstadt. Er war hungrig. Natürlich hatte er heute schon wieder nicht an das Testen gedacht. Also blieb ihm der Außerhausverkauf an einem Imbiss in der Innenstadt.

Der Regen tröpfelte auf sein Brötchen mit heißem Burgunderschinken, das er sich nach langem Warten in einer enorm langen Schlange sichern konnte. Unter einer Überdachung eines nahe gelegenen Telefonanbieters stellte sich Wattfedder an einen Betonpoller, der dem Regen trotzte und dank der großzügigen Überdachung trocken blieb. Er legte das mittels einer Papiertüte geschützte Brötchen mit Burgunderschinken auf den hüfthohen Poller und wählte Dombusch-Maoates Nummer.

Nach kurzem Klingeln hörte er ihre Stimme: "Ja, hallo Fokko, gerade wollte ich auch bei dir durchrufen. Ich habe jetzt alle Termine, die Rosi für dich ausgemacht hat mit den Patienten von Dr. Walther. Die Patientendaten der Praxis von Dr. Walther wurden allerdings direkt von Böhmers Leuten gefiltert und die Personen von ihnen ausgewählt. Insofern gab es noch Korrekturen zu heute früh. Ich habe mich da zurückgehalten. Warum sie gerade diese Auswahl getroffen haben, erschließt sich mir nicht. Da ist wohl viel trial and error im Spiel. Aktionismus pur! Die arbeiten unter Hochdruck. Angeblich sind das jetzt alles Personen, die aus verschiedenen Gründen für uns interessant sein könnten. Die Betonung liegt auf 'könnten'. Sie alle hatten Kontakte zu Walther und ihre Praxisbesuche sind in dessen Praxis Corona-assoziiert kodiert worden für die Leistungsabrechnung über die Kassenärztliche Vereinigung. Also mit anderen Worten, sie alle wurden irgendwie zu Corona ärztlich beraten oder behandelt und dies wurde entsprechend abgerechnet. Ob das was bringt, steht in den Sternen. Ich glaube Böhmer will Innensenator Täubner demonstrieren, dass wir uns ganz schnell um die Corona-Skeptiker kümmern."

"Jetzt geben Böhmers Leute uns schon genau die Namen derer vor, die wir als Ermittler befragen? Ich fasse es nicht!" Wattfedder war außer sich!

"Ich weiß", entgegnete Dombusch-Maoate, "aber wir haben im Moment wenig andere Möglichkeiten, als ihren Vorgaben nachzukommen – genau genommen: keine! Die haben schon gemerkt, dass du nicht so enthusiastisch ihren Ansagen folgst. Lass uns einfach einen Eindruck von den Leuten gewinnen, die zu Walther gehen und erfahren, was sie über ihn zu sagen haben. Dann können wir immer noch entscheiden, ob wir die Spur aufgeben. Vielleicht geben uns die Gespräche genügend Futter, um Walther gleich bei der ersten Befragung unter Druck setzen zu können, oder aber wir haben nach den Gesprächen mit den Patienten wenig Anlass, Walther weiter ins Zentrum unserer Ermittlungen zu setzen. Aber wir hätten dann gute Argumente dafür und müssten dieser Spur, falls sie wirklich unsinnig ist, nicht weiter nachgehen. Noch ein abschließendes Gespräch mit Walther und das wäre es dann."

Innerlich bebte Wattfedder noch, aber er bemühte sich um einen ruhigen Ton.

"Okay, okay, wir werden da jetzt noch diese Leute abarbeiten und dann Walther befragen. Wenn das nichts ergibt, werde ich nochmal mit Böhmer reden. Ich bin nicht sein Assistent als Ermittler!"

Wattfedder wusste natürlich genau, dass seine Position recht schwach war. Es war sein erster Fall in Havenstadt, und die "enge Führung" war in diesem Fall politisch gewollt. Wattfedder durfte den Fall nicht vermasseln, er brauchte aber ein Mindestmaß an Selbständigkeit für seine Ermittlungen. Letztlich deutete ja tatsächlich einiges auf einen Mord hin, der Verbindungen zur Szene der Corona-Leugner aufweist. Wattfedder durfte sich nicht durch seinen inneren Widerstand gegen das autoritär anmutende Dienstgehabe Böhmers zu sehr irritieren lassen. Sein Berufsleben war fast beendet – also einfach die Nerven behalten. Wattfedder atmete tief durch. Das tat ihm gut.

"Also gut Paula", Wattfedder ergab sich seinem Schicksal,

"wen soll ich befragen? Und verschone mich mit den Namen der Patienten, die von unseren Unterstützungskräften befragt werden, also von den frischen Absolventen der Polizeischule."

"Du meinst die Namen jener Patienten, die Jens Grohl und Jana Olde besuchen werden?", half ihm Dombusch-Maoate

"Ja, genau, also, wen soll ich befragen. Ich will nur die Namen jener wissen, die ich befragen soll. Die anderen vergesse ich ohnehin. Über die einzelnen Ergebnisse können wir ja dann alle gemeinsam beraten. Wenn es da überhaupt welche geben wird!" Wattfedder war doch noch enerviert. Er merkte es auch. Um runterzukommen, versuchte er, das Gespräch noch einmal kurz zu wenden, so fühlte er sich nicht völlig in der Rolle des Befehlsempfängers.

"Oder besser, ich berichte dir kurz von meinem Gespräch mit der Bürgermeisterin und dann schreibe ich mir die Namen der Leute auf, die ich abklappern werde."

Nachdem Wattfedder berichtet und sich dabei weiter beruhigt hatte, informierte Dombusch-Maoate ihren Kollegen über die von Rosemarie Kuhlke vereinbarten Termine und Namen der von ihm zu befragenden Patienten. Wattfedder erfuhr zudem, dass insgesamt 40 Patienten aus den digitalen Abrechnungscodes rausgefiltert worden waren, die mit einiger Sicherheit etwas zu der Einstellung von Dr. Walther zum Thema Corona sagen konnten. Rosemarie Kuhlke konnte mit 36 von ihnen einen Termin vereinbaren. Vier lehnten ein Gespräch mit den Ermittlern grundsätzlich ab. Die Auskunftsbereiten wurden zwischen Olde und Grohl, die den größeren Teil erhielten, sowie Dombusch-Maoate und ihm aufgeteilt. Kuhlke hatte für Wattfedder sechs Termine vereinbart.

Die gefilterten Namen wurden zudem mit der Einschätzung einer Medizinischen Fachangestellten, der 35-jährigen Laura Winter, die die Praxis von Dr. Walther vor zwei Wochen verlassen hatte, abgeglichen. Bei den Befragungen kann aber nicht auf die Patientendaten oder die Aussage der Medizinischen

Fachangestellten verwiesen werden, weil das rechtlich in etwas unsichere Gefilde führen würde – schon allein wegen der ärztlichen Schweigepflicht, die auch für Medizinische Fachangestellte gilt. Laura Winter, so berichtete Dombusch-Maoate, hatte die Praxis verlassen, weil sie ganz und gar nicht mit der Einstellung von Dr. Walther in Sachen Corona einverstanden war. Der Grund lag darin, dass ihre Großmutter an den Folgen einer Corona-Infektion im Krankenhaus verstorben war und sie daher die Gefährlichkeit des Virus anders einschätzte als Dr. Walther. Nach etlichen Streitereien mit ihm hatte sie gekündigt. Natürlich wurde Laura Winter von Böhmers Leuten bereits befragt – wie sollte es anders sein. "Parallelermittlungen nennt man so etwas", entfuhr es Wattfedder.

Rechtlich dubios dürften dabei die Informationen zum Verhältnis von Laura Winter zu Dr. Walther erhoben und geflossen sein.

"Woher wusste denn Böhmer von der Kündigung? Soweit wir wissen, ist doch Walther nie zu irgendetwas befragt worden? Oder ist es in Havenstadt eine Polizeiangelegenheit, wenn eine Medizinische Fachangestellte ihre Arbeitsstelle kündigt, weil sie mit ihrem Chef nicht klarkommt?", fragte Wattfedder ironisch und erkennbar genervt. "Vielleicht greift da eine Havenstädter Besonderheit im Arbeitsrecht", schob er sarkastisch hinterher.

"Fokko", Dombusch-Maoate blieb ganz ruhig, "soweit es mir bekannt ist – also, was mir gerüchteweise zu Ohren kam - sind da wohl auch Infos unserer Dienste geflossen, also ich denke, auch der Verfassungsschutz gab da Tipps".

"Ich gehe sowieso davon aus, dass dieses Vorgehen in Havenstadt über den kurzen Dienstweg von Staatsanwalt und Richter wieder mal abgenickt wurde!", kommentierte Wattfedder gegenüber seiner Kollegin. Die Betonung seiner Worte verriet seinen ganzen Widerwillen.

"Oder zumindest signalisiert wurde, dass man es da nicht

ganz so eng sehen würde!", legte er nach. Es war zum Verzweifeln. Seine Ermittlungen lagen fast nicht mehr in seiner Hand. Er fühlte sich wie ferngesteuert.

Wattfedders Hand am Handy wurde langsam eiskalt, weil der Wind zugenommen hatte. Nun war auch der Poller, auf dem sein Brötchen lag, vom Regen erreicht worden. Er hatte ohnehin keinen Hunger mehr. Wäre da nicht seine Pensionierung in greifbarer Nähe – er hätte sich mit Böhmer bis zum Zerwürfnis angelegt oder hingeschmissen. Oder beides! In Havenstadt schien jeder mit jedem extrem eng vernetzt zu sein. In einem solchen Ausmaß hatte Wattfedder auch das Reinreden in Frankfurt trotz aller politischen Einflussnahme bei seinen dortigen Ermittlungen nicht erlebt. Vor allem nicht zu so einem frühen Zeitpunkt der Aufklärungsarbeit.

"Ich finde das ganze Vorgehen ehrlich gesagt auch nicht gerade tauglich als Vorbild für eine streng rechtsstaatliche Polizeiarbeit. Aber als klitzekleines Bundesland ist Havenstadt sozial besonders engmaschig gestrickt. Natürlich kennen sich alle Entscheidungsträger gut. Und wenn fast achtzig Jahre ununterbrochen eine einzige Partei den Bürgermeister und Präsidenten des Senats stellt, dann wird es noch enger. Die politischen und die wirtschaftlichen Eliten kennen sich hier untereinander sehr gut, und die Eliten der Judikative sind sozial eng mit den Eliten der Exekutive verbunden. Das bringen kleine Einheiten häufig so mit sich. Wenn man in Dickhausen gemeinsam die Schulbank gedrückt hat, dann ist man einander meist verbunden – egal auf welches Pöstchen in Havenstadt einen das weitere Leben verschlagen hat." Dombusch-Maoates Tonfall bekam in den Ohren Wattfedders eine fast therapeutische Färbung.

"Außerdem darfst du ja nicht vergessen, dass es in Havenstadt, bezogen auf die Bevölkerungszahl, vergleichsweise viele Pöstchen zu verteilen gibt. Vor allem im Verwaltungs- und Politikbereich. Allein die 87 Abgeordneten in der Havenstädter

Bürgerschaft aus Havenstadt und Stadthafen. Alle mit einer recht guten Abgeordnetendiät als Landtagsabgeordnete. Da muss man sich in größeren Bundesländern lange strecken. Woanders wären die meisten ganz einfach reine Kommunalpolitiker – mit einer kleinen Aufwandsentschädigung für ihre Arbeit. Eine große Anzahl von Verwaltungsbeamten und Behördenmitarbeitern für die Landesaufgaben Havenstadts kommt hinzu. Dabei helfen die finanziellen Zuweisungen des Bundes für politische Führung für die Diäten und Besoldungen sehr. Das entspannt eine Stadtgesellschaft schon ganz schön, wenn es eine gute Versorgung für die Eliten dieser Gesellschaft gibt", fuhr Wattfedders Kollegin fort.

"Die Konkurrenz unter der städtischen, politischen Elite ist dann geringer. Das macht das Stadtklima chillig."

"Naja, und ich profitiere ja auch davon", räsonierte Wattfedder, der gerne für sich in Anspruch nahm, selbstreflektiert zu sein. Er musste sich das eingestehen – zumindest für seine letzten Berufsmonate.

"Wie meinst du das?", fragte Dombusch-Maoate irritiert.

"Ach nichts, ich meine nur, äh, ich bin ja auch hier, weil ich Böhmer von früher kenne, und er mir hier einen Posten gestrickt hat."

"Das hatte sich schon vor deiner Ankunft unter den Kollegen rumgesprochen."

Was wusste Paula eigentlich nicht, fragte sich Wattfedder. Aber egal. Er ließ sich von ihr die Namen und Adressen der Walther-Patienten geben, die er befragen sollte. Die Termine mit den Patienten waren so gelegt, dass er und seine Kollegen am frühen Abend damit fertig sein sollten, um erste Schlüsse daraus zu ziehen und Informationen für die anstehende Befragung von Walther selbst zu sammeln.

"Paula, gibt es etwas Neues von der Kriminaltechnik in Sachen digitaler Terminkalender von Frau Dr. Zicht?", wollte Wattfedder abschließend noch wissen.

"Nein, keine Neuigkeit. Sie kommen mit der Rekonstruktion jetzt aber gut voran. Heute Abend oder morgen früh soll es wohl Ergebnisse geben. Außerdem haben sie nochmals versucht, das Handy von Dr. Zicht zu orten – ohne Erfolg."

"Okay, Paula, dann gutes Gelingen", verabschiedete sich Wattfedder.

"Bis dann!", Paula legte auf.

Der Wind und der Regen hatten nachgelassen. Wattfedder warf sein durchgeweichtes Brötchen in einen Mülleimer, der nur fünf Meter von ihm entfernt aufgestellt war. Dabei war seine rechte Hand so kalt, dass er Schwierigkeiten hatte, das durchnässte Brötchen mit Burgunderschinken so geschickt zu greifen, dass der Wurf auch gelingen konnte. Er steckte nach dem erfolgreichen Wurf zufrieden seine Hände in die Hosentaschen. Eine junge Frau kreuzte seinen Weg unmittelbar neben dem Abfalleimer. Sie trug offensichtlich zwei Gesichtsmasken übereinander, eine FFP2- und darüber eine OP-Maske. Masken schützen auch gegen kalten Wind, ging es Wattfedder durch den Kopf.

Er machte sich auf den Weg zu seinem Auto und stellte das Navigationsgerät auf sein Fahrtziel ein. Sein erster Termin sollte Wattfedder nach Osterhagen führen, einem Stadtteil Havenstadts, der von Geschosswohnungsbau geprägt war. Die Hochhäuser waren für Wattfedder schon einige Kilometer vor seinem Ziel zu sehen. Bis zu 21 Etagen in der Höhe. Der Eindruck war im Vergleich zum häufig beschaulichen Rest der Stadt gewaltig. Wattfedder kannte natürlich diese Art der Bebauung aus Frankfurt. Hier in Havenstadt vermittelte sie aber sehr viel stärker die Impression eines städtebaulichen Fremdkörpers. Allerdings schienen die Häuser baulich in einem guten Zustand zu sein.

Die meisten der Betonklötze standen im Besitz einer kommunalen Wohnungsbaugesellschaft. Damit wurden sie vor Verfall und nachfolgender Verwahrlosung bewahrt. Sie waren keine Objekte, die skrupellos am Kapitalmarkt gehandelt wurden, wie es in vielen anderen Städten der Fall war. Maßgeblich errichtet in den 70er Jahren mit weit über 2000 Wohnungen hatte sich Osterhagen zu dem Stadtteil Havenstadts entwickelt, der die größte Herkunfts-Heterogenität seiner Einwohner aufwies. Die Menschen kamen aus allen möglichen Regionen der Welt und gaben dem Stadtteil eine inspirierende kulturelle Vielfalt. Sozioökonomisch arm – mit einer hohen Anzahl an Menschen, die Sozialleistungen beanspruchen mussten, aber durchaus mit Lebensqualität. Dafür sorgten auch die vielen kleinen Stadtprojekte zur Förderung des sozialen Zusammenhalts der Bewohner, die die seit ewigen Zeiten regierende Partei der Solidardemokratie initiierte und unterstützte. Wattfedder hatte sich zu einigen Stadtteilen seines neuen Tätigkeitsbereichs schon in Göteborg schlaugegoogelt. Er freute sich, dass Osterhagen dazu gehörte. Wegen des grauen Wetters lag aber etwas Bedrückendes über den Häuserschluchten.

Wattfedder fand einen gut gelegenen Parkplatz, um seinen Wagen abzustellen und lief nach dem Verlassen seines Volvos fast direkt auf die angegebene Adresse zu. "Sana Nussai, 40 Jahre, alleinerziehende Mutter von zwei Kindern, sieben und elf Jahre alt, Neuklader Str. 167C", las Wattfedder halblaut die notierte Adresse und Angaben zur Person. Die schiere Anzahl der Namen auf den gigantischen Klingelschildern ließ Wattfedder eine ganze Zeit lang suchen. Er drückte schließlich auf den Knopf neben dem leicht vergilbten, offensichtlich selbst aufgeklebten Namensschild "Nussai".

"Hallo", meldete sich eine Frauenstimme mit einem ganz leichten, vielleicht arabischen Akzent. Wattfedder war sich da nicht sicher.

"Moin! Ich bin Hauptkommissar Fokko Wattfedder, Polizei Havenstadt. Meine Kollegin, Rosemarie Kuhlke, hat mit Ihnen ausgemacht, dass ich vorbeikomme, um mit Ihnen ein kurzes

Gespräch zu führen".

"Moment!", im gleichen Augenblick surrte die Haustür und Wattfedder drückte dagegen, um in den Hausflur zu gelangen. Er nahm den Fahrstuhl, der in seinem Inneren vollständig mit Graffiti besprüht war. Ein Teil der Farbe war offensichtlich noch frisch, da der chemische Geruch noch deutlich in der Luft des Treppenhauses stand. Im 15. Stock angekommen, verließ Wattfedder den Fahrstuhl und fand unweit eine leicht geöffnete Tür. "Nussai" prangte an der Wohnungsklingel. Wattfedder klopfte.

"Kommen Sie rein – ich bin in der Küche. Einfach geradeaus durchgehen."

Eine rundliche Frau mit ebenmäßigen, feinen Gesichtszügen stand am Herd und rührte in einem großen, weißen Topf. Es roch köstlich nach Kreuzkümmel und anderen orientalischen Gewürzen.

"Setzen Sie sich, Herr Kommissar."

Wattfedder war zwar Hauptkommissar, aber er war nicht der Typ, der eine falsche Dienstbezeichnung korrigierte. Wattfedder nahm an dem mit fünf Stühlen ausgestatteten Küchentisch Platz und legte seinen Wintermantel über einen der anderen Stühle.

"Ich koche immer gleich für zwei Tage – meine beiden Kinder haben immer ganz schön Hunger", erklärte Sana Nussai. "Da spare ich mir immer ein paar Stunden in der Küche. Ich mache es einfach den nächsten Tag wieder warm oder friere es für den übernächsten ein". Sie probierte mit dem Holzlöffel aus dem weißen Topf.

"Ihre Kollegin, die den Termin mit mir absprach, sagte, Sie wollten sich mit mir über meinen Hausarzt unterhalten. Ist das richtig?" Sie legte den Löffel neben den Topf auf einen Teller.

"Das ist richtig, Frau Nussai", entgegnete Wattfedder.

"Warum denn? Ist etwas mit ihm oder mit seiner Praxis?"

"Nein, nein, Frau Nussai, wir versuchen uns nur ein Bild davon zu machen, was die Patienten mit Dr. Walther verbindet.

Wir stehen ganz am Anfang unserer Ermittlungen in einem schwierigen Fall. Im Moment versuchen wir zu klären, ob Herr Dr. Walther eine Rolle in diesem Fall spielt. Es sind sozusagen nur Routinefragen. Uns interessiert besonders, welchen Eindruck Sie von Herrn Dr. Walther bezüglich seiner Behandlung und Beratung im Zusammenhang mit der Corona-Erkrankung hatten. Waren Sie mal wegen Fragen zu COVID-19 bei Dr. Walther in der Praxis?"

Nussai setzte sich auf einen der freien Stühle und lächelte Wattfedder offen an: "Herr Kommissar, ich bin schon seit über fünf Jahren Patientin bei ihm. Damals wohnte ich noch in Neudeich. Seine Praxis ist manchmal nicht so toll organisiert, da musste ich schon mal länger warten, als ich es erhofft hatte. Aber als Arzt konnte er mir immer helfen. Da bin ich sehr zufrieden. Er nimmt sich vor allem auch Zeit für seine Patienten. Er scheint da nicht zwischen Kasse und Privat zu unterscheiden. Das ist ja auch nicht immer die Regel."

"Frau Nussai, für mich ist besonders interessant zu erfahren, ob Sie ihn auch aufgesucht haben, weil Sie eine medizinische Behandlung oder Beratung in Sachen Corona haben wollten."

"Ich frage mich, was die Polizei das angeht, ob ich von Dr. Walther mal irgendetwas über Corona wissen wollte." Sie war zu Recht etwas irritiert, fand Wattfedder.

"Frau Nussai, unter Umständen könnten Ihre Einschätzungen uns helfen, Dr. Walther aus unseren Ermittlungen zu streichen." Wattfedder versuchte sie besonders freundlich und vertrauenserweckend anzuschauen. Ihm war dieses ganze windige Rumgefrage in diesem Fall zuwider.

"Also gut!" Sana Nussai atmete tief ein. Während sie danach langsam ausatmete, erhob sie sich und ging kurz zum Herd, um die Gasflamme unter dem köchelnden Topf auszuschalten. Sie setzte sich wieder.

"Sie wissen wahrscheinlich, dass ich alleinerziehend bin. Ich habe zwei wundervolle Kinder von sieben und elf Jahren. Ich hatte eigentlich mal Kulturpädagogik studiert, aber leider nach einem Jahr abgebrochen. Mit den Kindern ging das nicht. Jetzt arbeite ich bei einem Paketzusteller und verdiene netto ungefähr 1500 Euro. Das muss reichen – für uns drei und die Wohnung. Seit diese Corona-Sache angefangen hat, vor fast zwei Jahren, ist unser Leben aber komplett aus der Bahn geworfen. Die Kinder sitzen viel zu Hause – mal ist Distanzunterricht – mal können sie zur Schule gehen. Dann gibt es wieder nur eine Notbetreuung für ein paar Stunden. Manchmal hatten die Lehrer so große Angst vor den Kindern, dass selbst die Notbetreuung mit fadenscheiniger Begründung abgesagt wurde. Die Kinder werden von manchen Lehrern nur noch als mögliche Sensenmänner wahrgenommen. Das ist die reinste Hysterie!" Sie machte eine abwinkende Handbewegung.

"Hier in Osterhagen, wo viele arme Leute leben und die Kinder oft Sprachprobleme haben, da wurde praktisch fast ein Jahr lang nichts gelernt. In Osterhagen funktioniert Online-Lernen nicht. In Dickhausen vielleicht schon. Da, wo die Bildungsbürger wohnen. Ich kriege es jedenfalls nicht hin, mit meinen Kindern nach Feierabend alles durchzusprechen, was sie online lernen sollten. Da bin ich kaputt! Sie entziehen sich dem auch. Ich will jetzt gar nicht davon reden, wie es ist, wenn die Kinder keine anderen Kinder treffen dürfen, weil auch das nicht erlaubt ist und einige Leute nichts anderes zu tun haben, als zu denunzieren, wenn sie sich dennoch treffen. Das ist wie in einem Belagerungszustand!" Nussai redete sich in Rage. An ihrem Hals konnte Wattfedder mehrere rote Flecken ausmachen, die sich ausbreiteten.

"Hatten Sie denn auch schon Probleme mit dem Ordnungsamt?", wollte Wattfedder wissen.

"Ich selbst nicht. Aber Freunde von mir. Bei denen hatten sich die Kinder mal getroffen – nach zwei Wochen Kontaktsperre. Die hatten sogar die Fenster verhängt. Die Nachbarn hatten sie aber gehört und das Ordnungsamt gerufen.

Die hatten richtig Ärger gekriegt. Mit Anzeige und allem, was dazu gehört – weil sich sechs Kinder bei denen getroffen hatten. Diese Scheiß-Denunzianten!" Nussai hatte nun vor lauter Wut Tränen in den Augen.

"Können Sie sich denn gar nicht vorstellen, dass die Nachbarn Angst vor dem Virus hatten?", versuchte Wattfedder hilflos für ein wenig Verständnis zu werben.

"Angst? Manche schon! Aber überall sind die Leute zu autoritären Säcken mutiert. Die wurden von der Politik aufgehetzt und so richtig von der Leine gelassen. Da kamen plötzlich eine Menge kleiner Faschisten zum Vorschein. Die waren ja alle nach ihrer eigenen Einschätzung moralisch so sauber. Jetzt durften sie ja mal! Manche handelten aus Angst, andere aus dem Gefühl moralischer Überlegenheit." Nussai sprang auf und holte sich ein Glas Wasser. Das schien sie aber nicht besonders zu beruhigen.

"Das eine sind die Vorgaben von den ganzen Behörden und der Politik und das andere ist das Darüber-Weit-Hinausschießen vieler Leute, die sich im moralischen Recht sehen. In der Schule der Kinder meiner Schwester gab es die Aktion Kugelfisch. Wissen Sie, was das ist? Weil in der Grundschule keine Maskenpflicht galt, sollten die Kinder auf der zentralen Treppe innerhalb des Schulgebäudes die Luft anhalten. Damit niemand angesteckt werden kann. Die haben das richtig geübt! Das ältere meiner beiden Kinder hat übrigens unter freiem Himmel Volleyball mit FFP-2-Maske spielen müssen, weil der Sportlehrer ein ganz ängstlicher und zugleich moralischer ist. So sieht es aus, wenn die Leute mal richtig dürfen." Nussai hatte wieder Platz genommen.

"Frau Nussai, ich würde gerne noch einmal auf Herrn Dr. Walther zurückkommen", versuchte Wattfedder das Gespräch auf den Anlass seines Besuchs zurückzuführen.

"Ja, ja, bei dem war ich auch wegen einer echten Diskriminierung. Da hoffte ich, er könnte mir helfen..."

"Worum ging es konkret? Was war da der Anlass Ihres Arztbesuches?"

"Ich hatte Ihnen ja schon gesagt, dass ich für mein Geld hart arbeite. Wir kommen hier gerade so über die Runden. Und ich bin ehrlich gesagt stolz darauf, dass ich meine Kinder allein durchbringen kann. Vom Vater kann ich nichts erwarten. Der ist schon lange wieder in Tunesien. Ich will aber ein gutes Vorbild sein – auch wenn ich wenig verdiene beim Paketdienst. Die Partei von der Bürgermeisterin Bevtermann, die Solidardemokratie, war mir früher immer sympathisch. Die hatten ja immer gesagt, Alleinerziehende müssten Anerkennung und Unterstützung bekommen für das, was sie so leisten. Und dann? Kaum kommt eine Krankheit und man entscheidet sich gegen das, was einem von offizieller Seite sozusagen geraten wird, so wird man sozial bekämpft..."

"Wie meinen Sie das?"

"Ganz einfach: Ich bin nicht geimpft, weil ich dieser Impfung nicht traue! Und das ist mein Recht – auch als Migrantin in Deutschland. Jeder, der sich ein bisschen informiert, der weiß, dass die Impfung auch nicht gegen Übertragung schützt. Sie ist unsinnig, und ich habe Angst davor. Ich lasse mir nicht irgendeine schnell zugelassene Genbrühe injizieren – und meinen Kindern auch nicht. Ich habe das Recht, über meinen Körper selbst zu bestimmen. Wenn man aber von diesem Recht Gebrauch macht, dann bekommt man keine Lohnfortzahlung, wenn man in Quarantäne muss, weil das eigene Kind positiv getestet wurde. So war das bei mir mehrmals. Als Ungeimpfte habe ich in der Quarantäne keinen Cent bekommen! Bei dem, was ich verdiene, können Sie sich ja leicht ausmalen, was das finanziell bedeutet hat. So geht man hier in Wirklichkeit mit Alleinerziehenden um, wenn sie eine Entscheidung treffen, die unerwünscht ist!" Nussai regte sich wieder massiv auf. "Ich bin dann zu Walther, weil ich nicht wusste, was ich machen sollte. Der hat mir dann geholfen!"

"Wie hat er Ihnen denn geholfen?"

"Er hat mich nur daran erinnert, dass ich ja auch immer Rückenprobleme habe und mich dann die Quarantänezeit über krankgeschrieben - wegen meines Rückens. Gute Idee! So bin ich über den Monat gekommen. Er war sehr hilfsbereit!"

"War das alles?"

"Das war sehr viel! In einer Zeit, in der man immer wieder darüber nachdenken muss, ob man sich überhaupt mit einem zweiten Haushalt treffen darf, weil man nicht geimpft ist, es gerade mal wieder eine Ausgangssperre gibt oder, ob man in Zukunft überhaupt noch Lebensmittel einkaufen darf ohne 2G. Aber in viele Geschäfte darf man ohnehin schon lange nicht mehr als Ungeimpfte. Die lassen einen doch noch verrecken! Das Land Hessen hatte ja schon im letzten Herbst eine 2G-Option für Supermärkte in seiner Corona-Verordnung. Zum Glück wurde die Option von den Lebensmittelgeschäften nie umgesetzt. Bei uns Ungeimpften ist die Angst ist immer da. Wie weit werden sie noch gehen? Und das Testen dauert elendig lange. Haben Sie die Schlangen vor den Testzentren gesehen? Was werden die sich noch alles einfallen lassen, um uns zu einer Entscheidung zu zwingen, die wir nicht wollen. Das ist Missbrauch, Herr Kommissar! Niemand hilft einem unter diesem Druck. Aber der Dr. Walther, der hat mir geholfen – und das war viel!"

"Ich verstehe, Frau Nussai", versuchte Wattfedder die aufgebrachte Frau zu stoppen.

"Sie verstehen? Dass ich nicht lache! Sie sind nicht in meiner Situation. Sie müssen nicht jeden Tag in der Zeitung lesen, dass sie zu einer Gruppe von Menschen gehören, die entweder Nazis oder psychisch Kranke seien. Sie sind wahrscheinlich geimpft – als Polizist!"

Wattfedder schwieg.

"Und dann noch die riesigen Plakate mit dieser Ärztepräsidentin – oder was die ist -, die überall in der Stadt hängen. Toller Text auf den Plakaten: Solidarisch und geimpft – Gesicht zeigen für den Anstand! Ich bin also unsolidarisch und unanständig! So sieht das aus! Ich hasse diese Leute! Ich hasse auch unsere Bürgermeisterin, die im Parlament sagt, dass man mit Argumenten versucht habe, die Leute zu überzeugen. Bei denen das nicht klappen würde, für die brauche man eben eine Impfpflicht. Was ist das denn für eine Scheiße! Meine Argumente überzeugen dich nicht – ja gut, dann mache ich es mit Gewalt! Wegen eines solchen Denkens haben meine Eltern in den siebziger Jahren ihre Heimat verlassen. Das ist die Realität für uns Ungeimpfte – hier in Havenstadt."

Wattfedder hatte den Eindruck, dass er nicht viel mehr über Walther erfahren würde und entschloss sich, das Gespräch zu beenden: "Frau Nussai, vielen Dank, Sie haben mir geholfen. Ich würde mich freuen, wenn sich Ihre Situation zum Guten wendet und wir in absehbarer Zeit aus dieser Pandemie rauskommen. Ich lasse Ihnen für alle Fälle meine Karte da."

Wattfedder verabschiedete sich mit einer freundlichen Handbewegung, legte seine Visitenkarte auf den Tisch und steuerte der Wohnungstür entgegen.

Nachdem er den Fahrstuhl verlassen hatte und nach wenigen Schritten vor das Haus trat, atmete er erst einmal durch. Wattfedder war gar nicht zufrieden mit dem Verlauf der Ermittlungen und zudem in trüber Stimmung. Nicht nur, dass er sich wie ein einsamer Satellit fühlte, der sich in der Umlaufbahn und Abhängigkeit von Böhmer befand, nein, ihm fehlte durch seine Sonderposition auch der soziale Anschluss an die Kollegen im Kommissariat. Eigentlich unglaublich, dass er außer Paula keine der ihm zugeteilten Assistenzkräfte persönlich gesehen hatte. Das Home-Office, gekoppelt an seine Sonderposition auf Abruf, hatte ihn doch in eine einigermaßen isolierte Position gebracht. So sehr er es auch schätzte, seine Ruhe zu haben. Es war ein Bequemlichkeits-Vorteil bis zum Eintreten des Ernstfall in Form der toten Ärztekammerpräsidentin. Nun vermisste er den Alltag eines Kommissariats und die Gespräche mit Kollegen. Aber unter Corona-Bedingungen war es ohnehin unsinnig, sich darüber Gedanken zu machen.

Wattfedder verdrängte die grundsätzliche Auseinandersetzung mit seiner Arbeitssituation. Er musste irgendwie mit seinen Ermittlungen vorankommen. Dabei war dieses Abarbeiten der Patienten, nur um verwertbare Infos für die Vernehmung von Dr. Walther zu bekommen, irgendwie absurd. Wattfedder hatte ja seit längerem das dumpfe Gefühl, dass Böhmer es als Erfolg an sich betrachtete, dass in der Szene der Impf-Skeptiker ermittelt wurde. Sollte tatsächlich so offensichtlich politischer und sozialer Druck aufgebaut werden?

Wattfedder lehnte sich gegen die geöffnete Tür seines Wagens und googelte nach den News des Schwemme-Kuriers. Und tatsächlich: In der Pressekonferenz zum Fall Dr. Zicht hatte es sich der Polizeipräsident nicht nehmen lassen, persönlich aufzutreten und unter Bezug auf Hassmails, die Dr. Zicht in letzter Zeit erhalten habe, zu berichten, dass die Täter oder die Täterinnen in der Querdenker- und Coronaleugner-Szene zu vermuten seien. Allerdings war er zumindest so professionell, dass er die Spritzen und die Todesart nicht erwähnte. So hatten Wattfedder und sein Team immerhin noch ein Überraschungsmoment für ihre Befragungen in der Hinterhand. Nicht alle Details des Mordes waren öffentlich bekannt. Manche Details kannte dann nur der Täter.

Die ermordete Präsidentin der Ärztekammer habe mit Mut und Herz für die Impfkampagne gestanden, so Böhmer auf der Pressekonferenz. Sie hätte – nach dem Stand der bisherigen Ermittlungen – wohl mit ihrem Leben für ihr kompromissloses Eintreten für gesellschaftliche Solidarität gezahlt. Auch der Innensenator hatte sich zu einer Presseerklärung veranlasst gesehen. Er wolle nun die Querdenker und Corona-Leugner-Szene unter Druck setzen und deutlich machen, dass Havenstadt klare Kante gegen die offensichtlich zunehmende Militanz dieser unverantwortlichen Menschen zeige. Das anständige und solidarische Havenstadt stehe zusammen, so Täubner. Viele Impfgegner seien rationalen Argumenten nicht mehr zugänglich und radikalisierten sich nicht nur in ihrer Schwurbelei, sondern einige auch in ihrem Handeln. Havenstadt werde nun zeigen, dass man nicht nur schnell und effizient beim solidarischen Impfen, sondern auch effizient beim Schutz der Engagierten in der Stadt sei. Man werde sich nicht von einer kleinen Minderheit unter Druck setzen lassen.

Das alles aus drei Spritzen im Körper der toten Ärztekammerpräsidentin und den anonymen Hassmails zu schließen, war natürlich mehr als voreilig und gewagt. Wattfedder wurde immer deutlicher, dass dieser Fall von seiner politischen Bedeutung geradezu dominiert wurde. Er hatte nur eine Chance auf mehr Selbstständigkeit in seinen Ermittlungen, das hatte Paula ja schon vor ihm erfasst: Erst die Vorgaben abarbeiten und dabei hoffen, dass es Ergebnisse geben würde, die dazu führten, dass man ihm größere Freiheiten lassen müsste. Er hoffte inständig, dass die Ermittlungsergebnisse irgendwann den vorgedachten Rahmen des Innensenators und des Polizeipräsidenten sprengen würden. Bis dahin konnte er sich ja noch ein paar Geschichten zu Corona anhören. Er musste sich tatsächlich eingestehen, dass ihn das ganze Thema mit seinen vielen Details zwar nicht unbedingt in seinen Ermittlungen voranbrachte, ihn jetzt aber mehr packte, als er anfangs annahm. Viele Gedanken hatte er sich bisher nicht dazu gemacht. Er hatte sich nicht vorstellen können, wie unterschiedlich die Schicksale in der Pandemie-Zeit je nach Impfstatus waren und wohl noch sind. Sana Nussais Erlebnisse hatten ihn nicht unberührt gelassen. Irgendwie spürte er, dass er langsam, trotz aller Widrigkeiten, etwas Lust auf den Fall bekam. Seine Stimmung hellte sich langsam wieder auf.

Ein leichter Hagelschauer ließ Wattfedder in seinen Wagen springen. Er schloss die Tür und gab die nächste Adresse in sein

Navi ein: Pagelsche Heerstraße 126 im Stadtteil Meerbaldlingen. Die Fahrt ging schnell und gestaltete sich staufrei, wobei der Hagelschauer bei seiner Ankunft in Meerbaldlingen bereits wieder abgeklungen war und sich tatsächlich einige kleine Sonnenstrahlen durch die Wolkendecke wagten. Wattfedder fand einen Parkplatz vor der Hausnummer 98, so dass er noch ein paar Schritte zu gehen hatte. Meerbaldlingen machte einen kleinbürgerlichen Eindruck und besaß in unmittelbarer Nähe zu seinem Zentrum ein erdrückend großes Gaskraftwerk. Ansonsten strahlten die kleinen Reihenhäuser, auch bekannt als Althavenstädter Häuser, an den nicht besonders großen Straßen eine biedere Beschaulichkeit aus. Sah man von dem großen Kraftwerk ab, so konnte man in Meerbaldlingen auch einige reizvolle Ecken entdecken.

Wattfedder setzte sich seine Maske auf und wollte gerade an der Tür des gepflegten zweistöckigen Reihenhauses mit nur einem Namen an der Tür klingeln, da öffnete ein Mann Mitte fünfzig die Haustür. Am Ohr hatte er ein Handy und winkte Wattfedder in den Flur. Während er am Handy sprach, deutete er auf das Wohnzimmer am Kopfende des Flurs und gestikulierte, dass Wattfedder sich setzten sollte. Wattfedder ließ sich in einem etwas überdimensionierten Ledersessel gegenüber einer ebenso überdimensionierten Couch nieder. In der Mitte dieses Ensembles stand ein niedriger Glastisch. "Ja, klar, die Isolierung müsst ihr heute fertigkriegen...Das weiß ich auch nicht. Da fragt mal Achmed, ja. Bis später!", Rainer Löschke beendete das Gespräch. Der kräftige, leicht untersetzte Mann mit vollem, grauem Haar wandte sich Wattfedder zu.

"Sie müssen der Kommissar sein, der mich heute aufsuchen sollte, ist das richtig?"

"Ja, Herr Löschke, das ist richtig. Mein Name ist Fokko Wattfedder, ich bin als Hauptkommissar mit einem Mordfall befasst und in diesem Zusammenhang führen wir einige Routinebefragungen durch. Ich danke Ihnen, dass Sie sich die

Zeit genommen haben. Das war sicherlich nicht einfach, wie ich gerade Ihrem Telefonat entnehmen durfte. Welchem Beruf gehen Sie denn nach?"

"Ich bin Trockenbauer, also Innenausbauer und bin mit meiner Firma seit zehn Jahren selbständig. Normalerweise bin ich um diese Uhrzeit auf einer Baustelle mit meinen drei Angestellten."

"Leben Sie in Ihrem Haus alleine?"

"Nein, meine Frau ist zur Arbeit, sie ist Verkäuferin, und die Kinder sind noch in der Schule."

"Ich würde Sie gerne zu Ihrem Hausarzt, Herrn Dr. Walther, befragen. Sind Sie in seiner Praxis schon lange Patient?"

Löschke setzte sich auf die Couch gegenüber von Wattfedder. Er schien zu überlegen. "Warum wollen Sie das wissen?"

Wattfedder öffnete die oberen Knöpfe seines Mantels. Es war warm im Hause Löschke. Da Rainer Löschke nicht so wirkte, als sei ihm die Maskenfrage wichtig und erkennbar selbst keine trug, zog auch Wattfedder sie sich vom Gesicht und rieb seine leicht verschwitzte Mundpartie.

"Ich ermittle in einem Mordfall, und ich habe wirklich nur ein paar Routinefragen, was Ihren Hausarzt angeht. Wir stehen wirklich noch ganz am Anfang unserer Ermittlungen und schauen dabei in alle Richtungen. Ich würde mich sehr freuen, wenn Sie uns Ihren Eindruck von Dr. Walther schildern können. Insbesondere würde uns interessieren, ob Sie uns etwas dazu sagen können, wie seine Einstellung in der Corona-Frage einzuschätzen ist. Falls Sie überhaupt in diesem Zusammenhang einmal die Praxis aufgesucht haben." Wattfedder formulierte bedacht vorsichtig.

"Wollen Sie damit sagen, Dr. Walther könnte etwas mit einem Mordfall zu tun haben?" Löschke wirkte sichtlich irritiert.

"Nein, ich will damit gar nichts sagen und kann es auch nicht. Es sind erst einmal nur Routinefragen." Wattfedder hasste diese

Art von verbalem Versteckspiel. Und alles nur deshalb, weil die Beschaffung und die Auswertung von Patientendaten die Grenze des Legalen schon extrem weit verschoben, um nicht zu sagen, bereits deutlich überschritten hatten.

"Nun ja, wenn ich helfen kann! Dr. Walther hat sicherlich nichts Illegales getan. Ich war vor vier Wochen bei ihm. Nicht wegen meines Blutdrucks, da bekomme ich schon lange Medikamente von ihm, sondern, weil meine Mutter im Altenheim wohnt. Sie ist pflegebedürftig, und ich habe immer dieselben Probleme, sie zu besuchen. Ganz am Anfang der Pandemie, so ab März oder April 2020 fing alles an. Ich stand eines Tages vor dem Seniorenheim ‚Windige Schwemme' in Neudeich, in dem meine Mutter seit ihrem Schlaganfall 2019 lebt, und lese am Eingang einen Aushang, der mir sagt: ‚Besuchsverbot'. Meine Mutter ist 89 Jahre alt und kann seit ihrem Schlaganfall unter anderem nicht mehr verständlich sprechen. Nie hat sie jemand gefragt, ob sie damit einverstanden war, wochenlang keinen Besuch zu empfangen. Sie wurde, so empfand ich das, einfach weggesperrt. Die Besuchsregelungen in Havenstadts Altenpflegeheimen waren wohl die restriktivsten in ganz Deutschland. In Havenstadt durfte lediglich eine feste Bezugsperson ihren Angehörigen besuchen und das auch bloß einmal in der Woche für 45 Minuten. Die Zeit verbrachten meine Mutter und ich dann mit vier bis fünf weiteren Bewohnern und deren Besuch im Speisesaal des Altenheims.

Dort gab es keine Rückzugsmöglichkeiten, wir standen unter ständiger Kontrolle, ohne Privatsphäre. Alles aus Angst, ich könnte mich meiner Mutter mehr als zwei Meter nähern. So hart war das in kaum einem anderen Bundesland. Zudem konnte man die Besuchszeiten nicht mal selbst bestimmen. Wie sollte ich vorgegebene Besuchszeiten mit meinen Baustellen vereinbaren. Es war echt die Hölle. Meine Mutter verstand das alles gar nicht mehr. Man muss sich mal vorstellen, die alten Menschen leben im Heim und haben eine Lebenserwartung von einigen Monaten bis vielleicht ein, zwei Jahren und dürfen noch nicht einmal selbst bestimmen, ob sie das Risiko einer Corona-Infektion eingehen, um ihre Lieben zu sehen oder nicht. Keiner hat sie jemals gefragt. Und in dem Heim waren auch viele Demenzerkrankte. Die waren natürlich völlig in Depression verfallen, weil sie dachten, alle Verwandten hätten sich von ihnen absichtlich zurückgezogen. Da sind bestimmt einige aus Verzweiflung gestorben. Die alten Menschen hielten zwar die ihnen auferlegten Regeln genau ein, aber Ausweglosigkeit und keine Aussicht auf Besserung haben vielen von ihnen den Rest ihrer Lebensfreude und ihres Lebenswillens genommen. Das war ein furchtbares Drama!"

Rainer Löschke hatte Tränen in den Augen. Er fuhr fort: "In Phasen der strengsten Bestimmungen durften die alten Menschen nur alle zwei bis drei Tage im Innenhof der Einrichtung spazieren gehen. Da war es im Gefängnis wahrscheinlich großzügiger." Löschke ballte, während er redete, seine Faust. Sein Gesicht lief rot an. „Und immer wurde gesagt, all das läge am fehlenden Personal. Das Personal im Heim meiner Mutter hat sich auf jeden Fall mächtig angestrengt, ist aber mit den überbordenden Vorgaben nicht klargekommen. Die alten Menschen dort wurden praktisch einfach für längere Zeit eingesperrt, und der Kontakt zu Angehörigen unterbunden. Jetzt sind wir zwei Jahre weiter. Mehr Personal ist immer noch nicht da, obwohl die Politik das Geld für fragwürdige Corona-Maßnahmen und die Massenimpfung nur so verfeuert hat. So haben wir in Deutschland dafür gesorgt, dass die Aktionäre bei ihren Börsenunternehmen Boni bekamen, weil wir das Kurzarbeitergeld für die Arbeitnehmer gezahlt haben. Für die Alten war aber nichts übrig – außer Besuchsverbote und Einsamkeit. Mich macht das wahnsinnig!"

„Übertreiben Sie da nicht ein wenig?" Wattfedder war weit weg von gezielten Fragen für seine Ermittlung. Er verirrte sich langsam aber sicher. „Immerhin wurden doch durch die

Isolierung viele alte Menschen vor einer Corona-Infektion bewahrt."

Löschke versuchte offensichtlich, sich wieder ein wenig zu beruhigen. Er atmete sitzend auf der Couch mehrmals tief ein und aus.

„Herr Kommissar, mir geht es einfach darum, dass meine Mutter und die anderen alten Menschen einfach nie gefragt wurden! Was wollen sie am Ende ihres langen Lebens? Hundertprozentigen Schutz vor einer möglicherweise lebensbedrohlichen Erkrankung oder soziale Kontakte zu ihren Kindern, Enkeln, Verwandten und Freunden? Das heißt ja nicht, dass man sich nicht vorsehen sollte. Sie wurden nur nie gefragt! Es wurde immer nur Angst gemacht. Und zudem hat es niemanden interessiert, wie viele Menschen aus Einsamkeit starben. Das war unmenschlich. Unsere Gesellschaft hat genug Geld, um gute Konzepte zu entwickeln und umzusetzen, um gefährdete ältere Menschen zu schützen. Da fehlte einfach der Wille. Man ist nur auf die Idee gekommen, die Alten zu isolieren. Das wurde dann solidarisches Handeln genannt. Weihnachten habe ich übrigens mit meiner Mutter zwei Jahre hintereinander auf dem Parkplatz im Auto vor dem Altenheim gefeiert."

Wattfedder musste dringend auf den Anlass der Befragung zurückkommen. Nervös faltete er seine Hände.

„Herr Löschke, mit welchem Anliegen sind Sie zu Herrn Dr. Walther in die Praxis gegangen? Ich ziele mit meiner Frage natürlich auf ein Anliegen im Zusammenhang mit der Situation Ihrer Mutter."

„Meine ganze Familie, meine Frau Simone, meine Töchter und ich haben sich gegen das Impfen entschieden. Für meine älteste Tochter war es oft besonders schwierig, weil sie schon 16 Jahre alt ist. 2G gilt ja meist ab 16. So war der Besuch des Weihnachtsmarktes hier in Havenstadt für sie ein traumatisches Erlebnis. Sie ging mit einer geimpften Freundin dorthin und hatte kein gelbes Bändchen um. Mit dem gelben Bändchen wurde ja attestiert, dass man geimpft oder genesen ist. Ohne ein gelbes Bändchen durfte man ja nichts auf dem Weihnachtsmarkt kaufen. Nicht einmal eine Bratwurst. Eli, meine Tochter, wollte sich von ihrer geimpften Freundin eine Waffel von einem Stand mitbringen lassen. Sie wurde aber ertappt, als sie die warme Waffel – ohne ein Bändchen zu haben – von ihrer Freundin entgegennahm. Sofort wurde sie von der Verkäuferin am Stand angeschrien, sie solle sich impfen lassen, wenn sie ihre Waffeln haben wolle. Andere Umstehende mischten sich ein und beschimpften sie als verantwortungslose Göre. Sie wurde dabei von einigen Weihnachtsmarktbesuchern buchstäblich vom Stand verjagt. Eli war danach für mehrere Tage fix und fertig, weinte viel und konnte kaum noch schlafen. Das hat sie diesen Alltagsfaschisten zu verdanken! Entschuldigen Sie, Herr Kommissar!" Der Handwerker rang sichtlich um Fassung.

„Um auf die Ablehnung der Impfung zurückzukommen: Wir haben uns wirklich informiert und wollen diese Impfstoffe nicht. Ansonsten sind wir gar keine prinzipiellen Impfgegner. Wir wollten nur nicht diese Gen-Impfstoffe. Denen trauen wir nicht. Das ist unser gutes Recht! Außerdem ist die Impfung für Kinder und Jugendliche besonders gefährlich, weil man die Langzeitfolgen bei diesen neuen Impfstoffen gar nicht kennen kann. Zudem haben die Kinder wahrscheinlich eine höhere Chance auf dem Weg zur Impfung in einen tödlichen Unfall zu geraten, als an der Corona-Infektion zu sterben. Das ist alles verantwortungslos!" Löschke atmete hörbar schneller und beschleunigte sein eigentlich geruhsames Gesprächstempo merklich.

Meinte Löschke das ernst oder drehte er jetzt ganz durch? Wattfedder konnte sich das nicht beantworten. Er selbst kannte sich nicht unbedingt gut aus, aber was er über die Coronaschutzimpfung von Kindern und Jugendlichen wusste, hatte mit dem, was Löschke erzählte, nichts zu tun. Wattfedder war zunehmend irritert.

„Ich habe in letzter Zeit die Befürchtung, dass in den Seniorenheimen genauso wie in einigen Krankenhäusern eine 2G-Regelung oder 2G-Plus-Regelung eingeführt wird. Das würde bedeuten, dass ich meine Mutter nicht mehr sehen könnte. Sie müsste wahrscheinlich einsam sterben. Das macht mich fertig! Ich kenne eine Frau, die mehrere Enkelkinder hatte – niemand durfte sie im Krankenhaus besuchen. Sie ist tatsächlich einsam gestorben. Vielen wurde es und wird es immer noch nicht ermöglicht, von ihren Angehörigen Abschied zu nehmen. Das ist so unmenschlich und demütigend, wenn man an der Kliniktür abgewiesen wird. Da habe ich mit Dr. Walther über Lösungsmöglichkeiten gesprochen", fuhr Löschke in hohem Sprechtempo fort.

„Wenn es Ihnen so wichtig war, Ihre Mutter begleiten zu können, warum haben Sie sich denn dann nicht einfach impfen lassen? Sie hätten ja über Ihren Schatten springen können." Wattfeder musste jetzt seinem Unverständnis Ausdruck verleihen.

„Ehrlich gesagt hatte ich darüber oft nachgedacht. Im Herbst vergangenen Jahres bin ich sogar schon um ein Impfzentrum in der Innenstadt herumgeschlichen. Aber, was hätte es mit mir gemacht, wenn ich mich gegen meinen Willen einer medizinischen Behandlung unterzogen hätte? Ich hätte einer Erpressung nachgegeben. Da hätte ich Probleme gehabt, hinterher in den Spiegel zu schauen!"

„Was konnte denn der Herr Dr. Walther Ihnen als Lösung anbieten?" Wattfeder wollte jetzt zum Punkt kommen. Er spürte, dass er immer unruhiger und ungeduldiger wurde.

„Nichts bzw. sehr viel!"

„Wie darf ich das verstehen, Herr Löschke?"

„Er hat mich ermutigt, zu meiner Entscheidung gegen die Gen-Impfung zu stehen. Wir hatten darüber gesprochen, ob ich mich mit den bald auf den Impfmarkt kommenden Protein-

Impfstoffen impfen lassen sollte. Das Problem dabei ist, dass diese Impfstoffe, wie beispielsweise Nuvaxovid von der Firma Novavax, gar nicht als Auffrischungsimpfung empfohlen sind. Das heißt, man müsste ab Ende Oktober dieses Jahres, um als vollständig geimpft zu gelten, ohnehin wieder eine Gen-Impfung über sich ergehen lassen. Außerdem sind die Impfstoffe á la Nuvaxovid auch nicht ohne. Sie sind zu einem erheblichen Teil unter Anwendung von Gentechnik entwickelt worden und die Zulassung ist bei ihnen ebenso in Windeseile erteilt worden. Dr. Walther hatte mir erklärt, dass sie keineswegs auf einer seit langer Zeit existierenden und gut erprobten Form der Herstellung beruhen. Außerdem ist ohnehin weitgehend egal, ob man geimpft ist oder nicht – alle können das Virus weitergeben. Das ist ja schon lange bekannt!"

„Sie sind ja hoch informiert, was dieses Thema angeht." Wattfedder konnte nicht einschätzen, inwieweit das, was Löschke erzählte, mit der Realität in Einklang stand. Für ihn selbst war die Impfung sicher, und er war davon ausgegangen, dass es zum Vorteil aller wäre, wenn möglichst viele Menschen sich impfen ließen, um aus der Pandemiesituation endlich herauszukommen. Wattfedder hatte aber nie versucht, sich ein klares Bild der Argumente für und gegen eine Corona-Impfung zu machen. Er wunderte sich, wie engagiert sich der Handwerker mit der Impffrage auseinandersetzte und dabei Argumente brachte, die Wattfedder neu und fremd erschienen. Er begann sich immer mehr zu interessieren.

„Was aber viel wichtiger ist, Herr Kommissar: Man muss sich treu bleiben. Meine Familie und ich haben so viel erlebt an Ausgrenzung und Diskriminierung – in der Schulklasse unserer älteren Tochter wurden die Schüler von dem Lehrer nach vorne gerufen, um ihre Impfausweise vorzuzeigen. Es ist überhaupt keine Diskussion möglich. Können Sie sich vorstellen, was das für eine Jugendliche bedeutet? Meine Frau ist täglich unter Druck bei ihrer Arbeitsstelle. Wenn das da so weitergeht, wird sie ihren Job bald hinwerfen. Sie hält das einfach nervlich nicht mehr aus. Es ist zu viel passiert. Irgendwie kann man auch nicht mehr zurück. Wir bezahlen jeden Tag für unsere Entscheidung." Löschke wedelte ein wenig hilflos mit seinen Armen. „Viele Menschen haben furchtbar starke Ängste vor Ansteckung – auch Kunden von mir. Ich habe als Selbständiger sogar Aufträge verloren, weil ich meine Angestellten nicht zur Impfung gedrängt habe. Ich frage da nicht nach. Das geht mich auch gar nichts an. Denn, wie man sich medizinisch behandeln lässt, ist Privatsache. Da darf es keinen Zwang geben!"

„Dr. Walther hat Sie also mehr oder weniger nur beraten?"

„So ist es! Was sollte er auch weiter tun? Mir einen Impfpass fälschen? Dafür ist er nicht der Typ. Der ist zu sehr geradeaus! Außerdem wäre mir so etwas auch viel zu heikel." Wattfedder ertappte sich dabei, dass er mit Löschke mitfühlte. Wurde er jetzt unprofessionell?

„Herr Löschke, können Sie sich daran erinnern, ob der Name Dr. Kerstin Zicht, das ist die Präsidentin der Ärztekammer hier in Havenstadt – beziehungsweise, sie war es –, gefallen ist, während Sie bei Dr. Walther in der Praxis waren? Sie ist ermordet worden." Wattfedder rutschte in seinem großen Sessel hin und her.

„Den Namen habe ich heute das erste Mal gehört. Über die Pressekonferenz zum Mord wurde im Radio berichtet. Ich bin ja gespannt, ob das tatsächlich sogenannte Corona-Leugner waren. Aber Irre gibt es überall. Bei Dr. Walther habe ich den Namen nie gehört. Ach – jetzt fällt mir ein, ich hatte den Namen doch gestern auf einem Riesenplakat vom Auto aus gelesen. Irgendwas mit Impfen als solidarisches Handeln oder so. Hat mich ganz schön aufgeregt. Es wird immer schlimmer!" Löschke wischte sich mit der Hand durch das Gesicht. Er wirkte weiter angespannt.

„Herr Löschke, ich danke Ihnen für das Gespräch. Ich lasse Ihnen meine Karte hier, falls Ihnen noch etwas Wichtiges einfallen sollte". Für Wattfedder war klar, dass von dem Handwerker keine wesentlichen Informationen mehr zu erwarten waren. Er erhob sich aus dem Sessel und streckte Löschke seine rechte Hand entgegen. Dieser ergriff die Hand und schüttelte sie. Im gleichen Augenblick schienen beide Männer zu realisieren, dass sie das eingeübte Hygienehandeln mit ihrem Handschlag nicht einhielten. Es war eher ein reflexartiger Handschlag - einfach aus der Situation entstanden. Die beiden Männer erschraken erst fast gleichzeitig, mussten dann aber schmunzeln. Wattfedder fasste sich als Erster wieder: „Naja, wird uns sicher nicht gleich umbringen. Ich wünsche Ihnen noch alles Gute. Kommen Sie gut durch die Zeit." Wattfedder fand den aufrechten Trockenbauer irgendwie sympathisch.

„Danke, Herr Kommissar."

Wattfedder verließ das kleine Haus und wurde durch einen Sonnenstrahl vor der Tür begrüßt. Es war heller als zuvor, und es zeigten sich einige blaue, wolkenlose Abschnitte am Himmel. Wattfedder atmete durch. Er musste weiterhin durch diese Gespräche mit den Patienten von Walther durch, obwohl sie ihm, wie er auch nach seinem Besuch bei Löschke erneut feststellen musste, für seine konkreten Ermittlungen nichts, aber auch gar nichts zu bringen schienen. Das, was sie ihm brachten, war eine Konfrontation mit einer ganz anderen Sicht der Dinge, was Corona anging. Wie waren diese extremen Unterschiede in den Sichtweisen zu erklären? Letztlich musste das ganze Thema doch mit medizinischen Erkenntnissen zusammenhängen.

Wattfedder dachte an seine unzähligen Fälle von Wirtschaftskriminalität in Frankfurt. Auch damals hatten viele Verdächtige und ihr Umfeld sehr eigenwillige Sichtweisen darauf, was staatliche Steuergesetzgebung durfte und was nicht. Da war für ihn aber klar, dass die oft eigenwilligen Interpretationen immer zielgerichtet zum eigenen Vorteil eingesetzt wurden. Jetzt, bei seinem aktuellen Fall, war offensichtlich, dass eine andere Sicht auf Corona deutliche Nachteile für ihre Vertreter mit sich brachte. Besonders die soziale Ausgrenzung war deutlich spürbar. Trotzdem blieben sie dabei. Und sie beriefen sich auch auf medizinisch-naturwissenschaftliche Forschungsergebnisse, die ihre soziale Ausgrenzung nicht rechtfertigen würden. Wattfedder staunte, was sie bereit waren auf sich zu nehmen. Alles nur, um die Impfung zu vermeiden. Es war für ihn nur schwer nachzuvollziehen, aber er respektierte die konsequente Haltung dieser Menschen.

Wattfedder hatte mit wenigen eiligen Schritten seinen Wagen erreicht.

Die nächste zu befragende Patientin von Walther sollte eine Christa Linnenschmidt im Westtor-Viertel sein. Er tippte die Adresse Blocher-Straße drei in sein Navigationsgerät. Der Weg führte ihn an Straßenbahnschienen vorbei in den Stadtteil, den er selbst einigermaßen kannte. Hier hatte er auch seine Wohnung vor kurzer Zeit gefunden. Er musste nur zwei Wochen in einer kleinen Pension wohnen, als er frisch nach Havenstadt kam. Es war zwar etwas kompliziert, die ganzen Hygieneregeln in der Pension einzuhalten, aber mit etwas Mühe war auch das zu bewältigen. Trotzdem war er froh, als er schließlich seine Wohnung gefunden hatte. Endlich keine Maske mehr auf dem Flur und kein in Folie abgepacktes Frühstück. Das hob seine Lebenszufriedenheit schon sehr.

In der Blocher-Straße standen, wie in vielen Teilen des Westtor-Viertels, Gründerzeit-Reihenhäuser aus der Zeit vor 1900. Die Straßen, so auch die Blocher-Straße, waren bunt und freundlich gestaltet und man konnte sich auch im Februar schon vorstellen, wie farbenfroh die kleinen Vorgärten im Frühjahr erblühen würden. Es schien, als sei das gesamte Westtor-Viertel besiedelt von einer linksliberalen Einwohnerschaft, die in der Regel mehr als gut verdiente. Während das „alte" Geld vielfach im eher konservativen Dickhausen ansässig war, glänzte das Westtor-Viertel mit Weltoffenheit. Wattfedder hatte den

Eindruck, als gehöre eine linksliberale, weltoffene Einstellung, gepaart mit ganz viel Gesinnungsethik, zur Voraussetzung, um sich als echter „Westtorer" definieren zu können. Das war, wenn man hier lebte, ja auch gar nicht unangenehm – ganz im Gegenteil war es Teil der Lebensqualität, die dieser Stadtteil verströmte.

Wattfedder betrachtete die vielen Menschen mit FFP-2-Masken auf offener Straße. „Okay, ist das jetzt ein Stadtteil in individueller Angst oder in kollektiver Solidaritätsbekundung? Wer mag das beurteilen?", brummelte er vor sich hin, während er einen Parkplatz am Ufer der Schwemme fand. So hatte er noch gut fünf Minuten, um sein Ziel zu Fuß zu erreichen. Mittlerweile hatte es wieder ein wenig zu regnen begonnen, und die blauen Abschnitte am Himmel verflüchtigten sich zunehmend. Einige der Häuser hatten noch die leicht vergilbten Aufkleber „Atomkraft-Nein-Danke!" vergangener Jahrzehnte an ihren Türen kleben, andere Häuser waren mit neueren Aufklebern verziert, die verkündeten, dass „kein Mensch illegal" und Homophobie „voll schwul" sei, oder sie warben für die „Omas gegen Rechts". Wattfedder fühlte sich in diesem Stadtteil richtig heimisch. Das empfand er sogar bei einem so unsteten Wetter wie heute, wenn er durch die Straßen dieses Teils von Havenstadt schritt. Wenn man in Havenstadt leben wollte, dann war das Westtor-Viertel eine überaus gute Wahl als Wohnort.

Selbstverständlich gab es auch einige durchaus erwähnenswerte Probleme im Westtor-Viertel. Der offene Drogenhandel mit all seinen Begleiterscheinungen spielte sich hier relativ ungeniert auf einer der Durchgangsstraßen ab. Das musste Wattfedder im gedanklichen Selbstgespräch einräumen. Aber vielleicht gehörte auch das dazu, um die Mischung perfekt zu machen. Zumindest dann, wenn er seine Polizistenbrille zur Weltbetrachtung wieder einmal kurz abnahm. Noch einmal musste Wattfedder links abbiegen, dann war er auch schon in der

Blocher-Straße. Es war kein Problem, die Nummer drei zu finden.

Wattfedder setzte seine Maske auf und läutete an der einzigen Klingel des Reihenhauses neben dem Namenszug Linnenschmidt. Eine dunkelhaarige Frau mittleren Alters öffnete die Tür.

„Moin! Ich bin Hauptkommissar Wattfedder und ich denke Sie sind Frau Linnenschmidt, Christa Linnenschmidt. Ist das richtig?"

„Ja, das ist richtig. Ich wurde ja schon wegen des Termins von einer Polizistin angerufen. Kommen Sie doch rein."

„Das war eine meiner Kolleginnen", bestätigte Wattfedder und trat in den Flur des Hauses ein. Die Frau schritt schnell voran und winkte ihn in ein hübsch eingerichtetes, freundlich-helles Wohnzimmer. Mit einer Handbewegung bedeutete sie Wattfedder, Platz zu nehmen. Er setzte sich auf ein großes Sofa, das der großzügigen zweiflügeligen Terrassentür gegenüberstand.

„Heute habe ich meinen freien Nachmittag. Da passt das ganz gut. Später kommt noch ein Installateur. Sie entschuldigen hoffentlich, aber ich muss immer ein paar Dinge regeln an meinem freien Nachmittag, aber bis dahin dauert es wohl noch ein bisschen. So ganz pünktlich kommen Handwerker ja selten. Als Steuerfachwirtin bin ich die anderen Tage der Woche immer voll eingespannt", erläuterte Christa Linnenschmidt lebhaft. Für ihre zierliche Erscheinung hatte sie eine auffallend dunkle Stimme.

„Herr Hauptkommissar, wollen Sie Ihren Mantel ablegen? Das hatte ich ganz vergessen zu fragen."

„Nein, nein, Frau Linnenschmidt", entgegnete Wattfedder und öffnete die Knopfleiste seines Mantels.

„Kann ich Ihnen einen Kaffee anbieten? Er ist gerade fertig, weil ich mir auch einen aufgesetzt hatte. Übrigens, meinetwegen können Sie Ihre Maske gerne ablegen."

Wattfedder streifte sich die Maske über den Kopf ab. „Ja, gerne. Bitte mit etwas Milch, wenn Sie haben."

„Sollte kein Problem sein." Linnenschmidt verschwand im Flur und Wattfedder hörte aus der davon abgehenden Küche das leise Klirren von Kaffeetassen. Er schaute sich in dem gut eingerichteten Raum um, der insbesondere durch die harmonischen Farbarrangements der Einrichtung auffiel.

„Da wäre der Kaffee!", rief Linnenschmidt, als sie mit zwei gefüllten Kaffeetassen wieder ins Wohnzimmer trat. Sie stellte eine der Tassen vor Wattfedder ab und setzte sich mit der anderen in der Hand auf das andere Ende des Sofas.

„Frau Linnenschmidt", Wattfedder nahm einen kräftigen Schluck Kaffee, ich bin hier...

„Weil Sie wissen wollen, was ich über Herrn Dr. Walther denke", unterbrach sie Wattfedder. „Ich weiß, das hatte mir Ihre Kollegin am Telefon schon erzählt, und dass es dabei um Corona geht."

„Frau Linnenschmidt, welche Erfahrungen haben Sie denn mit Herrn Walther gemacht?"

„Seit zehn Jahren ist er unser Hausarzt. Eine Freundin hatte ihn mir damals empfohlen. Sie war echt begeistert, und wir sind dann auch dorthin, obwohl Neudeich ja nicht gleich um die Ecke ist. Bereut haben wir es nicht! Früher war er auch der Hausarzt unseres Sohnes Jannik, aber der studiert jetzt in Freiburg. Wir waren immer zufrieden mit ihm. Eigentlich waren wir auch nie ernsthaft krank. Das hatte sich erst mit dem Herzinfarkt meines Mannes vor zwei Monaten geändert. Er ist ein wenig übergewichtig und arbeitet meist im Sitzen in seinem Beruf als Versicherungskaufmann. Mein Mann brach plötzlich bei der Gartenarbeit zusammen. Zum Glück war ich hier im Haus und konnte gleich einen Rettungswagen rufen. Die mussten ihm mehrfach Elektroschocks geben, damit er überlebte. Das war alles ganz furchtbar. Zum Glück hat er es aber überstanden und es geht ihm – jetzt nach seiner Reha-Maßnahme - auch recht gut."

„Aus welchem Grund hatten Sie denn die Praxis Walther in Sachen Corona aufgesucht?" Wattfedders Handy vibrierte, er hatte es stumm gestellt. „Entschuldigung, ich schau nur mal kurz drauf." Beiläufig blickte er auf sein Display. Maike hatte ihm Fotos von einem Strandspaziergang mit Lindy geschickt. Er steckte das Handy wieder in seine Manteltasche zurück. Christa Linnenschmidt dachte kurz nach und rieb sich das Kinn.

„Als der Rettungsdienst kam, lautete die erste Frage an mich, 'Ist Ihr Mann geimpft?' Wissen Sie, wie man sich da fühlt? Anschließend rief lauthals der zweite Notfallsanitäter in sein Funkgerät, das ihn wohl mit einem Notarzt verband, '55 Jahre, ungeimpft'. Mein Mann lag klinisch tot auf dem Rasen im Garten und das Hauptinteresse galt der Frage, ob er gegen Corona geimpft sei. Als ich gefragt wurde, überlegte ich erst, ob ich so tun sollte, als wüsste ich nicht, ob er geimpft sei. Das erschien mir dann aber unsinnig. Und ich hatte einfach Angst um meinen Mann. Wer weiß, wie reagiert worden wäre, wenn man mir nicht geglaubt hätte. Letztlich wirkte aber das gesamte Vorgehen professionell. Ich bin ja auch dankbar, dass er überlebt hat." Linnenschmidt kämpfte mit den Tränen. „In der Klinik ging alles gut, und ich hatte Glück, dass sich der Herzinfarkt meines Mannes in einer Zeitspanne letztes Jahr ereignete, in der Besucher mit aktuellen Tests zu den Patienten durften. Die Zeit im künstlichen Koma hätte mein Mann ohne die Besuche von mir und meinem Sohn wahrscheinlich nicht so gut überstanden. Die Stimmen vertrauter Personen sind in der Zeit vor dem Erwachen ja ganz wichtig, so sagen es zumindest die Ärzte. Keine Woche nach seiner Entlassung gab es wieder Besuchsverbote in den Kliniken. Was hatten wir für Glück!" Linnenschmidt schnäuzte in ein Papiertaschentuch und nippte danach an ihrer Kaffeetasse.

„Um nochmal auf Dr. Walther zu sprechen zu kommen..."

„Ach ja!" Linnenschmidt hob entschuldigend eine Hand.

„Nachdem mein Mann aus der Reha entlassen wurde, stand es an, dass er sich in einer Kardiosportgruppe anmelden sollte. Darauf wird man in den Rehabilitationseinrichtungen hingewiesen. Bewegung ist ein extrem wichtiger Beitrag, um einen weiteren Herzinfarkt zu vermeiden. Diese Sportgruppen sind medizinisch-professionell angeleitet und werden von der Sozialversicherung finanziert. Jeder, der mitmacht, wird sozusagen kardiologisch überwacht, um ein gesundes Training zu erlernen und sich nicht zu unter- oder überfordern. Die Teilnahme erhöht deutlich die längerfristige Überlebenswahrscheinlichkeit nach einem Infarkt. Als Ungeimpfter durfte man aber nicht teilnehmen. Mein Mann war somit davon ausgeschlossen. Es galt in diesen Gruppen 2G. Als Ungeimpfter konnte man auch nicht nach einer Testvorlage teilnehmen." Ihre Stimme wurde jetzt deutlich lauter: "Können Sie sich das vorstellen? Die haben tatsächlich in Kauf genommen, dass Menschen sterben, nur um ihr Prinzip durchzuhalten. Es geht darum, jeden zur Impfung zu nötigen, sonst wird man ausgeschlossen und kann zusehen, wo man bleibt!" Bei den letzten Worten überschlug sich Linnenschmidts Stimme. „Es ist einfach ekelhaft, Herr Kommissar, äh, Herr Hauptkommissar!" Sie nahm ihre Tasse und trank den nun schon stark abgekühlten Kaffee in hektischen, kleinen Schlückchen. Nach dem Absetzen der Tasse fuhr sie fort: „Ich war so empört, dass ich zu Dr. Walther ging, um zu besprechen, was man tun könne. Da war ich gemeinsam mit meinem Mann. Dr. Walther hatte uns erst einmal beruhigt und eine Alternative gesucht. Er hat für meinen Mann dann netterweise einen Bewegungsplan entwickelt und ihn motiviert, auch ohne Kardiogruppe Sport zu treiben. Das war natürlich nicht dasselbe wie in so einer Gruppe, aber es half ihm weiter."

„Was hatte Sie denn dazu bewogen, sich nicht impfen zu lassen?" Wattfedder spürte erneut eine gewisse Neugier.

„Wie soll ich das sagen, Herr Hauptkommissar, also, mein

Mann und ich, wir haben das lange abgewogen und uns dann, es musste so im Frühjahr 2021 gewesen sein, gegen eine Impfung entschieden. Damals starb der Vater meines Mannes, nachdem sich seine Blutwerte direkt nach der Impfung unheimlich verschlechtert hatten."

„Frau Linnenschmidt, wie können Sie sich da sicher sein, dass es einen Zusammenhang mit der Impfung gab? Hätte es nicht auch Zufall sein können?"

„Peter, so der Name meines Schwiegervaters, hatte ein gutes Verhältnis zu seinem Arzt, den er schon seit Jahrzehnten kannte, und ging regelmäßig zur Gesundheitskontrolle und zur Behandlung kleinerer und mittlerer Beschwerden in die Praxis. Er war hoch in die Achtzig und sehr sportlich und aktiv, ging schwimmen, in die Sauna und managte seinen Haushalt perfekt alleine, nachdem vor einigen Jahren seine Frau verstorben war. Für sein Alter hatte er eine hohe Lebensqualität. Im Juli wurde bei ihm ein Blutbild erstellt, das völlig in Ordnung war. Drei Monate später, unmittelbar nachdem mein Schwiegervater seine Impfung mit dem Impfstoff von Moderna 'Spikevax' erhalten hatte, zeigte sein Blutbild einen dramatischen Abfall seiner weißen Blutkörperchen und der Thrombozyten, bei weiteren nachfolgenden Blutbildern verabschiedeten sich auch die roten Blutkörperchen. Dadurch war er bis zu seinem Tod - ein halbes Jahr später – transfusionspflichtig. Das bedeutete, alle zwei bis drei Wochen musste er eine Bluttransfusion bekommen, um dem Abbau zumindest seiner roten Blutkörperchen etwas entgegenzuwirken. Das funktionierte aber nur für einen überschaubaren Zeitraum, weil ja gleichzeitig die weißen Blutkörperchen immer weniger wurden und man mit der Transfusion den Verlust auch der roten Blutkörperchen nur etwas hinauszögern konnte. Mit der Transfusion wird vor allem die Sauerstofftransportfähigkeit des Blutes verbessert. Sein Hausarzt, der wahrlich kein Impfkritiker war, musste angesichts der Blutbilder zugestehen, dass man wohl schon sehr viel

Phantasie bemühen müsste, um den Zusammenhang mit der Impfung wegzudiskutieren. Er ist durch die Impfung verstorben. Natürlich war das auch einer dieser Sterbefälle im Zusammenhang mit der Corona-Impfung, der nicht gemeldet wurde. Als Verwandte hatten wir in der Zeit nicht die Kraft und waren mit ganz anderen Dingen bei der Betreuung von Peter beschäftigt. An der Behandlung hätte es ohnehin nichts geändert. Keiner seiner Ärzte hat es gemeldet. Für uns war damit klar, dass wir uns keinesfalls impfen lassen wollten. Mein Mann schon alleine deshalb, weil er natürlich genetisch eng mit seinem Vater verwandt ist und daher auch nicht auszuschließen ist, dass eine Impfung bei ihm zu ähnlichen und fatalen gesundheitlichen Auswirkungen führen könnte. Ich denke, dass Sie das nachvollziehen können, Herr Hauptkommissar?"

Wattfedder räusperte sich. Er fühlte einen Kloß im Hals. Er nickte nur und blickte zur Terrassentür.

„Und noch etwas. Können Sie auch nachvollziehen, wie es sich anfühlt, wenn man an sämtlichen größeren Straßen Havenstadts die überdimensionierten Plakate mit der abgebildeten Dr. Zicht und darunter den Spruch 'Solidarisch und geimpft – Gesicht zeigen für den Anstand!' sehen muss. Ich fühle da immer eine ohnmächtige Wut in mir aufsteigen. Jetzt ist sie tot. Wer auch immer sie umgebracht hat – ich weiß nicht, was den Mörder wohl dazu trieb. Ehrlich gesagt kann ich verstehen, wenn jemand durchdreht." Christa Linnenschmidt hatte einen starren Gesichtsausdruck, als sie die letzten Worte aussprach. Es klingelte an der Haustür.

„Ah, das muss der Klempner sein". Linnenschmidt sprang von der Couch auf. „Unser Warmwasser in der Dusche funktioniert seit ein paar Tagen nicht mehr", erklärte sie entschuldigend. „Ich kann den Klempner nicht wegschicken. Dann dauert es wieder ewig bis ich einen neuen Termin bekomme."

„Kein Problem, Frau Linnenschmidt, wir sind auch fertig.

Öffnen Sie ruhig. Ich wünsche Ihnen noch einen schönen Tag und lasse Ihnen meine Karte da, falls Ihnen noch etwas zu Dr. Walther einfallen sollte." Linnenschmidt war schon auf dem Weg zur Tür, und es klingelte das zweite Mal. Wattfedder hörte, wie Linnenschmidt sich mit dem Klempner an der Tür unterhielt und ihn dann ins Haus bat. Beide verschwanden in einem Teil des Hauses, in dem das Badezimmer zu vermuten war. Wattfedder knöpfte seinen Mantel wieder zu, nachdem er sich vom Sofa erhoben hatte und verließ das Haus durch die noch angelehnte Haustür. Er zog sie hinter sich zu.

Wattfedder war klar, dass es heute ein ganz langer Tag werden würde. Drei Gespräche standen noch auf seiner Liste. Er war es gewohnt, sich Geschichten aus problematischen Lebenssituationen anzuhören. Die meisten der Geschichten, die er sich bei seinen Ermittlungen anhören musste – verdammt viele in seinem langen Berufsleben – waren in persönliche Lebenskrisen und -katastrophen eingebettet. Warum aber verwirrte ihn das, was er in diesem kuriosen Fall hörte, auf besondere Art? War es das Spannungsfeld, das sich, zwischen der offensichtlichen Unsinnigkeit der von Böhmer gewollten Befragung dieser Menschen für die Klärung des Mordfalles und dem Sog auftat, den ihre Geschichten auf ihn ausübten. Ein Sog, der dazu führte, dass Wattfedder sich sorgte um seine von ihm immer als sicher geglaubte kritische, aber durchaus positive Sicht auf die deutsche Gesellschaft. Es war ja auch seine Gesellschaft.

Noch hatte er keine rationale Erklärung für seine Verunsicherung. Vielleicht war es auch zu früh. Er wusste, er musste ohnehin weitermachen. Und er hatte einen Fall, den es aufzuklären galt. Er wollte nicht scheitern – und schon lange nicht so kurz vor der Rente. Wattfedder beschleunigte seinen Schritt und durchquerte mehrere kleine Seitenstraßen des Westtor-Viertels, bis er vor seinem Volvo stand. Er öffnete die Tür und tippte die nächste Adresse in sein Navigationsgerät.

Wattfedder stellte zu seiner Überraschung fest, dass die nächste Adresse auch im Westtor-Viertel zu finden war. Anstatt nach einigen hundert Meter einen neuen Parkplatz zu suchen, konnte er seinen Volvo stehen lassen und den Weg bis zu Hannah Planke in der Straße mit dem amüsanten Namen „Zum krummen Bein" auch zu Fuß zurücklegen. Abermals durchquerte er die kopfsteingepflasterten kleinen Straßen, um nach zehn Minuten vor seinem Ziel, der Hausnummer neun, zu stehen. Gerade eben wollte er klingeln, da schallte ihm schon ein „ich komme" durch die verschlossene Tür des Reihenhauses entgegen. Die Tür öffnete sich und eine junge Frau von etwa 35 Jahren stand mit Jacke und Mütze bekleidet vor Wattfedder.

„Sie sind dann wohl der Kommissar. Ich hatte schon aus dem Fenster erkannt, dass Sie auf mein Haus zusteuerten." Ohne eine Reaktion Wattfedders abzuwarten, sprach sie weiter: „Lassen Sie uns einen Spaziergang machen. Dabei kann man gut reden, und ich muss mich heute noch unbedingt bewegen. Wir können doch etwas an der Schwemme langgehen. Ich bin gerade vor einer halben Stunde von der Schule nach Hause gekommen." Sie trat heraus und zog die Haustür hinter sich zu. Nun stand sie neben Wattfedder und bedeutete ihm, ihr zu folgen.

Wattfedder gefiel der Gedanke eines Spaziergangs, und er folgte der Frau, stellte sich kurz vor und erläuterte den Grund seines Besuchs.

„Frau Planke, soweit ich weiß, sind Sie als Lehrerin an einer allgemeinbildenden Schule in Havenstadt tätig. Darf ich Sie fragen, welches Corona-relevante Anliegen Sie in den letzten Wochen zu ihrem Hausarzt Herrn Dr. Walther geführt hat?" Hannah Planke ging sehr zügig, so dass Wattfedder bei seiner Frage leicht außer Atem geriet. Aber er folgte ihrem Schritttempo tapfer und versuchte auf einer Höhe mit ihr zu bleiben.

„Ach, Herr Kommissar, wenn ich nur darüber nachdenke, werde ich unglaublich wütend. Es ist eine so entwürdigende und demütigende Situation, in der man sich als Ungeimpfte – und das bin ich mit vollem Recht – im beruflichen Alltag befindet. Ich weiß gar nicht, ob Schulen besonders schlimm sind oder nicht. Auf jeden Fall ist es für mich täglich eine Qual. Früher bin ich gerne meiner Beschäftigung nachgegangen. Die Arbeit mit den Schülern hat mir unheimlich Spaß gemacht. Meine Fächer Deutsch und Mathematik habe ich immer gerne unterrichtet. Das ist seit Corona vorbei. Durch die Schulschließungen und den ganzen Online-Unterricht wurden die Schülerinnen und Schüler aus einkommensschwachen und bildungsfernen Familien komplett abgehängt. Wenn sie überhaupt am Online-Unterricht teilnahmen, dann häufig mit jüngeren Geschwistern auf dem Schoß. Die haben tatsächlich mit dem Verlust vieler ihrer Bildungschancen bezahlt. Und nicht nur das. Die Kinder- und Jugendpsychiatrien füllen sich dramatisch. Das wird auch noch ganz lange anhalten, weil die psychischen Probleme nach so einer gesellschaftlichen Ausnahmesituation mit all ihren Lockdowns und paranoiden Verwerfungen oft erst verspätet durchschlagen. Zudem waren die Chancen der Kinder aus bildungsfernen Haushalten auch schon vorher denkbar schlecht. Dann gab es ja auch während der Zeiten von Schulschließungen bei uns hier in Havenstadt noch die sogenannte Notbetreuung, die Schüler aufnahm, wenn sie nicht im häuslichen Umfeld bleiben konnten – aus welchen Gründen auch immer. Nur diese Angebote funktionierten oft gar nicht. Die Lehrer hatten zu viel Angst vor den Kindern, so dass sie sich auch nicht für die Notbetreuungen meldeten. Die Paranoia erreichte in vielen Phasen der Pandemie ein unerträgliches Niveau unter vielen Kollegen in den Schulen. Und sie wurde wider besseres Wissen geschürt. Immer war klar, dass Kinder - und Schüler überhaupt – nicht zu den Gruppen gehören, die das Virus besonders stark übertragen. Trotzdem wurden Ängste immer weiter verstärkt." Planke hatte ihr hohes Tempo bis zur Schwemme gehalten, hier bog sie mit Wattfedder, der ihr immer noch angestrengt folgte, auf den

Uferweg entlang des Flusses ab. „Viele Kollegen setzen ihre Masken ja den ganzen Tag über nicht ab. Nicht einmal, wenn sie auf dem Schulhof sind. Das ist alles so absurd und erscheint mir wie eine kollektive Psychose!" Abrupt blieb Hannah Planke stehen und gestikulierte wild, während sie jetzt deutlich lauter sprach. „Alle tun in den Schulen so, als ging es ihnen um Solidarität mit vermeintlich gesundheitlich anfälligen Menschen. In Wirklichkeit haben sie meist Angst um sich - eine übersteigerte Infektionsangst. Mich hat diese Zeit von den meisten meiner Kollegen total entfremdet."

„Aber Frau Planke, dieses Gefühl der Entfremdung war doch bestimmt nicht der Anlass, um Dr. Walther aufzusuchen. Oder liege ich da falsch?" Wattfedder versuchte, wie bei fast allen seiner heutigen Gesprächspartner, auf den Punkt zu kommen. Wenn auch nach vielen Umwegen. Hannah Planke und Fokko Wattfedder setzten ihren Spaziergang fort, jetzt aber langsamer, was dem Hauptkommissar entgegenkam.

„Herr Kommissar, wenn man gegenwärtig nicht geimpft ist, ist man in einer Schule unter ständigem Verdacht. Man muss Unterstellungen im Sinne, man sei Corona-Leugner und würde impfwillige Kinder vom Impfen abhalten, ertragen. Da hat man keinen guten Stand. Zu unserer Schule kamen ja auch die mobilen Impfteams, auf die unsere Bürgermeisterin so stolz ist und deutschlandweit damit angibt. Sie erzählen den Kindern und Jugendlichen, wie harmlos die Impfung sei, klären sie nicht darüber auf, dass in ihrem Alter eigentlich so gut wie keine Gefahr von einer Corona-Infektion ausgeht. Ich musste mir das als Klassenlehrerin ein paar Mal mit anhören. Die kennen ja nicht mal irgendwelche Studien, um zu belegen, was sie da den Kindern erzählen. Es ging immer nur um den angeblich so harmlosen Piks! Ich habe manchmal kurz nachgefragt, um mir ein Bild zu machen. Da kocht man schon über, wenn man sich selbst mit dem Thema aus eigener Betroffenheit vielfältig auseinandergesetzt hat. Ich habe aber immer schnell gemerkt, dass gar keine Diskussion möglich war, weil die Mitarbeiter dieser Impfteams aus Kenntnismangel gar nicht argumentieren konnten. Trotzdem habe ich keinem einzigen Kind von der Impfung abgeraten. Da muss ich als Lehrerin neutral sein. Nur die Schule ist es nicht. Sie forciert die Impfpropaganda für kaum geprüfte Gen-Impfstoffe sogar für Kinder. Kinder und Jugendliche, beziehungsweise deren Eltern, sollten sich bei Kinderärzten informieren lassen, statt von irgendwelchen Impfteams. Meiner Meinung nach aber auch nur dann, wenn das Kind vorerkrankt ist, so dass ein schwerer Infektionsverlauf zu befürchten ist. Aber es ist alles so irre. Sie würden am liebsten alle gesunden Kinder und Jugendlichen impfen. Hauptsache, man wird die eingekauften Impfdosen los. Ein Trauerspiel ist das." Hannah Planke redete sich nun richtig in Rage.

„Um aber auf Dr. Walther zu sprechen zu kommen: Natürlich hatte ich einen ganz konkreten Anlass. Morgens muss ich mich immer testen – eine ganze Zeit lang konnte ich das vor Unterrichtsbeginn im Sekretariat unserer Schule unter Aufsicht einer Kollegin oder der Sekretärin tun. Allein das Beaufsichtigen ist schon ein enormer Ausdruck von Misstrauen. Ich weiß gar nicht, was ich dazu sagen soll, wenn man Menschen, denen man seine Kinder überantwortet, als so potentiell verantwortungslos ansieht, dass man ihnen nicht zutraut, wahrheitsgetreu über einen Selbsttest Auskunft zu geben. Naja, auf jeden Fall hatte es mir die Schulleitung für ein paar Wochen ermöglicht, mich unter Aufsicht im Sekretariat der Schule zu testen. Das war eine liberale Auslegung der Anweisung der Senatorischen Behörde in Havenstadt. Dort war formuliert, dass die Tests für ungeimpfte Lehrkräfte in Testzentren stattzufinden hätten, aber auch unter Aufsicht qualifizierter Mitarbeiter in der Schule stattfinden dürften. Mit anderen Worten, die Schulleitung war anfänglich noch nett zu mir. Dies hielt aber nicht allzu lange vor. Ich wurde schließlich aufgefordert, diese Tests im Testzentrum durchführen zu lassen. Das bedeutete, dass ich mich manchmal zwei

Stunden vor Schulbeginn bei einem übervollen Testzentrum anstellen musste. Manchmal, weil die Schlangen dermaßen lang waren, jetzt im Winter im Regen. Wissen Sie, wie es einem mit solchen willkürlichen Demütigungen geht?"

„...und Dr. Walther..."

Wattfedder versuchte es mit einem Hauch von Resignation erneut.

„...den hatte ich aufgesucht, weil Bekannte ihn mir empfohlen hatten. Es war erst gar nicht so einfach, einen Termin zu bekommen."

„Was wollten Sie denn konkret von ihm?"

„Ich hatte ihn ganz einfach gefragt, ob er mir irgendeinen Ausweg aus der Situation weisen könnte. Es war für mich unerträglich. Ich hätte auch illegale Sachen gemacht, ganz ehrlich! Ich sollte mich quasi impfen lassen, um meinem Beruf wieder ungestört nachzugehen, um nicht sozial geächtet zu sein. Zum Glück konnte sich ja der Havenstädter Bildungssenator mit seiner Forderung nach einer Impfpflicht für Lehrkräfte bundesweit nicht durchsetzen. Das hätte mich dann den Job wirklich kosten können. Wenn nicht geimpft, dann kein Lohn. Für mich ist es körperlicher und emotionaler Missbrauch, zum Impfen gezwungen zu werden, obwohl man es gar nicht will. Weil man eine in ihren Folgen wenig untersuchte Substanz nicht injiziert bekommen will! Grausam!" Hannah Planke gestikulierte dabei so wild, dass sie mit einer Hand Wattfedders Ärmel berührte. „Oh, sorry, rege mich gerade mächtig auf."

„Kein Problem. Zurück zu Dr. Walther: Wie half er Ihnen, Frau Planke?" Wattfedder blieb stehen, um seiner Frage mehr Gewicht zu verleihen.

„Er gab mir eine Adresse von einer anderen Lehrerin, die eine Gruppe gegründet hatte, in der sich Ungeimpfte trafen, die in Schulen oder Kitas arbeiteten. Einfach so, zum Austausch. Ich bin da auch hin und fand es super. Es hilft einem wirklich im Alltag – man fühlt sich dann nicht so einsam. Aber sonst konnte er mir auch nicht helfen. Aber immerhin!"

„Sie wissen sicherlich, dass Frau Dr. Zicht, die Präsidentin der Ärztekammer, ermordet wurde. Ist ihr Name bei Dr. Walther mal gefallen?"

„Nein, warum auch? Wir haben uns ja nicht allgemein politisch unterhalten. Ich denke mal, dass er sie kennt und sie ihn auch. Immerhin hatte sich Dr. Walther ja getraut, als Arzt auf einer Demo für eine freie Impfentscheidung zu sprechen. Das ist heutzutage ja nicht ganz ungefährlich für die eigene soziale Stellung in der Havenstädter Gesellschaft. Er scheint da ja ganz mutig zu sein. Wenn man so will, ist Dr. Walther das ärztliche Gesicht der Maßnahmen-Kritiker in der Öffentlichkeit und Dr. Zicht schon lange die Antreiberin für Maßnahmen-Verschärfungen. Und sie ist es auch – wenn Sie mich fragen – für immer weitergehende Diskriminierungen von Ungeimpften. Ich kann mir aber nicht vorstellen, dass Dr. Walther irgendetwas mit dem Tod von Dr. Zicht zu tun haben könnte. So militant ist er nicht und auch nicht so dumm. Da verschwenden Sie bestimmt Ihre Zeit."

Wattfedder schwieg. Denn das Gefühl hatte er ja schon lange. Nur würde er das jetzt bestimmt nicht aus einer Laune der Ermittlungs-Frustration heraus zugeben. Er malte sich trotzdem aus, wie er zur Verblüffung von Hannah Planke sagen würde: „Ach wissen Sie Frau Planke, in Ermangelung von echten Verdächtigen aus der sogenannten Corona-Leugner-Szene nehmen wir vorlieb mit Leuten wie Dr. Walther. Der bietet sich halt so an, weil wir keine anderen haben. Wir brauchen aber aus übergeordneten politischen Gründen dringend Verdächtige." Er wischte den defätistischen Gedanken beiseite.

Wattfedder hatte nun die Richtung des Spaziergangs bestimmt. Sie waren umgekehrt und näherten sich langsam seinem Volvo, den er an der Schwemme abgestellt hatte. Plötzlich blieb Hannah Planke stehen. Sie blickte Wattfedder ernst an: „Ich will ganz ehrlich sein, Herr Kommissar, ich habe schon einmal stärker um einen Menschen getrauert. Nicht, dass ich es gutheiße, was ihr angetan wurde, aber ich habe sie aus tiefstem Herzen verachtet. Verachtet dafür, dass sie die Ausgrenzung und Diffamierung von Menschen, die eine andere Impfentscheidung für sich getroffen haben als die Mehrheit, immer weiter vorantrieb. Sie lieferte gemeinsam mit anderen die Munition, die gegen uns im Alltag verwendet wurde. Sie machte mir wirklich Angst. Angst, wohin das noch führen wird."

Wattfedder spürte jetzt plötzlich wieder diesen mitfühlenden Reflex. Er ließ sich aber nichts anmerken.

„Frau Planke, danke für Ihre Zeit. Melden Sie sich bitte, wenn Ihnen noch etwas zu Dr. Walther einfallen sollte." Wattfedder gab ihr seine Karte. Hannah Planke lächelte und machte eine linkische winkende Bewegung zum Abschied, die Wattfedder mit einer zur Faust geformten Hand beantworten wollte. Es misslang. Beide mussten so zum Abschied lachen.

Wattfedder stieg in sein Auto und atmete dreimal tief durch. Er musste dringend mit Paula telefonieren. Außer, dass Walther seinen Patienten gute Tipps zur Bewältigung ihres zugegeben sehr beschwerlichen Alltags gegeben hatte, war bisher nichts, aber auch gar nichts Verwertbares herausgekommen, was in irgendeiner Form gegen Walther zu verwenden wäre. Er wählte die Nummer seiner Kollegin. Überraschend schnell war ihre Stimme zu hören.

„Ja, hallo Fokko, was gibt es?"

„Hallo Paula, ich wollte nur mal kurz nachfragen, ob deine Befragungen ähnlich ergebnislos verlaufen sind wie meine."

„Ich habe selten so viele Geschichten von Ausgrenzung und Diskriminierung gehört, wie in diesem Ermittlungsfall. Aber leider alles ohne verwertbare Inhalte. Gerade hatte ich ein Gespräch mit einer Bedienung in einem Restaurant, der gekündigt wurde, weil sie sich gegen eine Impfung entschieden hatte. Sie bekam auch keine Unterstützung von ihrer Gewerkschaft. Schlecht für eine alleinerziehende Mutter. Sie suchte Hilfe bei Walther, der ihr daraufhin einen Rechtsanwalt empfohlen hatte. All solche Sachen erfahre ich, aber nichts, was man benutzen könnte, um Walther in einer Befragung unter Druck setzen zu können. Sofern er überhaupt etwas mit dem Fall zu tun hat. Bisher sind ja die Leute um Böhmer die Einzigen, die davon überzeugt sind. Aber ich mache weiter. Zwei habe ich noch auf meiner Liste. Zu meiner eigenen Überraschung sind die Befragten sehr kooperativ. Sie glauben meist, dass sie mit ihrer Aussage Walther irgendwie helfen könnten. Bei den Kollegen Grohl und der Kollegin Olde sieht es übrigens ähnlich aus. Ich hatte sie vor gut einer Stunde kontaktiert."

„Ermitteln wir also weiter, damit Innensenator Täubner zeigen kann, dass in Havenstadt Impfgegner unter Druck gesetzt werden", seufzte Wattfedder. „Noch eine Frage: Hat jemand beim Künstlerhaus überprüft, ob es stimmt, dass Carsten Schlocht gestern bis 16:30 Uhr seinen Kurs gegeben hat?"

„Ja, Jana Olde war heute schon ganz früh da. Schlocht gab sogar zwei Kurse mehr oder weniger gleichzeitig, weil ein Kursleiter krankheitsbedingt ausfiel. Da hatte er auch noch einen Aquarell-Kurs angeleitet, ganz in der Nähe seines eigentlichen Kursraumes, keine 20 Meter entfernt. Alle hatten ihn gesehen."

„Alles klar, bis später!

Fokko, ich vergaß - von der Kriminaltechnik gibt es immer noch keine Neuigkeiten hinsichtlich des gelöschten Terminkalenders. Jetzt rechnen sie wohl eher für morgen oder heute in der späten Nacht mit Ergebnissen. Kann man nichts machen."

„Dann bis nachher, Paula."

„Bis dann, Fokko."

Wattfedder drehte den Zündschlüssel um, und der Volvo sprang an. Er tippte noch schnell die nächste Adresse in sein Navi: Farbtürstr. 17 in Neudeich. Er steuerte über die Schwemme-Brücke auf die andere Seite des Flusses. Neudeich war ganz offensichtlich durch deutlich mehr

Geschosswohnungsbau gekennzeichnet als sein geliebtes Westtor-Viertel. Insgesamt dominierten aber auch hier Reihenhäuser, die ganz Havenstadt eine irgendwie idyllische Komponente gaben. Wattfedder mochte das wirklich sehr. Nach zehn Minuten erreichte er die Farbtürstraße und fand tatsächlich einen Parkplatz direkt vor der Tür des kleinen Reihenhauses von Dr. Tamira Salim. Wattfedder hatte kleinere Probleme beim Einparken, aber nach einigen Versuchen war er mit der Parkstellung seines Volvos zufrieden. Er verließ seinen Wagen und ging schnellen Schrittes auf die Eingangstür zu. Nach kurzem Klingeln öffnete eine Frau Mitte vierzig die Tür und lächelte Wattfedder an.

„Kommen Sie rein, Sie sind sicher Kommissar Wattfedder, richtig?"

„Korrekt. Und ich nehme an, dass Sie Frau Dr. Salim sind."

„So ist es!" Tamira Salim drehte sich um und ging eine Treppe hoch. Wattfedder folgte ihr. Oben angekommen führte sie ihn in ein kleines, gemütlich eingerichtetes Zimmer mit einem vorgelagerten Balkon, der zur Gartenseite des Reihenhauses lag. Viele Gärten reihten sich hier aneinander und waren von den Bewohnern der kleinen Reihenhäuser üppig bepflanzt. Salim bot Wattfedder einen Sessel neben der Balkontür an, sie setzte sich auf einen Bürostuhl, der zu einem kleinen Schreibtisch in unmittelbarer Nähe von Wattfedders Sitzgelegenheit gehörte.

„Darf ich Ihnen etwas anbieten, Herr Kommissar?"

„Gerne ein Glas Wasser. Leitungswasser reicht."

„Sehr gerne." Salim erhob sich und verließ den Raum, um offensichtlich Wasser aus der Küche zu holen. Als sie wieder zurückkam, fielen Wattfedder die sympathisch wirkenden schwarz-gelockten Haare Salims auf. Sie reichte Wattfedder das Wasserglas und setzte sich wieder auf den Bürostuhl. Lässig legte sie ihre Beine über eine Seite des kleinen Schreibtisches.

„Sie müssen entschuldigen, Herr Kommissar, aber ich hatte

heute Dienst und meine Beine sind immer noch schwer. Es ist merkwürdig, seit vier Wochen bin ich nur im Archiv des Klinikums tätig und fühle mich schwächer als nach einem aufreibenden Nachtdienst auf Station."

„Welche Art von Archiv ist das denn? Wie muss ich mir das vorstellen?"

„Das Archiv dient unter anderem als Ablageplatz für alte Patientenakten, die noch nicht digitalisiert sind. Im Archiv des Havenstädter Zentralklinikums sind alle Akten von allen vier kommunalen Kliniken Havenstadts eingelagert. Nur sind sie in großen Teilen nicht systematisiert. Das ist meine neue Aufgabe als Neurologin." Sie lächelte bitter.

„Darf ich fragen, warum Sie im Archiv tätig sind?" Wattfedder blickte Tamara Salim verwundert an.

„Das ist ganz einfach. Ich bin nicht gegen COVID-19 geimpft und als Oberärztin war ich für den Chefarzt nicht mehr stationstauglich. Zwar gilt die einrichtungsbezogene Impfpflicht erst zum 15. März, aber in den Augen meines Chefs gebe ich ein schlechtes Vorbild für das andere ärztliche und pflegerische Personal ab. Zwar ist jetzt schon lange bekannt, dass Menschen mit und ohne Impfung in annähernd gleichem Maße ansteckend sind, aber das spielt ja offensichtlich keine Rolle."

„Bis 15. März ist ja nicht mehr lange hin. Was werden Sie dann tun?"

„Ach wissen Sie, Herr Kommissar, ich bin Ärztin, Neurologin, meine Zeugnisse sind hervorragend. Ich habe ein wenig Geld beiseite gelegt. Als Ärztin hat man zwar viel zu tun, aber man verdient auch recht gut. Ich werde abwarten. Ab März sollen ja erst einmal die Namen der Ungeimpften an die Gesundheitsbehörden weitergegeben werden. Ich werde sehen, ob sie tatsächlich gegenüber Medizinern ein Betretungsverbot für ihre Praxen und Kliniken aussprechen werden. Das wäre angesichts des Personalmangels eine Katastrophe und absolut verantwortungslos. Alles nur, um die Impf-Agenda durchzusetzen und möglichst die gesamte Bevölkerung mit einem nach meiner Meinung unsicheren Impfstoff zu quälen. Richtig schwierig wird es für mich, wenn die allgemeine Impfpflicht beschlossen würde. Dann wird es für alle Impf-Skeptiker sehr schwer. Mein Job wäre in großer Gefahr. Davor habe ich tatsächlich richtig Angst. Darüber soll ja noch vor Ostern entschieden werden. Wenn die Politik nicht die Realität verleugnet – nämlich, dass keine sterile Immunität durch die Impfung hervorgerufen wird, was eben bedeutet, dass sowohl geimpfte als auch ungeimpfte Menschen das Virus weitergeben – dann kann sie sich nur gegen eine Impfpflicht für die gesamte Bevölkerung entscheiden. Übrigens hat der Hersteller der mRNA-Impfstoffe klar erklärt, dass diese nie daraufhin geprüft wurden, ob sie die Übertragung des Virus verhindern oder nicht. Eine Nichtübertragung wäre übrigens eine Sensation im Falle von viralen Atemwegserkrankungen. Das gibt es sonst auch nicht, etwa bei der Influenza."

„Sie lassen sich nicht impfen, weil die Impfung keine sterile Immunität verspricht, sehe ich das richtig?" Wattfedder war langsam schon mehr drin im Thema. Das freute ihn.

„Es macht in der Abwägung keinen Sinn für mich. Ich gehöre nicht zu den besonders durch eine Infektion gefährdeten Gruppen und schütze, wäre ich geimpft, auch niemand anderen. Zudem ist es so, dass ich dem Impfstoff nicht vertraue. Durch Lobbydruck ist es ja zu einer eigenwilligen Festlegung in der entsprechenden EU-Richtlinie für diese Gen-Impfstoffe gekommen. Danach gibt es für die Verabreichung von Nukleinsäuren - wie der mRNA - für Impfungen gegen Infektionserkrankungen eine Ausnahmeregelung. Während die Gabe von Nukleinsäuren grundsätzlich als gentherapeutisches Verfahren gilt, sind davon allerdings Impfungen gegen Infektionserkrankungen ausgenommen. Nur da ist eine Gentherapie keine Gentherapie mehr - und unterliegt daher nicht mehr den aufwändigen Zulassungsbestimmungen für gentherapeutische Medikamente. So einfach ist das!"

Tamira Salim holte tief Luft und fuhr in ihrem Vortrag fort.

„Als Impfung gegen Infektionskrankheiten ist die Gabe von Nukleinsäuren keine Gentherapie, bei einer Anwendung gegen Krebs und allen anderen Erkrankungen aber schon. Spannend, oder? Unter anderem mit solchen Tricks ging es auch mit der Zulassung der Impfstoffe ganz schnell. Über Transparency International wurden ja die Verträge, die die Regierungen mit den Impfstoffproduzenten abgeschlossen haben, geleakt. Darin wurde von den Herstellern ganz klar erklärt, dass es keine Erkenntnisse über die Langzeitfolgen der Impfungen gibt. Wie auch? Bei der kurzen Zulassungszeit! Die Stoffe wurden ja auch nicht auf ihre Kanzerogenität hin geprüft. Das ist sonst immer Standard. Die Politik aber behauptet gegenüber der Öffentlichkeit, dass es keine Langzeitfolgen gäbe. Das können sie wiederum deshalb tun, weil die mRNA-Injektionen gegen Infektionserkrankungen durch eine Änderung im Arzneimittelgesetz zu Impfungen definiert wurden. Und Impfungen grundsätzlich keine Langzeitfolgen haben. EU-Richtlinie und Arzneimittelgesetz reichen sich damit definitorisch die Hände. Bei den bisherigen bekannten Impfungen, die nicht genbasiert waren, zeigten sich Nebenwirkungen relativ kurzzeitig nach der Injektion. Daher gibt es aus medizinischer Sicht keine Langzeitfolgen. Ob das bei den neuen genbasierten Immunisierungstechnologien auch so ist, tja, das weiß im Grunde niemand. Also, es ist ein wissenschaftlich durchaus kontroverses Thema und nicht so eindeutig, wie es medial transportiert wird."

Salim faltete ihre Hände und schob sie konzentriert unter ihr Kinn. Ihre dichten schwarzen Locken wippten bei den engagierten Kopfbewegungen, die ihre Ausführungen unterstrichen. Sie merkte, dass Wattfedder fasziniert ihren Worten lauschte. Das schien sie zu motivieren, noch einige Argumente anzuhängen.

„Ich weiß nicht, wie sehr Sie sich mit der Funktionsweise der mRNA-Impfungen auseinandergesetzt haben, Herr Kommissar, aber es ist ja so, dass unsere eigenen Körperzellen durch die injizierte mRNA quasi dahingehend manipuliert werden, ein bestimmtes Protein des Virus herzustellen. Unser eigenes Immunsystem soll gegen dieses Protein, das Spike-Protein, Antikörper produzieren und weitere immunologische Abwehrmechanismen sollen aktiviert werden. Da unsere Zellen selbst dieses Protein produzieren, ist natürlich immer eine Autoimmunreaktion möglich. Also eine Reaktion, bei der unserer eigenen Zellen sich wechselseitig bekämpfen. Dazu kommen Entzündungsreaktionen, die auch zu Herzmuskelentzündungen führen können. Weil nun die mRNA, zum Schutz vor der Zerstörung durch unsere Körperabwehr nach der Injektion, von Lipid-Nanopartikeln umgeben ist – also kleinsten Partikeln, die es möglich machen, Körpergewebe zu durchdringen - können sie weite Teile unseres Körpers erreichen. Und das, obwohl sie eigentlich in den Muskelzellen des Oberarms verbleiben sollten. Die mRNA ist länger aktiv als gedacht. Es gibt Studien, die nahelegen, dass sich die Lipid-Nanopartikel noch Wochen und Monate nach der Injektion in unserem Organismus befinden können. Die mRNA bewirkt, wenn sie auf bestimmte Zellen unseres Organismus trifft, dass diese das entsprechende Virus-Protein produzieren. Überall im Körper, wenn man Pech hat. Wenn man großes Pech hat, dann gelangt die Impfung gleich in die Blutbahn, weil aus Versehen in ein Blutgefäß injiziert wurde. Durch den Blutstrom können sich die Lipid-Nanopartikel sehr rasch im Organismus verteilen. Für all diese Risiken gibt es alarmierende Hinweise in der wissenschaftlichen Literatur. Nur werden sie nicht gerne diskutiert, weil es die Impfwilligkeit durchaus unterminieren könnte. Man hat ja immerhin sehr schnell den Impfstoff von AstraZeneca wieder unter den Tisch fallen lassen, weil da der Zusammenhang zwischen Impfung und dem Auftreten von

Hirnvenenthrombosen doch zu offensichtlich wurde. Das ist übrigens ein sogenannter Vektor-Impfstoff, der sich regelhaft in die DNA unserer Zellen integriert und damit ein offensichtliches Krebsrisiko durch nachfolgende Mutationen in sich birgt. Bei den mRNA-Impfstoffen braucht es die Gegenwart bestimmter Enzyme, um sich in den Zellkern zu integrieren. Aber auch da gibt es mittlerweile viele Hinweise aus Studien, dass diese Enzyme häufiger vorhanden sind, als man ursprünglich annahm. Also auch hierbei ein nicht unerhebliches Krebsrisiko möglich ist. All dies müssen wir öffentlich transparent diskutieren, auch wenn es unbequem ist. Wer recht hat, das ist noch lange nicht klar. Auch ich kann das selbstverständlich nicht für mich in Absolutheit in Anspruch nehmen. Vielleicht wird diese Form der Gentherapie auch irgendwann zu einem heilsbringenden Behandlungsansatz. Gegenwärtig ist sie in meinen Augen nur wenig wirksam und für viele Menschen gefährlich." Tamira Salim schien nun das Ende ihrer Ausführungen erreicht zu haben. Wattfedder war sich nicht ganz sicher, ob er ihr inhaltlich folgen konnte. Aber er war weiterhin deutlich beeindruckt und wirkte dabei nachdenklich.

„Ich lasse mich halt nicht so gerne hinters Licht führen, wenn so getan wird, als sei etwas tatsächlich Umstrittenes eindeutig geklärt. Zumal ich ursprünglich für zwei Jahre eine Facharztausbildung für Mikrobiologie, Virologie und Infektionsepidemiologie angefangen hatte. Die hatte ich aber abgebrochen, weil ich da zu wenig mit Patienten zu tun hatte. Neurologie ist da dichter am Menschen. Da habe ich mehr mit den ganzen Patienten zu tun, als nur mit der Petrischale." Dr. Salim musste lachen und blickte etwas entschuldigend zu Wattfedder.

„Tja, Herr Kommissar, da habe ich Sie jetzt ganz schön vollgetextet. Ich hoffe, das war nicht zu viel. Manchmal muss ich aber weiter ausholen, um verständlich zu machen, warum ich aus medizinischen Gründen diese Impfungen ablehne –

zumindest für Menschen, die nicht zu einer Hochrisikogruppe gehören. Bei ganz alten Menschen in Pflegeeinrichtungen ist die Risikoabwägung natürlich eine andere."

„Nein, nein, Frau Dr. Salim, ich verstehe immer mehr, warum Menschen kritisch gegenüber der Impfung sind. Ich kann natürlich gar nicht beurteilen, wie zutreffend Ihre Argumente sind..."

„Das können Sie bei dem, was die zuständigen staatlichen Stellen und die weitaus meisten Medien Ihnen erzählen, allerdings auch nicht", unterbrach Salim Wattfedder.

„Das ist wohl richtig, aber ich verlasse mich als Nicht-Virologe da auf die Experten."

„Auch diese Frage bleibt problematisch, wenn man weiß, dass es auch viele verschiedene Experten mit unterschiedlichen Meinungen gibt, aber leider nur eine Meinung finanziell gefördert und öffentlich unterstützt wird."

Wattfedder war klar, dass sich eine Diskussion jetzt im Kreise drehen würde. Also besann er sich auf den eigentlichen Anlass des Gesprächs.

„Frau Dr. Salim, warum hatten Sie, obwohl Sie selbst gut informiert sind als Medizinerin, Herrn Dr. Walther aufgesucht?"

„Muss ich Ihnen das beantworten? Eigentlich unterliegt so etwas ja der Schweigepflicht. Woher wissen Sie denn, dass ich bei Dr. Walther war? Und vor allem, woher wissen Sie, weswegen ich dort war?"

Wattfedder wusste, dass er jetzt taktisch geschickt reagieren musste. Er entschied sich, den letzten Teil von Salims Frage zu umschiffen.

„Natürlich müssen Sie nicht antworten, aber Sie könnten dazu beitragen, mein Bild von Dr. Walther abzurunden."

Salim zögerte einen Moment, rang sich dann aber dazu durch, sich nicht zu verweigern.

„Also gut. Ich bin zu Dr. Walther, weil ich gelesen hatte, dass er auf einer Demonstration für eine freie Impfentscheidung gesprochen hatte. Das allein fand ich schon mutig angesichts des öffentlichen Drucks, der gegenüber allen Menschen entfacht wird, die der Impfung skeptisch gegenüberstehen. Übrigens hatte auch eine Freundin von mir an der Demonstration teilgenommen. Sie ist Erzieherin und steht auch seitens ihres Arbeitgebers massiv unter Stress. Unversehens wurde sie von einer jungen Passantin angespuckt und als asoziales Schwein beschimpft. Soweit sind wir schon! Die war für Wochen mit ihren Nerven absolut am Ende. Was aber Dr. Walther angeht, so dachte ich, dass ich mal mit jemanden reden muss, der meine Meinung teilt. Einfach so. Da ich ihn nicht privat kannte, bin ich in seine Praxis gegangen. Er scheint ja unser Gespräch abgerechnet zu haben. War ja auch während der Arbeitszeit. Mir hat es jedenfalls gutgetan und Kraft gegeben."

„Frau Dr. Salim, geht das vielleicht noch ein wenig konkreter?"

Salim machte ein verärgertes Gesicht und legte ihre Hände flach auf den Schreibtisch, als wolle sie sich abstützen.

„Konkret, ja, das wollen Sie?" Dr. Salim wurde laut.

„Ich war bis vor einigen Wochen eine geschätzte und durchaus angesehene Oberärztin in meinem Klinikum. Weil ich mich nicht impfen lassen will, wird über mich hergezogen, Kollegen grüßen mich nicht mehr oder gucken betreten zu Boden. Und um meine Ausgrenzung perfekt zu machen, werde ich ins Patientenarchiv verbannt. Man will mich mürbe machen. Und wenn ich dann nach Hause fahre, kann ich nicht mal mehr in einem Laden einkaufen. Und wenn ich den Fernseher anmache, werde ich als unsolidarisch und terroristisch beschimpft. Und für all das fehlt die Evidenz. Für mich ist das einfach nur Willkür. Das Schlimme ist aber, dass ich tatsächlich mürbe werde, obwohl ich meist taff tue." Salims Augen wurden feucht. Sie drehte sich von Wattfedder weg und fingerte ein Taschentuch aus einer Schublade ihres Schreibtisches.

„Ich kann manchmal einfach nicht mehr! Konkret genug?

Deshalb bin ich zu Walther. Ich musste mich auskotzen. Er verstand mich!" Salim tupfte mit dem Taschentuch ihre Augen und schnäuzte sich. Wattfeder schaute betreten zu Boden. Er fühlte sich unwohl angesichts der fassungslosen Frau.

„Frau Dr. Salim, dann halte ich für mich fest, dass Dr. Walther Sie sozusagen ärztlich-beratend in ihrer schwierigen Lebenssituation unterstützte."

„Ja, so kann man das bezeichnen." Tamira Salim schien sich gefangen zu haben, sie lächelte schon wieder. Wattfedder war beruhigt.

„Okay, Frau Dr. Salim, dann danke ich Ihnen. Noch eine letzte Frage, was machen Sie im Patientenarchiv eigentlich konkret? Wie muss ich mir Ihre Arbeit dort vorstellen?"

„Wir haben noch viele Akten, die nicht digitalisiert wurden. Teilweise ist das wichtig, um noch ausstehende Forderungen gegenüber den Krankenkassen geltend zu machen. Viele Akten sind aber uralt. Die sortiere ich aus und werfe sie weg. Manche Akten gammeln da seit mehr als 15 Jahren herum."

„Alles klar, ich lasse Ihnen meine Karte hier. Nur für den Fall des Falles, dass Ihnen noch etwas Wichtiges zu Dr. Walther einfallen sollte."

Wattfedder verließ das Reihenhaus der Ärztin und stieg in seinen Volvo. Es war kurz vor 20 Uhr, und er fragte sich, ob seine Kollegen auch mit ihren Befragungen fertig waren. Er blickte auf sein Handy und las eine Nachricht von Dombusch-Maoate. „Sind im Aftin-Imbiss mit allen Kollegen. Nur zur Info, falls du wieder den morgendlichen Test vergessen haben solltest: Heute ist kein Ordnungsamt nach 20 Uhr unterwegs. Habe mich bei einer Freundin, die dort arbeitet, rückversichert. Die Kollegen sind übrigens geboostert!"

Wattfedders Hunger ließ ihm ohnehin keine große Wahl und das abschließende Gespräch mit den Kollegen musste wohl sein. Er drehte den Zündschlüssel um, warf das Handy auf den Beifahrersitz und steuerte seinen Volvo wieder in das Westtor-

Viertel. Diesmal parkte er gleich bei sich vor der Tür, wo er tatsächlich einen Parkplatz fand. Heute schien sein Parkplatz-Glückstag zu sein. Er ging die wenigen Minuten zum Aftin-Imbiss zu Fuß und freute sich auf Döner und kühles Bier.

Seine Kollegen hatten sich einen größeren Tisch am Ende des schmucklosen Gastraumes ausgesucht und hatten ihre Getränke bereits vor sich stehen. Wattfedder winkte ihnen zu und wollte, noch bevor er zum Tisch der Kollegen ging, direkt am Tresen bestellen. Da erst fiel ihm auf, dass er seine Gesichtsmaske noch gar nicht trug. Verschämt drehte er sich um und zupfte die Maske aus der Hosentasche seiner Jeans. Der freundliche, untersetzte Imbiss-Mitarbeiter konnte Wattfedder gut unter seiner Maske verstehen, nahm seine Bestellung entgegen und reichte ein Bier nebst Glas gleich über den Tresen. Wattfedder bedankte sich und setzte sich auf den freien Platz neben Dombusch-Maoate.

„Fokko, schön, dass wir fast alle zeitgleich fertig wurden. Ich möchte dir deine Kollegen, Kommissaranwärterin Jana Olde und Kommissaranwärter Jens Grohl, vorstellen". Die beiden jungen Kollegen lächelten zu den Worten von Dombusch-Maoate.

„Ich bin Fokko Wattfedder und freue mich, Sie kennen zu lernen." Er selbst fand seine Vorstellung einigermaßen steif. Musste ihnen nach dem hastig getrunkenen, großen Schluck Bier aber zulächeln. Er merkte, wie er sich langsam entspannte. Paula Dombusch-Maoate realisierte schnell, dass sie die Gesprächsführung am Tisch erst einmal an sich ziehen sollte und berichtete von ihren Ergebnissen bzw. dem ergebnislosen Befragen der Patienten von Dr. Walther. Olde und Grohl berichteten daraufhin von ihren Eindrücken. Etwas ausführlicher und detaillierter, aber ebenfalls ohne verwertbare Ergebnisse für die Befragung von Walther.

Die Geschichten, die sie hörten, waren häufig schwer verdaulich. Olde und Grohl hatten allerdings Zweifel, ob sie tatsächlich zutreffend oder nur der neurotischen Phantasie der Befragten entsprungen waren. Wahrscheinlich hatten sich die ungeimpften Patienten eine verschwörerische Weltsicht angeeignet. So berichtete eine befragte Patientin sogar davon, mehrfach auf offener Straße tätlich angegriffen worden zu sein, nachdem sie ihren Impfstatus in einer Schlange vor einer Bäckerei in einem Gespräch bekannt gegeben hätte. Jana Olde und Jens Grohl hatten da ihre Zweifel, ob so etwas stimmen könnte. Für die Ermittlungen war es aber unerheblich. Olde und Grohl hatten sich eine besondere emotionale Distanz zu den Berichten der Patientinnen und Patienten von Walther erhalten. Für sie waren sie Opfer von Desinformation, die sich in eine eigene Weltsicht verabschiedet hätten. Menschen, die die gesellschaftliche Realität der erfolgreichen Pandemiemaßnahmen und Impfungen verleugnen würden. Drei der Patienten verweigerten sogar vollständig das Gespräch mit Olde und Grohl, obwohl sie sich ursprünglich gegenüber Rosemarie Kuhlke auskunftsbereit gezeigt hatten. Insgesamt war aber die Rate der Gesprächsverweigerungen erstaunlich gering.

Weder Olde und Grohl noch Dombusch-Maoate oder Wattfedder konnten von einem Patienten berichten, der Walther aufgesucht hätte, ohne zu den Skeptikern der Impfung zu gehören. Was nicht besonders erstaunlich war, da ja alle als ungeimpft galten.

„So leid es mir tut, was die Leute erlebt haben, aber alle scheinen ungeimpft zu sein. Irgendwie haben sie sich ja auch bewusst entschieden, sich außerhalb der gesellschaftlichen Solidarität zu positionieren." Jana Olde war in ihrer Einschätzung eindeutig.

„Mein Mitleid hat da Grenzen. Sie schützen weder sich noch andere mit ihrem Verhalten. Aber letztlich kann uns das egal sein, für unseren Fall bringt das alles nichts." Jens Grohl nickte. Dem letzten Satz konnte auch Dombusch-Maoate zustimmen.

Für die Ermittlungen war das tatsächlich ziemlich egal. Wattfedder erkannte nun aber, dass sich Dombusch-Maoates Gesichtszüge verhärteten.

„Ich habe mir selten so viele Geschichten ohne verwertbares Ergebnis angehört. Für ein Gespräch mit Walther haben wir nichts in der Hand, um ihn ein wenig zu grillen. Ich traue diesen Querdenkern ehrlich gesagt überhaupt nicht. Die Szene ist voller Aggression." Grohl wollte wohl mit einer etwas martialischen Sprache bei seinem Ermittlungsleiter Wattfedder punkten. Dieser aber erhob sich vom Tisch und fragte in die Runde, für wen er noch ein Bier bestellen sollte. Wattfedder hatte seines bereits geleert. Alle schüttelten den Kopf. Er deutet im Stehen auf sein Bier und der Imbiss-Mitarbeiter verstand sofort.

„Wer so sehr die Wissenschaft ablehnt und nicht wahrhaben will, dass die Impfung schützt, der lebt meines Erachtens in einer gefährlichen Parallelwelt." Jana Olde wunderte sich, dass Wattfedder das Gesicht in seinen Händen vergrub. Dombusch-Maoates Gesichtsausdruck hatte sich mittlerweile fast versteinert. Sie starrte an die Decke des Gastraumes. Wattfedder bedankte sich bei seinen beiden jungen Kollegen und bat sie um einen schriftlichen Bericht über ihre Gespräche. Die Atmosphäre am Tisch der Polizisten hellte sich nach einigen Sekunden der Gesprächspause und des betretenen Schweigens recht schnell wieder auf. Zum Glück aller erschien der Wirt mit den Bestellungen inklusive eines weiteren Biers für Wattfedder. Der Döner war hervorragend. Der Salat frisch und das Fleisch schmackhaft. Zufriedene Kaugeräusche hüllten den Tisch der Gruppe in eine angenehmere Atmosphäre.

Wattfedder ergriff nach einigen Minuten erneut das Wort und lächelte aufmunternd in Dombusch-Maoates Richtung. Er wusste zwar nicht, warum sie einen so abwesenden Eindruck machte. Er wusste aber, dass es ihm nicht gefiel.

„Herr Grohl und Frau Olde, Sie können sich ja morgen erst einmal auf die Berichterstellung stürzen. Wir bleiben telefonisch in Verbindung, falls in diesem Fall die nächsten Aufgaben auf Sie zukommen." Olde und Grohl nickten dienstbeflissen. „Frau Dombusch-Maoate und ich, wir werden morgen gemeinsam Dr. Walther befragen. Davor werde ich noch die letzte verbleibende Patientin auf unserer Liste befragen, die ehemalige Büroleiterin der Bürgermeisterin. Wenn wir morgen Vormittag da nicht weitergekommen sind, dann müssen wir uns an eine erfolgversprechendere Spur heften. Querdenker hin oder her!" Wattfedder war aber klar, dass es diese andere Spur noch überhaupt nicht gab. Zumal die Wiederherstellung des digitalen Terminkalenders von Dr. Zicht immer noch in der Schwebe war.

„Paula, gibt es denn von der Kriminaltechnik bezüglich des digitalen Kalenders des Mordopfers irgendwelche Neuigkeiten?"

„Nein, es ist zum Verzweifeln. Der Löschvorgang wurde von einem echten Könner durchgeführt. Bis morgen Mittag soll es jetzt nach der letzten Prognose dauern, aber nichts Genaues weiß man nicht. Es soll noch ein zusätzlicher IT-Freak, nun aus Berlin, gekommen sein. Die Hoffnung stirbt zuletzt." Dombusch-Maoate zischte die letzten Worte.

Wattfedder entließ seine Kollegen in den wohlverdienten Feierabend. Er signalisierte aber Dombusch-Maoate noch einen Augenblick zu verweilen. Olde und Grohl verabschiedeten sich, zahlten am Tresen und verließen einträchtig den Imbiss.

„Endlich sind sie weg!" Dombusch-Maoate erwachte aus ihrer Versteinerung. „Als wir in den Imbiss reinkamen, drängten sie dem Wirt ihre Impf-Zertifikate geradezu auf. Ich hatte schon Sorge, dass sie sich hier zum Ordnungsamt aufschwingen. Aber es ist ja gut gegangen."

„Zumal ich ja auch heute das Testen wieder versäumt habe. Einfach zu wenig Zeit, um ins Testzentrum zu gehen." Wattfedder machte eine bedauernde Handbewegung. Dombusch-Maoate winkte ab.

„Mich macht diese Unversöhnlichkeit fertig."

„Wie erklärst du dir das eigentlich, Paula, dass es offensichtlich eine so gewaltige Diskrepanz bei der Einschätzung der Wirksamkeit der Impfung gibt und das, obwohl man doch sagen kann, dass die Impfung vor Klinikaufenthalten und schwereren Erkrankungen schützt. Irgendwie lassen mich die Gespräche von heute nicht so richtig los."

„Fokko, ich bin ein wenig vorbelastet, weil mein Mann Pupuke Molekularbiologe ist, also er ist Professor auf dem Gebiet..."

„Pupuke, ein ungewöhnlicher Name", unterbrach Wattfedder.

„Ja, Pupuke Maoate", lächelte Dombusch-Maoate. „Fast so ungewöhnlich wie Fokko Wattfedder."

Wattfedder musste nun ebenfalls grinsen, weil ihm ein Licht aufzugehen schien – hinsichtlich Paulas Nachnamen.

„Er stammt ursprünglich von den Cook-Inseln im Südpazifik." Dombusch-Maoate versuchte die Geschichte kurz zu machen. „Er hat da eine ganz klare Sicht auf die Dinge mit den Krankheitsverläufen bei Geimpften und Ungeimpften. Seiner Auffassung nach lässt sich aus neuen Studien aus Schweden und England – die haben ein deutlich besseres Berichtssystem als wir in Deutschland – ableiten, dass die Impfung tatsächlich hinsichtlich einer Verhinderung von Krankenhausaufenthalten insbesondere von alten Menschen funktionierte. Sie wirkte nämlich zu Beginn ihres Einsatzes, als weder der Großteil der Geimpften noch jener der Ungeimpften Kontakt mit dem Virus hatten. Vergleichsweise wenige Menschen hatten vor über einem Jahr eine Infektion durchgemacht und entsprechende genau passende Antikörper und T-Zellen produziert. Die Impfung führt dazu, dass Geimpfte Antikörper gegen ein ganz spezifisches Protein des Virus bilden: Das Spike-Protein, das unsere Zellen nach der Impfung selbst herstellen und damit die Antikörperproduktion und T-Zell-

Aktivierung auslösen. Nach einer Infektion aber werden im Gegensatz dazu ganz viele verschiedene Antikörper gegen Proteine des Virus gebildet. Daher ist die Immunantwort viel breiter. Mit anderen Worten: Zu Beginn war es besser als nichts, wenn man geimpft war. Heute sind die Ungeimpften wohl besser dran. Bei den Geimpften wird das Immunsystem quasi immer auf die Spur eines einzigen Proteins geführt. Das aber mutiert und verändert sich. Dazu kommen noch ein paar andere Mechanismen, wie eine Toleranzbildung des Immunsystems, wenn man immer wieder geimpft und mit den Spikes konfrontiert wird. Im Gegensatz zur natürlichen Infektion, wird die immunologische Abwehr halt nicht gegen ein ganzes Virus, sondern nur gegen ein einziges Protein aktiviert. Das macht den Unterschied. Es erklärt auch, warum ältere Menschen beispielsweise in Pflegeheimen durchaus von der Impfung profitieren konnten. Immerhin war ihr Immunsystem nach der Impfung schon einmal mit wenigstens einem wichtigen Bestandteil des Virus konfrontiert worden. Das ist besser als ein schwaches Immunsystem ohne jegliche Kenntnis des Virus. Das kann eine Erklärung dafür sein, dass wir so unterschiedliche Studien haben. Es kommt immer darauf an, welcher Zeitraum betrachtet wird. Zurzeit wendet sich das Blatt wohl zu Gunsten der Ungeimpften bei der Verlaufsschwere der Infektion und damit den Klinikaufenthalten. Es ist aber immer die Frage, über welche Studien mit welchen Ergebnissen öffentlich stark berichtet wird. Da spielen natürlich immer Interessen eine Rolle."

Wattfedder war baff. Jetzt auch noch ein Vortrag seiner Lieblingskollegin. Es machte aber schon Sinn. So ließen sich manch unterschiedliche Interpretationen erklären.

„Aber mit der Frage der Übertragbarkeit des Virus hat das jetzt aber nichts zu tun?", Wattfedder merkte, dass die Frage etwas naiv in den Ohren seiner Kollegin klingen musste.

„Nein, das ist schon seit Mitte des letzten Jahres bekannt,

dass die Impfung nicht vor Übertragung schützt. Es gibt eigentlich nur einige Verlautbarungen aus Israel aus dem Februar 2021. Da wurde behauptet, dass Geimpfte das Virus kaum noch weitergeben würden. Der Fehler lag aber daran, dass Ungeimpfte viel häufiger als Geimpfte getestet wurden. Trotzdem wurde einige Monate lang öffentlich so getan, als sei das Ergebnis aussagekräftig für die Impfkampagne. Alle Ergebnisse, die die Impfkampagne stärkten, wurden unkritisch massiv öffentlich verbreitet. Es geht ja bei den Millionen Impfdosen in Deutschland auch um gigantische Beträge. Übrigens ist es grundsätzlich immer davon abhängig, welcher Zeitraum nach der Impfung untersucht wird. Schaue ich mir das über ein paar Wochen oder ganz wenige Monate an, dann gibt es teilweise Hinweise, dass Geimpfte weniger Viren übertragen. Das ist aber bei Lichte betrachtet nicht relevant, weil man mit dem Argument eine Impf-Dauerschleife mit allen dazugehörigen Risiken einrichten müsste. Daher wird ja öffentlich zunehmend nur noch der Eigenschutz vor schwerer Erkrankung als wichtiges Impfargument benutzt."

„Das alles ist dir ganz offensichtlich bekannt. Und trotzdem hast du dich impfen lassen? Du hast doch erzählt, dass du sogar geboostert bist!" Wattfeder musste das jetzt fragen. Dombusch-Maoate hatte sich jetzt gut unter Kontrolle und antwortete äußerlich ungerührt: „Ganz klare Antwort: Ich hatte den Druck nicht mehr ausgehalten und wollte mir mein Berufsleben nicht zerstören lassen!" Unaufgefordert bestellte Wattfeder für beide noch ein Bier.

Havenstadt, Mittwoch – Tag 3

Es wurde gestern spät. Paula lag noch im Bett und ließ die gestrigen Ereignisse Revue passieren. Der Abend mit Wattfedder war richtig nett. Paula berichtete von ihrem Kennenlernen mit Pupuke, und Wattfedder erzählte von seinen Einsätzen als Frankfurter Kommissar und seinem Leben mit Maike und Familie. Kurz nach Mitternacht und einigen weiteren Bieren hatte der Imbiss letztlich geschlossen. Sie waren die letzten Gäste. So war die Nacht für Paula entsprechend kurz. Heute konnte sie es am Morgen ruhig angehen lassen. Wattfedder hatte ihr zugesagt, die frühere Büroleiterin der Bürgermeisterin Bevtermann alleine zu befragen. Sie war auch Patientin bei Walther und wenn nicht etwas Sensationelles passieren sollte, dann würde das Gespräch ähnlich ergebnislos verlaufen wie alle anderen. Interessant war aber schon, dass ausgerechnet eine ehemalige Büroleiterin der Bürgermeisterin zu Dr. Walthers Patienten gehörte.

Paula ging noch das zu später Stunde geführte Gespräch mit Wattfedder durch den Kopf, bei dem es erneut um die Motivlage bei Böhmer ging. Warum, um alles in der Welt, setzte er sie auf diese harmlosen Patienten an? Selbst wenn einer der Patienten eine verdächtige Bemerkung von Walther hinsichtlich der Impfkampagne oder bezüglich Frau Dr. Zicht vernommen hätte. Was würde das konkret für die Ermittlungen bringen? So hatten sie einen Ermittlungstag verschenkt. Und sollte sich auch im direkten Gespräch mit Walther nichts ergeben, dann wären es schon eineinhalb Tage.

Die Hassmails, die Kerstin Zicht bekam, waren anonym und offensichtlich nicht zurückzuverfolgen. Und sollte das Milieu der Coronaskeptiker, Querdenker - oder wie auch immer man die Impfkritiker bezeichnete - hinter dem Attentat vermutet werden, was sollten dann die Ermittlungen bei den Patientinnen und Patienten? Warum nicht bei den politisch aktiven Personen der Szene? Der Hintergrund konnte nur sein, dass Böhmer vom Verfassungsschutz nichts Belastbares über die Szene hinsichtlich des Mordes an Kerstin Zicht hatte. Da gab es mit Sicherheit ein paar ziemlich unappetitliche Leute, die das Thema Corona für ihre ansonsten radikalen politischen Anschauungen nutzten, um Menschen in ihre Szene zu lenken. Aber das blieb Spekulation für sie und Wattfedder. Darin waren sie sich einig. Einig waren sie sich auch, dass es in diesem Fall auch darum ging, Leute durch die Ermittlungen einzuschüchtern. Es musste sich herumsprechen, dass die Polizei bei Patientinnen und Patienten ermittelt, die den falschen Arzt als Hausarzt gewählt hatten. Einen Arzt, der sich öffentlich der offensiven Impfpolitik des Senats und der Ärztekammer widersetzte. So etwas würde sicher Wirkung zeigen und potentielle Patienten ihre Arztwahl nochmals überdenken lassen. Anders war das Vorgehen von Böhmer als verlängerter Arm des Innensenators Täubner nicht zu verstehen. Es war ein Disziplinierungsinstrument. Wattfedder und Paula waren ganz offensichtlich diejenigen, die es umsetzen sollten.

Paula muss heute erst mittags zum Dienst. Wattfedder hatte ihr gestern in Bierlaune sogar für den ganzen Morgen frei gegeben, was sie aber ablehnte. Nachdem sie ihr Bett verlassen und einen kurzen Gruß mit ihrem Handy an Pupuke gesendet hatte, setzte sie den Kaffee auf und putzte sich die Zähne. Nach einem kurzen Gang zum Briefkasten legte sie den Schwemme-Kurier auf den Küchentisch neben ihre Kaffeetasse. Gleich auf der ersten Seite des Lokalteils wurde von der gestrigen Pressekonferenz zum Fall Dr. Zicht berichtet. Inhaltlich unterschied sich der Bericht wenig von der Berichterstattung des Schwemme-Kuriers gestern auf der Webseite der Tageszeitung. Nur der Verweis auf einen Kommentar auf Seite zwei der Zeitung ließ Dombusch-Maoate aufhorchen. Nachdem sich Paula die Tasse mit Kaffee gefüllt hatte, setzte sie sich an den Tisch und blätterte zu Seite zwei, der Seite mit den Kommentaren des Schwemme-Kuriers. Unter der Überschrift "Schluss mit dem Terror einer Minderheit" ließ sich ein Redakteur namens Rüdiger Fusker zum Thema aus. Es sei "unerträglich", dass sich die "Gesellschaft nicht nur täglich in Geiselhaft" von den "Impfverweigerern und Wissenschaftsleugnern" nehmen ließe, sondern jetzt auch "physischen Terror gegen den besonders solidarischen Teil der Gemeinschaft" zu erdulden hätte. Die Diktion toppte an Schärfe und Vorverurteilung noch die zitierten Äußerungen von Täubner und Böhmer im Artikel zu der Pressekonferenz selbst. "Mit der ganzen Strenge des Rechtsstaats" müssten die Verantwortlichen bekämpft und der "Sumpf der Wissenschaftsleugner" trockengelegt werden. "Die Zivilgesellschaft" müsse endlich "konsequent handeln". Die Havenstädter "Politik und die Exekutive" habe die Dimension der Herausforderung offensichtlich bereits erkannt.

Paulas Finger zitterten leicht, nachdem sie die Kaffeetasse abgesetzt hatte. Sie beruhigte sich bei dem Gedanken ihres eigenen gelungenen und kreativen Umgangs mit der Impfung aber wieder. Sie verdrängte den Gedanken, den sie früher als offiziell Ungeimpfte häufig hatte, jetzt schnell und erfolgreich: Wie weit werden sie noch gehen? Sie legte den Schwemme-Kurier beiseite und blickte auf ihr Handy. Es surrte. Pupuke hatte sich zurückgemeldet. Er schickte ihr ein Foto mit einem seiner kleinen Neffen am Strand von Rarotonga. Beide blickten vergnügt in die Kamera und sorgten für ein Lächeln auf dem Gesicht von Dombusch-Maoate.

....

Wattfedder war schon längst auf den Beinen. Nachdem sein Wecker ihn um sieben Uhr unsanft aus den Federn gerissen hjatte, vertilgte er schnell sein geliebtes, morgendliches Toastbrot mit Kirschmarmelade mit vier Bissen und leerte dabei zwei Tassen Kaffee. Auch ihm steckte der gestrige Abend noch in den Knochen. Wattfedder hatte aber ein wachsend gutes Gefühl, was seine Kollegin anging. Offensichtlich kann man ihr echt vertrauen. Er war sonst nicht der Typ, der gerne über sein Privatleben mit Polizeikollegen sprach. Mit Paula war es aber anders. Damit fühlte sich Wattfedder sehr viel wohler in Havenstadt. Heute freute er sich trotz seines leicht verkaterten Zustands auf die Ermittlungen mit seiner engagierten Kollegin. Bei der Einschätzung des Falles tickten sie offensichtlich sehr ähnlich.

Nach einem kurzen Zwischenstopp im Badezimmer zum Rasieren und Zähneputzen verließ Wattfedder die kleine Wohnung und ging schnellen Schrittes zu seinem Volvo. Heute war der Himmel von großen blauen Abschnitten geprägt. Aber es war kalt. Die Temperaturen lagen kurz unter dem Gefrierpunkt und der Wind war böig und überraschend frisch. Das Westtor-Viertel strahlte bei diesem Wetter noch farbenfroher als üblich. Wattfedder tippte in sein Navigationsgerät die Adresse von Dr. Julia Simeritz "Große Paulusstraße 54". Er war verblüfft, mit wie vielen Promovierten er es in diesem Ermittlungsfall zu tun hatte. Wenn Ärzte bei den Ermittlungen eine Rolle spielten, dann war es natürlich auch kein Wunder. Angeblich würden fast 80 Prozent der Mediziner promovieren. Dr. Simeritz schien aber keine Medizinerin zu sein, denn das "med." fehlte hinter dem "Dr.". Zumindest wurde es Wattfedder so übermittelt.

Er freute sich, dass ihn die Fahrt wieder über die Schwemme in den Stadtteil Neudeich führen würde. Er überquerte die Schwemme gerne und machte sich dabei ein Bild, ob gerade Ebbe oder Flut herrschte. Dieses Mal war die Schwemme sehr breit und floss vergleichsweise ruhig gen Nordsee. Keine fünf Minuten später parkte er auch schon in einer der kleinen Seitenstraßen, die von der Großen Paulusstraße abzweigten. Nach knapp zwei Minuten gemütlichen Schlenderns stand Wattfedder vor einem mehrstöckigen Haus, das nach seiner Schätzung auch Ende des 19. Jahrhunderts errichtet wurde, wie so viele Wohngebäude in Neudeich. Hier schien Dr. Julia Simeritz zu wohnen. Er klingelte und setzte sich die Maske auf. Im zweiten Stock öffnete sich eine Tür und eine gepflegte, schlanke Frau Ende 50 öffnete die Tür.

"Hauptkommissar Fokko Wattfedder", stellte er sich vor.

"Julia Simeritz, angenehm! Die Maske brauchen Sie meinetwegen nicht in meiner Wohnung." Erfreut nahm Wattfedder seine Maske ab und verstaute sie wieder in der Hosentasche seiner Jeans. Wattfedder folgte der vorangehenden Frau und gelangte nach der Durchquerung eines langgestreckten Flurs in eine elegant eingerichte Wohnküche, in der eine der heute weit verbreiteten Kücheninseln dem Raum ihren Stempel aufdrückte. Keine zwei Meter von der Insel entfernt, unter einer großzügigen Fensterfront, stand der robuste und große Küchentisch mit sechs bequem aussehenden Stühlen. Simeritz bedeutete Wattfedder, sich zu setzen.

"Kaffee oder Tee, Herr Hauptkommissar?"

"Gerne Kaffee."

"Das passt gut. Der ist nämlich gerade frisch von mir aufgebrüht." Dr. Simeritz goss beiden eine Tasse ein.

"Milch? Zucker?"

"Ein klein wenig Milch bitte."

Simeritz setzte sich Wattfedder gegenüber und pustete in ihre Tasse.

"Eine Frau Kuhlke hat mir bereits den Grund Ihres Besuchs erklärt."

"Das ist richtig, sie ist eine Kollegin von mir." Wattfedder musste kurz daran denken, dass er sie noch nicht ein einziges Mal gesehen hatte. Daran hatte sich bis heute nichts geändert. War ja auch nicht so wichtig. Es schien ja auch so alles gut zu laufen. Und scheinbar koordinierte Dombusch-Maoate im Hintergrund mit enormem Engagement.

"Frau Dr. Simeritz, ich bin mit den Ermittlungen im Mordfall Dr. Zicht betraut. Der Mordfall dürfte Ihnen sicher aus der öffentlichen Berichterstattung bekannt sein. Mich interessiert Ihre Einschätzung von Dr. Walther, der ja Ihr Hausarzt ist und den Sie auch im Kontext einer Beratung in Sachen Corona aufgesucht hatten."

Wieder eine sehr gestelzte Formulierung. Zudem hatte er sich auch noch verplappert, da er zugab zu wissen, dass Simeritz ihren Hausarzt wegen der Corona-Thematik kontaktiert hatte. Ein echter Anfängerfehler! Oh, wie er diese rechtlichen Grauzonen bei der Nutzung der Patientendaten hasste. Schnell sprach Wattfedder weiter.

"Sie waren 15 Jahre Büroleiterin der Bürgermeisterin und Präsidentin des Senats von Havenstadt. Vor gut zwei Wochen haben Sie dann Ihren Job aufgegeben. Darf ich fragen warum?"

Simeritz lächelte Wattfedder an.

"Herr Hauptkommissar, ich frage jetzt nicht, woher Sie wissen könnten, aus welchem Grund ich die Praxis Dr. Walther aufgesucht habe. Ich würde vorschlagen, dass wir mal so tun, als hätte ich Ihnen den Grund meines Praxisbesuchs verraten. Ich will mich gar nicht der Mitarbeit verweigern."

"Dafür danke ich Ihnen!" Wattfedder wusste, wann Rechthaberei keinen Sinn machte – immer dann, wenn man offensichtlich nicht im Recht war.

"Also, ich fang mal mit dem Grund meiner Kündigung an." Simeritz strich sich mit der Hand über die Nase und nahm noch einen Schluck Kaffee, der sich nun schon ein wenig abgekühlt hatte.

"Wie Sie sich vorstellen können, sind 15 Jahre eine lange Zeit. Ich muss Sie allerdings korrigieren. Es ist sicher dem Umstand geschuldet, dass Sie wahrscheinlich neu in Havenstadt sind. Frau Bevtermann ist seit sieben Jahren Bürgermeisterin. Seitdem war ich auch ihre Büroleiterin und koordinierte die politischen Aufgaben des Rathauses."

"Oh, sorry. Ja klar. Welche Funktion hatten Sie denn davor?" Wattfedder räusperte sich. Ihm war es sichtlich peinlich, dass er sich nicht zuvor kundig gemacht hatte.

"Vorher war ich acht Jahre Geschäftsführerin der Fraktion der Solidardemokratie in der Havenstädter Bürgerschaft. In dem Zeitraum war Frau Bevtermann Vorsitzende der Fraktion der Solidardemokratie und wurde nach dem Amtsverzicht ihres Vorgängers im Amt des Bürgermeisters und Präsidenten des Senats, Wolfgang Schmillser, in das höchste Amt der Exekutive gewählt."

"Da haben Sie ja vielfältige Erfahrungen in der Politik unseres Bundeslandes, sowohl in der Exekutive als auch in der Legislative." Wattfedder versuchte seine vorher an den Tag gelegte Unkenntnis zu überspielen. Er hatte Zweifel, ob ihm das gelingen würde. Simeritz fuhr unbeeindruckt fort.

"Ja, da kommt schon einiges an Erfahrung zusammen. Die Arbeit hatte mir auch immer Spaß gemacht. Ich bin ein politisch denkender Mensch. Zuvor war ich viele Jahre im Wissenschaftsbetrieb an Universitäten und dort vor allem im gesundheitswissenschaftlichen und medizinischen Feld tätig. Unter anderem in der Forschung und Ausbildung von Medizinstudenten. Ich hatte ja im Bereich öffentliche Gesundheit, also Public Health, promoviert. Auch das hatte mir Freude bereitet. Mein Herz schlug aber seit meiner Jugend für die Politik. Daher ergriff ich die Chance zu einem Wechsel, als er sich mir vor mehr als 15 Jahren auftat."

"Wenn Ihnen Ihre Tätigkeit Freude bereitete, wie ist denn dann zu erklären, dass Sie Ihren Beruf aufgegeben haben?" Wattfedder hoffte, dass das Gespräch von selbst mehr in Richtung Dr. Walther wandern würde. Im Gegensatz zu den gestrigen Gesprächen hatte er heute weniger Zeitdruck. Der nächste Termin wäre bei Dr. Walther am frühen Mittag - gemeinsam mit Dombusch-Maoate.

"Als diese ganze Corona-Sache aufkam, habe ich über einen Zeitraum von knapp zwei Jahren gemerkt, dass ich nicht mehr in Zusammenhängen arbeiten kann, die sich durch komplette Ignoranz, Diskussionsverweigerung und Autoritätshörigkeit auszeichnen. Das ist jetzt ganz einfach zusammengefasst."

"Geht es etwas konkreter?" Wattfedder umfasste die Kaffeetasse, um seine Hände zu wärmen.

"Also gut. Ganz zu Anfang der Pandemie hatten mich die Bilder aus Bergamo und Wuhan erschüttert. Schnell war aber klar, dass das Virus bei weitem nicht so gefährlich war, wie es sich in den ersten Befürchtungen darstellte. Folgende Beispiele habe ich bis heute im Kopf: Schon im Frühherbst 2020 gab es ja eine Metastudie von John Ioannidis, Professor für Medizin und Bevölkerungsgesundheit an der Universität Stanford, ein weltweit überaus renommierter Gesundheitswissenschaftler und Statistiker, der eine Sterblichkeit nach einer Coronavirus-Infektion von 0,23% ermittelte. Davor berichtete bereits die bekannte deutsche Heinsberg-Studie aus Gangelt von einer Sterblichkeitsrate nach Infektion im Bereich 0,25%. Alle weiteren folgenden Meta-Studien von Ioannidis zeigten dann immer weiter fallende Quoten. Besonders gefährdet waren allerdings Menschen mit bestehenden erheblichen gesundheitlichen Einschränkungen – vor allem alte Menschen in Pflegeheimen. Dies stand im Widerspruch zu dem medial und politisch kommunizierten Risiko einer Infektion. Die Hoch-Risikokommunikatoren konnten sich ebenfalls auf wissenschaftliche Studien berufen. Solchen, die zu anderen

Ergebnissen kamen. Dies zeigt, wie heterogen die Erkenntnissituation war. Das Beunruhigende war aber nicht die überaus heterogene Erkenntnissituation, sondern die aktive Ausgrenzung jener Wissenschaftler, die eine von der dominierenden Interpretation abweichende Auffassung vertraten. Ioannidis wurde beispielsweise – wie viele kritische Wissenschaftler - trotz seiner hohen Reputation in Deutschland mehr oder weniger ignoriert oder man versuchte sich zum Teil in personenbezogener Negativberichterstattung." Simeritz musste lächeln. Nach kurzer Pause nahm sie ihren Gesprächsfaden wieder auf.

"Völlig perplex war ich schon im März 2020, als das Strategiepapier zum Umgang mit COVID-19 vom Bundesministerium des Inneren entwickelt wurde. Darin wurde vorgeschlagen, in der öffentlichen Kommunikation die häufig schwerwiegenden Langzeitfolgen der Infektion zu thematisieren und darauf zu verweisen, dass Enkel die Großeltern anstecken werden und der COVID-19-Tod grausam sei und dem Sterben durch Ertrinken ähneln würde. Ich sag das jetzt mal so aus meiner Erinnerung." Simeritz wischte unruhig mit einer Handfläche über den Tisch.

"Langzeitfolgen gab es damals natürlich noch gar nicht und die Enkel-Geschichte hat uns ja die ganze Pandemie über verfolgt und für Angst und Unsicherheit gesorgt. Die Enkel waren damit als Todesboten für ihre Großeltern geframt. Die Sache war für mich ganz klar: Als Form der Risikokommunikation hatte sich die damalige Bundesregierung eindeutig dafür entschieden, durch das Verstärken von Angst die Bevölkerung zu steuern. Das bedeutete, dass sofort ein hierarchisch-autoritäres Verhältnis eintrat. Die zuständigen Stellen hatten sich dagegen entschieden, mit der Bevölkerung, dem eigentlichen Souverän im Staat, auf Augenhöhe über die Corona-Problematik zu sprechen. Das darf in einer liberalen Demokratie eigentlich nicht passieren. Der Vertrauensverlust, den ein Staat dadurch erleidet, ist riesengroß. Dass es auch anders ging, das hatten uns zum Beispiel die Schweden gezeigt. Das aber nur am Rande."

"Ich war gerade ein Jahr in Schweden, in Göteborg. Die gesellschaftliche Situation ist tatsächlich deutlich entspannter, wenn auch nicht ganz konfliktfrei", warf Wattfedder ein.

"Es geht eben auch anders!", bestätigte Simeritz.

"Als ich dann mitbekam, wie man aufgefordert wurde, sich ein Baumwolltuch als Mund-Nasen-Schutz in Ermangelung von OP-und FFP-2-Masken vor das Gesicht zu binden, da war ich echt schockiert. Unglaublich, wie alle solch einen Quatsch mitmachten und medizinisch gebildete Leute dies auch noch unterstützten. Viren gehen durch solche Läppchen durch wie nichts. Durch die Läppchen hat man aber zusätzlich das Risiko, andere mit Bakterien oder Viren zu infizieren, die man durch das Anfassen und In-die-Tasche-stecken der Läppchen auf Türklinken oder sonstwohin überträgt. Das war so absurd und ohne jede Evidenz. Teilweise sollten die Läppchen ja sogar unter freiem Himmel getragen werden. Auch eine völlig evidenzfreie Maßnahme. Aber selbst Ärzte wurden in Fernsehsendungen porträtiert, die aus Solidarität Masken aus Baumwollstoffen schneiderten. Intellektuell unfassbar! Gleichzeitig wurde öffentlich immer mehr moralisiert. Man trage eine Maske, um die älteren und immungeschwächten Menschen vor einem grausamen Tod durch Corona zu bewahren. Das muss man sich mal vorstellen! Alle sollten Masken – unter Umständen auch im Freien - tragen, um alte Menschen in den Pflegeheimen zu schützen. In genau den Pflegeheimen sollten sie geschützt werden, die wir als Gesellschaft über Jahrzehnte vergammeln ließen. Uns war das Schicksal der alten Menschen immer herzlich egal. Wir leben in einer kapitalistischen Gesellschaft und da ist die Ausstattung von Pflegeheimen und die Bezahlung und Bereitstellung des Personals immer ein Luxus. Das Geld gibt man lieber in private Hände, statt in die Unterstützung jener, die eigentlich darauf angewiesen wären." Julia Simeritz leerte ihre Kaffeetasse und stellte sie auf den Tisch zurück.

"Plötzlich wurde aber geradezu ein allgemeiner Solidaritätskult gepflegt. Übrigens, was die Masken angeht - und damit meine ich nicht die Baumwoll-Läppchen der ersten Monate - gibt es ja mittlerweile genügend Studien, die zeigen, dass kein positiver Effekt beim Tragen außerhalb eines medizinischen oder pflegerischen Kontextes zu belegen ist. Wohl nur die unter professioneller Anleitung getragene FFP2-Maske zeigt sehr geringe positive Effekte. Die alten Menschen hatten also wenig davon. Sie wurden einfach weggesperrt. Besuchsverbot und fertig. Da wurden komischerweise keine Milliardenbeträge investiert, um das Leben der Senioren in den Heimen lebenswerter zu gestalten. Man hätte junge Leute – Studenten und andere Freiwillige - kurzfristig zu Hygiene-Scouts ausbilden können, die mit den gefährdeten Senioren hätten spazieren gehen können. Man hätte sie auch einsetzen können zur Entlastung des Personals bei der Beantwortung von Fragen danach, ob das Enkelchen nicht doch mal Oma umarmen darf, wenn Oma das gerne will. Die Zimmer der Bewohner hätte man mit Luftfiltergeräten ausstatten können, um Übertragungsrisiken zu verringern. Es wäre mit dem Einsatz entsprechender finanzieller Ressourcen auch möglich gewesen, intelligente Konzepte zu entwickeln, wie man das Selbstbestimmungsrecht der alten Menschen hätte stärken können. Welche Verfahren wären da möglich gewesen? Nichts wurde dazu entwickelt!" Simeritz hatte sich jetzt richtig warmgeredet. Wattfedder stoppte ihren Redefluss nicht.

"Wenn man sich zudem überlegt, wie kurz die durchschnittliche verbleibende Lebensdauer von Menschen in Pflegeheimen tatsächlich ist, dann wäre es umso dringlicher gewesen, diese Menschen an Entscheidungen für oder gegen Besuche teilhaben zu lassen und sie damit zu Entscheidungen für ihr eigenes Leben zu ermutigen und diese zu unterstützen.

Ich könnte die Liste dessen, was man mit den eingesetzten Ressourcen bei Corona hätte anders machen können, endlos fortsetzen. Ein weiteres Beispiel: Statt das in Deutschland seit vielen Jahrzehnten bekannte Problem der multiresistenten Krankenhauskeime, an denen nach Schätzung der Deutschen Gesellschaft für Krankenhaushygiene jährlich ca. 40.000 Menschen versterben, zu lösen, wird Geld letztlich so eingesetzt, dass am Ende große Aktienkonzerne und deren Aktionäre profitieren. Wie man die Krankenhäuser so aufstellen kann, dass es kaum Todesfälle durch multiresistente Keime gibt, das zeigen uns seit Jahren unsere direkten Nachbarn, die Niederländer. Das System bräuchten wir nur zu übertragen. Ist aber für viele besonders einflussreiche Akteure in unserem Gesundheitssystem zu teuer. Da lassen wir lieber Jahr für Jahr die Menschen sterben. Aber wir setzen auf Riesensolidarität beim Läppchen! Haben Sie meinen Punkt verstanden, Herr Wattfedder?"

"Ich denke schon. Wattfedders Handy klingelte. Es war seine Tochter Lindy. Er drückte sie weg. "Entschuldigen Sie, Frau Dr. Simeritz, ich muss nur kurz eine Nachricht schreiben." Simeritz nickte wohlwollend. Wattfedder schrieb seiner Tochter eine vertröstende Nachricht. Er würde sich abends melden.

"Und das führte dann zu Ihrer Kündigung?" Wattfedder war wieder im Gespräch.

"Das immer noch nicht. Es war schon unerträglich für mich. Vor allem dann auch die Schulschließungen, von denen man weiß, dass sie weitgehend unsinnig waren und insbesondere den weniger privilegierten Schülern eine Bürde auferlegten, die sie kaum wieder loswerden konnten. Zudem hatte sich dann auch noch die Jugendhilfe in Havenstadt dazu entschlossen, die von ihnen betreuten Kinder und Jugendlichen nur in großen Ausnahmefällen zu besuchen. Den Rest regelte man über das Telefon. Da braucht man wenig Phantasie, um sich vorzustellen, was sich in manchen vernachlässigten Familien mit allen möglichen sozialen Problemen abspielte." Simeritz ballte ihre rechte Hand zu einer Faust und klopfte damit auf den Tisch. Sie war mitgenommen. Das war für Wattfedder offensichtlich.

"Schon im März 2020 wurde ja erklärt, dass die Pandemie nur durch die Impfung möglichst der gesamten Weltbevölkerung zu beenden sei. Dann, ab Mitte 2021, nahm die Ausgrenzung und Diskriminierung von nicht-geimpften Menschen langsam aber sicher unerträgliche Ausmaße an. Ich konnte das aus Gewissensgründen nicht weiter unterstützen. Mit Dr. Bevtermann bin ich oft genug aneinandergeraten. Unser Verhältnis wurde immer problematischer.

"Wie hatte denn Frau Dr. Bevtermann auf Ihre kritische Haltung reagiert?"

"Frau Dr. Bevtermann ist Juristin, Politikerin und vor allem Karrieristin. Sie hat mir zu verstehen gegeben, dass sie auf ihre formalen Experten hören würde. Das sei ich in der Frage ja nicht. Sie entscheide auf der Grundlage dessen, was ihr die zuständigen Stellen mitteilten. Dann ist sie nämlich auf der sicheren Seite – auch als Juristin. Zudem, das dürfen Sie nicht vergessen, Herr Wattfedder, ein populistischer Reflex kommt auch noch hinzu: Wenn die Bürger Havenstadts und Stadthafens in ihren Wohnungen sitzen und voller Angst nach einem Ausgehverbot lechzen, dann wird es ihnen von der Politik gegeben. Und wenn man durch die Diskriminierung einer Gruppe von Bürgern seine Ziele durchsetzen kann, dann tut man das. Zumindest unsere Bürgermeisterin hat da nicht allzu große Skrupel. Die Impfkampagne, die ja als erfolgreich dargestellt wird, weil sie so viele Menschen zu einer Injektion mit den Gen-Impfstoffen bewegte, ist in Havenstadt gerade deshalb auch so wichtig, weil man im Vergleich der Bundesländer bei wenigstens einem einzigen Thema mal ganz vorne liegen will. Bei Bildung, Schulden, Armutsquote und vielen anderen Themen hat die Freie Havenstadt ein Abo auf einen der letzten Plätze. Bei der Impfung sollte es aber gelingen, ganz vorne zu landen. Das bedeutet positive Nachrichten über die Bürgermeisterin. Damit erreicht man auch einen Platz in den Nachrichten der Tagesschau und kann an der einen oder anderen bundesweiten Talk-Sendung teilnehmen. Das heißt, es ist völlig zweitrangig, ob die Leute tatsächlich gut informiert zu einer Impfung gehen oder sich impfen lassen, weil sie den kompletten Ausschluss aus dem Arbeits- und Sozialleben fürchten. Für Bevtermann zählt nur die Impfquote. Da kann sie nichts falsch machen und einen narzisstischen Kitzel gibt es noch dazu. Man darf sich da nichts vormachen: Viele Menschen genießen Macht. Frau Bevtermann gehört zu diesen Menschen. Sie können endlich mal echten Zwang ausüben."

"Verläuft Politik also so zynisch, wie man als Laie immer denkt?" Wattfedder musste ein Hüsteln unterdrücken.

"Es gibt immer solche Phasen und andere. Und es ist natürlich auch immer von den handelnden Politikern beziehungsweise den sie beratenden Personen abhängig, wie weit sie gehen, um bekannt zu werden, ihre Position zu festigen oder aufzusteigen. Vor ein paar Monaten preschte ja unser neuer und bis dato nicht besonders bekannter Bildungssenator Kölling nach vorne und forderte eine bundesweite Impfpflicht für Lehrer. Damit schaffte er es sogar bis in die bundesweiten Nachrichten. Danach war er zumindest in Havenstadt der Bevölkerung bekannt. Das zählt selbst dann, wenn sein Ansinnen nicht aufgegriffen wurde. Übrigens ist für solch tolle Publicity-Ideen für die Senatoren der Solidardemokratischen Partei der Leiter der Abteilung für Zentrale Dienste unserer Verwaltung, Moritz Ponke, verantwortlich. Er ist so etwas wie eine Graue Eminenz in der Solidardemokratie und hat sich durch geschickte Strippenzieherei in eine zentrale Position manövriert. Er ordnet jede Moral dem Erfolg unter. Wer allerdings mit ihm paktiert, hat seine Unterstützung und Hilfe. Ponke hat bereits den vorherigen Bürgermeister innerparteilich in sein Amt gehievt und ist seit Studententagen eng mit Regina Bevtermann befreundet. Ohne Ponke läuft wenig, gegen ihn nichts."

"Ein komplexes Beziehungs- und Entscheidungsgeflecht,", räsonierte Wattfedder leise. "Sie würden also sagen, dass die Frage danach, was tatsächlich evident ist, für den Umgang mit Corona eigentlich zweitrangig ist?"

"Absolut, zumindest hier in Havenstadt! Solange sich ein Politiker auf die vermeintliche Expertise von zuständigen Behörden berufen kann, hat er immer eine reine Weste. Er kann später immer sagen, dass es damals der Kenntnisstand war. Und nur mal so: In welche Richtung der Kenntnisstand geht, hat ja immer damit zu tun, welche Personen ich zu Experten erkläre. Da ist selbstverständlich – zumindest auf der Bundesebene - der Lobby-Einfluss riesengroß. Aber nicht nur dort, sondern auch bei den überstaatlichen Organisationen, wie, im Falle von Corona, der Weltgesundheitsorganisation WHO. Die WHO ist natürlich ein erstrangiges Ziel aller möglichen Pharma-Lobbyisten, weil sie ja den Rahmen definiert, in dem auf gesundheitliche Herausforderungen international reagiert werden soll. Sie ist auch für die Ausgestaltung vielfältiger vertraglicher Bindungen ihrer Mitgliedsstaaten mit der Pharmaindustrie überaus relevant. Ich will es aber nicht zu kompliziert machen: Die Antwort auf eine gesundheitliche Herausforderung hängt allein schon damit zusammen, wer als Experte für den Umgang mit dem Problem ausgewählt wird. Ich gebe ihnen ein einfaches Beispiel. Stellen sie sich vor, es gäbe eine Lebensmittelkrise. Als Experte zur Lösung kann ein Gärtner, ein Fleischer, ein Fischer oder ein Bäcker berufen werden. Je nachdem, wer berufen wird, die Person drückt den Lösungsstrategien ihren Stempel auf. Die Lösung sieht dann beim Bäcker anders als beim Fleischer aus. So ist das auch, wenn ich Virologen zu meinen zentralen Experten ernenne und nicht Immunologen oder gar Psychologen. Die Perspektive auf die Welt ist natürlich beim Virologen durch die Petrischale geprägt. Kein Wunder, dass einige Maßnahmen dann außerhalb des

Laborblicks absurd erscheinen. So ist es kein Zufall, wenn man alte Menschen in den Heimen wegsperrt oder Schulen schließt. Die psychologische und soziale Dimension spielt dabei keine Rolle. Und ich denke, dass unser schlechter Umgang mit der Corona-Pandemie ganz zentral dem Einflößen von Angst als Steuerungsinstrument für das Verhalten der Gesellschaft geschuldet ist. Dazu kam das zeitgleiche Positionieren von ausgewählten Virologen als zentrale Beratungsinstanzen der Politik. Die Angst und der eingeschränkte Professions-Blick auf die Herausforderung haben uns die meisten Probleme beschert."

"Das war für Sie dann zuviel. Ist das richtig?"

"Immer noch nicht ganz. Der letzte Tropfen, der das Fass zum Überlaufen brachte, war die unsägliche Diskriminierung von Ungeimpften, die Spaltung der Gesellschaft und das Leugnen von schweren Nebenwirkungen der Impfungen. Das war für mich moralisch überhaupt nicht mehr zu verantworten. Ganz konkret wurde mein Entschluss nach der Rede unserer Bürgermeisterin in der Havenstädter Bürgerschaft. Es war quasi schon ein Warmlaufen für ihre Rede zur Einführung einer allgemeinen Impfpflicht der Bevölkerung, die sie im Frühjahr vor dem Bundestag als Vertreterin der Bundesländer halten will. Frau Bevtermann ist ja eine eindeutige Befürworterin der verpflichtenden Impfung für alle Erwachsenen. Ich hatte es da schon abgelehnt, an ihrer Rede mitzuarbeiten, weil ich wusste, in welche Richtung sie gehen wollte. Sie hat das dann eng mit Moritz Ponke abgestimmt. Vor den Abgeordneten sagte sie, dass Menschen, die an der Wirksamkeit der Impfungen zweifelten, moralisch vollkommen unverantwortlich handeln würden und negative, gesellschaftliche Konsequenzen in Kauf nehmen müssten. Regina Bevtermann ist für mich eine Bürgermeisterin, die Absolution für die Diskriminierung einer Gruppe von Menschen erteilt, deren Vergehen der Zweifel ist. Weiter führte sie tatsächlich aus, dass man ja alles getan habe, um die Menschen von der Impfung zu überzeugen. Aber jene, die man nicht überzeugen könne, die müsse man nun zur Impfung verpflichten. Mit anderen Worten: Folgst du meinen Argumenten nicht freiwillig, so zwinge ich dich dazu, mir zu folgen. Das ist einer liberalen Demokratie unwürdig. Als aufrechte Demokratin – so habe ich mich immer gesehen – konnte ich das nicht mehr mittragen. Mal ganz abgesehen von der Tatsache, dass es sich mitnichten um eine Impfung handelt, die zu einer sterilen Immunität führt. Die Impfung bietet keinen Fremdschutz. Das ist Bevtermann auch klar! So dumm ist sie nicht. Wie Bevtermann da noch abends in den Spiegel blicken kann, das ist mir in der Tat schleierhaft. Sie fördert Diskriminierung, um ihre als erfolgreich dargestellte Impfstrategie weiter zu befeuern. Das hat einen stark autoritären Beigeschmack und spaltet die Gesellschaft zutiefst. Wie will man Menschen zurückgewinnen, die man jahrelang diskriminiert und teilweise traumatisiert hat, indem man sie als „Covidioten" in der öffentlichen Diskussion psychiatrisiert oder als „Rechte" diffamiert hat? Das alles, weil sie vielleicht nur wissenschaftskritisch und kapitalismuskritisch sind! Viele von der Diskriminierung Betroffene werden kaum je wieder Vertrauen in staatliches Handeln und staatliche Institutionen aufbauen können. Schrecklich! Am Ende hat zudem auch die Partei der Solidardemokratie in Havenstadt - quasi meine Partei - ganz erheblich dazu beigetragen, dass durch den Ankauf von Unmengen an Impfdosen Steuergeld der Gesellschaft in privates Geld umgewandelt wurde. Ganz nebenbei bemerkt haben die anderen Parteien ja nicht grundsätzlich anders reagiert – mal abgesehen von rechten Gruppierungen, die aus rein strategischen Gründen opponieren. Sozusagen als Rattenfänger agieren. Die Lobbyisten haben wirklich gute Arbeit geleistet! Ich wollte mit meiner Arbeitskraft dafür nicht zur Verfügung stehen."

"Aber, soweit ich das überblicken kann, haben die Gerichte doch nur höchst selten im Falle eines Rechtsstreits zu Gunsten der Betroffenen und gegen die von Ihnen als diskriminierend gesehenen Maßnahmen entschieden, oder?"

"Das ist richtig. Teilweise waren das meiner Beobachtung nach Urteile, die einfach der gesellschaftlichen Stimmungslage geschuldet waren. Richter wollen auch aufsteigen oder wenigstens keinen Stress bekommen. Wer will wegen eines Urteils, das Maßnahmengegner in ihren Rechten stärkt, seine Aufstiegschancen zunichte machen? In manchen Bundesländern wurden aber auch einfach die Zuständigkeiten von einzelnen Gerichten neu verteilt, wenn sie unbequeme Urteile fällten. Wider den Strom zu schwimmen, bedeutet im besten Fall viel Arbeit und Druck und wenig Gratifikation seitens der vorgesetzten Ebene. Schauen Sie sich nur das Beispiel der Medien an. Kaum gab es mal einen der sehr seltenen Kommentare, der sich kritisch zur Impfung oder der Evidenz von Maßnahmen äußerte, schon brach ein Sturm der Empörung gegen die für die Kritik verantwortlichen Journalisten aus. Jeder Vorgesetzte überlegt sich dann, ob der nächste Kommentar auch noch von dem so kritisierten Mitarbeiter gesprochen wird. Zumal dann, wenn sofort zu begrifflichen Zuweisungen, wie "Sozialdarwinist", "Querdenker" oder "Rechter" gegriffen wird. Einfach nur dann, wenn jemand für die strenge Einhaltung von Grundrechten plädiert oder an der Sicherheit einer Impfung zweifelt, die offiziell nur eine beschränkte Zulassung besitzt. So reguliert sich eine para-autoritäre gesellschaftliche Stimmung immer zu Gunsten der Autorität – gut zu verfolgen beim Thema Corona."

"Was führte Sie letztlich zu Dr. Walther?" Wattfedders wollte noch einen Schluck Kaffee zu sich nehmen. Er musste allerdings feststellen, dass sich sein Kaffee während der umfassenden Ausführungen von Julia Simeritz deutlich abgekühlt hatte. Simeritz bemerkte Wattfedders Unbehagen, der trotzdem einen kleinen Schluck des jetzt kühlen Getränks zu sich nahm.

"Lassen Sie, Herr Hauptkommissar, ich habe noch genug in

der Kanne." Schon sprang sie auf und kam mit einer Thermoskanne zurück, aus der sie Wattfedder in seine fast leere Tasse frischen Kaffee goss. Wattfedder fügte ein wenig Milch hinzu und nickte dankend.

"Nochmal zu Dr. Walther, Frau Dr. Simeritz..."

"Da gibt es gar nicht viel zu erzählen. Ich wusste, dass Bernd Walther dem gesellschaftlich promoteten Umgang mit Corona kritisch gegenüberstand. Er hatte ja auch auf einer Demonstration für eine freie Impfentscheidung hier in Havenstadt gesprochen. Ich hatte mir das angehört und konnte jedes seiner Worte unterschreiben. Als dann mein Mann im Dezember letzten Jahres Corona bekam – er ist auch ungeimpft - bin ich zu Dr. Walther. Einfach, um mich zu informieren, welche medikamentöse Unterstützung sinnvoll ist. Er hat meinem Mann mit einigen Tipps sehr geholfen. Er war dann schnell wieder fit. Das war es eigentlich, was ich über Dr. Walther sagen kann. Eines ist für mich auf jeden Fall klar. Er ist das Gegenteil eines gewalttätigen Polit-Aktivisten."

Wattfedder schwieg für einen kurzen Moment. Es war wieder einmal ernüchternd. Er versuchte es noch ein letztes Mal.

"Hat Bernd Walther in Ihrer Gegenwart Bemerkungen über Frau Dr. Zicht gemacht. Etwa im Kontext ihrer starken Unterstützung der Impfkampagne des Senats?"

"Nein, darüber haben wir gar nicht gesprochen. Wahrscheinlich, weil wir ohnehin nichts von ihrem Engagement hielten. Die Spatzen pfiffen es ja von den Dächern, dass sie sich warmlief, um Senatorin für Gesundheit bei uns in Havenstadt zu werden. Ich wusste das ja ohnehin, weil sie sich seit Monaten an Regina Bevtermann anbiederte. Aus diesem Antrieb entstand ja auch die Kooperation für die Plakat-Kampagne."

Wattfedder leerte seine Tasse.

"Frau Dr. Simeritz, ich danke Ihnen. Hier noch meine Karte – für alle Fälle."

Nach wenigen Minuten war Wattfedder schon auf dem Weg

zu Bernd Walther. Er musste sich nun doch beeilen. Es waren nur noch zehn Minuten bis zum vereinbarten Termin in der Praxis Dr. Walther. Zum Glück waren die Straßen recht frei und das Wetter immer noch erstaunlich gut. Die Praxis lag ebenfalls in Neudeich, aber in einem Teil, der offensichtlich stärker vom sozialen Wohnungsbau der 50er und 60er Jahre geprägt war. Eine kleine Einkaufspassage lag in der Mitte der Sozialwohnungssiedlung. Wattfedder hielt vor der Praxis, die in einem kleinen Pavillon-ähnlichen Gebäude aus den 50er Jahren untergebracht war. Vor der Praxis gab es keinen Parkplatz, aber Dombusch-Maoate erwartete ihn schon vor der Tür und signalisierte ihm, dass in einer Seitenstraße noch etwas frei wäre. Wie üblich hatte seine Kollegin alles auf dem Schirm. Wattfedder war wie immer beeindruckt. Nachdem er seinen Volvo abgestellt hatte, ging er im Laufschritt auf seine Kollegin zu, die 200 Meter entfernt, direkt vor der Praxis stehend, auf ihn wartete. Sie war mit der Straßenbahn zur Praxis Walther gefahren. Gemeinsam würden sie nach dem Termin mit Wattfedders Volvo in die Innenstadt zurückfahren.

"Hat ja noch geklappt! Hat dein Gespräch mit Dr. Simeritz neue Erkenntnisse für uns ergeben?"

"Hast du ernsthaft damit gerechnet? War wieder ein völliger Fehlschlag. Habe zwar wieder viel über die vermeintlichen Fehler beim Umgang mit Corona erfahren, aber nicht eine verwertbare Aussage hinsichtlich Dr. Walther erhalten. Es ist zum Verzweifeln. Also auf jetzt zur letzten Aktivität, um Böhmers und Täubners Erwartungen zu erfüllen. Danach fangen wir mal an, nach dem tatsächlichen Täter zu fahnden!"

"Und da können wir nach wie vor fast ganz bei null anfangen", ergänzte Dombusch-Maoate. "Übrigens müsste in der nächsten Stunde ein Ergebnis vorliegen, was den digitalen Kalender von Kerstin Zicht angeht. Sie simsen mir das Ergebnis dann schon mal kurz. Vielleicht ergeben sich daraus mal echte kriminalistisch verwertbare Spuren und nicht nur politische

Hinweise." Dombusch-Maoate schien mittlerweile Wattfedders Niveau der Genervtheit in diesem Fall erreicht zu haben.

Die Praxistür öffnete sich summend nach Wattfedders kurzem Druck auf den Klingelknopf. Die beiden Polizisten setzten ihre Masken auf. Die Praxis machte einen modernen Eindruck und wirkte wie erst kürzlich renoviert. Zwei strahlend nette junge Damen empfingen die beiden Polizisten und geleiteten sie am leeren Wartezimmer vorbei in den Praxisraum. "Wir haben unsere Patienten für den Zeitraum Ihres Besuchs umgeplant", erläuterte eine der beiden Assistentinnen. Die Tür zu Walthers freundlichem und lichtdurchflutetem Behandlungszimmer stand offen. Hinter einem großen antik wirkenden Schreibtisch saß offensichtlich Dr. Walther und sprang in dem Moment auf, in dem er erkannte, dass der Besuch an seiner Türschwelle stand. Lächelnd ging er auf Dombusch-Maoate und Wattfedder zu, streckte beiden seine Hand entgegen und ließ keinen Zweifel aufkommen, dass er kein Vertreter der neuen Hygiene- und Abstandsregeln war. "Moin! Ich bin Dr. Bernd Walther - nehmen Sie ruhig Ihre Masken ab – ich habe ja im Moment auch keine auf." Er lächelte immer noch. Dabei blitzten die blauen Augen des eher kleinen und etwas bulligen Mannes Mitte fünfzig. "Setzen Sie sich!"

Wattfedder stellte sich und seine Kollegin vor. Sie setzten sich auf zwei bequeme Stühle, die vor dem Schreibtisch standen und sonst wohl als Sitzgelegenheit für die Patienten dienten.

"Herr Dr. Walther, wir sind hier, weil wir mit Ihnen gerne über Ihre Rolle als Gegner der Impfkampagne des Senats und insbesondere der Initiative der ermordeten Frau Dr. Zicht 'Solidarisch und geimpft – Gesicht zeigen für den Anstand' sprechen möchten. Wie Sie bestimmt erfahren haben, ermitteln wir im Mordfall der Präsidentin der Ärztekammer. Ihre Gegnerschaft zu Dr. Zicht ist für unsere Ermittlungen interessant, wie Sie sich sicher vorstellen können." Wattfedder formulierte ruhig und versuchte Selbstsicherheit auszustrahlen.

Dies war angesichts des freundlich-charismatischen Gegenübers nicht ganz leicht. Bernd Walther wippte auf seinem Bürosessel und legte einen Kugelschreiber von der linken Seite seines Schreibtisches auf die rechte.

"Ach wissen Sie, diese Gegnerschaft hat ja einen Kontext. Frau Dr. Zicht und ich stehen einfach auf zwei komplett getrennten Seiten, was unseren Blick auf die Medizin – nicht nur Corona - angeht. Sie ist den geraden Karriereweg gegangen, verdient das x-Fache dessen, was ich monatlich auf dem Konto habe und nutzt medizinische Moden und gesellschaftliche Stimmungen, um sich einen weiteren Karriere-Schub zu holen. Ich bin da eher der sperrige Typ und sehe Gesundheit nicht nur als Produkt der pharmakologischen und medizinisch-technischen Behandlung, sondern insbesondere auch als Ergebnis der sozialen Situation und ökonomischen Lagen, in denen Menschen sich befinden. Daraus ergibt sich, dass für mich der Zusammenhang von Armut und Krankheit, beziehungsweise von Gesundheit und Wohlstand, Grundlage meiner medizinischen Arbeit ist. Nicht umsonst habe ich eine Praxis im Sozialwohnungsgebiet von Neudeich mit einem Anteil an Privatpatienten, der annähernd gegen null tendiert. Ironischerweise hat gerade mein Engagement gegen den Impfzwang dazu geführt, dass Patienten aus anderen Stadtgebieten in meine Praxis kommen, die teilweise sogar Privatpatienten sind. Beispielsweise Menschen aus dem öffentlichen Dienst, die so unter Druck standen, dass sie Unterstützung brauchten, um nicht psychisch und physisch zu kollabieren. Dieser irre Druck der Diskriminierung, unter dem ungeimpfte Menschen ganz besonders in Havenstadt stehen, hat mir die moralische Pflicht auferlegt, etwas für diese Menschen zu tun. Die jüngste Kampagne von der Ärztekammer mit Kerstin Zicht an vorderster Stelle war ja nur eine besondere Zuspitzung der Ausgrenzungen und impliziten und expliziten Beleidigungen von Menschen, die sich gegen eine Gen-Injektion entschieden."

"Sahen Sie sich also in einer Art anwaltlicher Verpflichtung gegenüber Ihren ungeimpften Patienten?" Paula Dombusch-Maoate beugte sich bei ihrer Frage leicht nach vorne.

"Ich bin zwar Allgemeinmediziner, mir sind aber auch psychoneuroimmunologische Zusammenhänge bekannt. Also, wie die psychischen Zustände der Menschen sich auf ihr Immunsystem und den Gesundheitszustand allgemein auswirken. Einen Anstoß dazu haben mir meine Auslandserfahrungen gegeben: Einige Jahre habe ich im ärztlichen Entwicklungsdienst in Afrika und im Süd-Pazifik gearbeitet. Dabei ist mir das Phänomen des sogenannten 'Hex-Death' immer wieder in Schilderungen begegnet. Menschen werden von ihrer traditionellen Gemeinschaft, meist der Stammesgesellschaft, ausgeschlossen, weil sie gegen ein Tabu der Gemeinschaft verstoßen haben. Sie werden innerhalb kürzester Zeit, nachdem sie verflucht wurden, meist durch einen Schamanen, von der Gemeinschaft vollständig exkludiert. Alle Verwandten, Freunde, ja selbst die eigenen Kinder ziehen sich innerhalb von Minuten komplett zurück und brechen jeden sozialen Bezug ab. Trotz des nicht seltenen Umstands, dass den Exkludierten noch Nahrung mitgegeben wird, sterben diese innerhalb von Stunden oder wenigen Tagen."

"Was wollen Sie uns damit sagen, Herr Dr. Walther?" Wattfedder hatte gestern und heute schon genügend Vorträge gehalten bekommen. Nun aber auch noch 'Hex-Death'? Es wurde immer wilder, aber irgendwie auch anregend. Zumindest musste sich das der früher so zielstrebige Ermittler zugestehen. Seine zunehmende Geduld gegenüber den Ausführungen der Befragten war aber wohl auch seinem herannahendem Renteneintritt geschuldet.

"Ganz einfach. Das, was in traditionellen Gesellschaften so offensichtlich ist, das wirkt auch bei uns. Zwar wirkt Ausgrenzung bei uns vermittelter und nicht so direkt, wie im Falle des sogenannten 'Hex-Death'. Aber Exklusion wirkt trotzdem und macht über psychoneuroimmunologische Prozesse viele der Betroffenen zumindest krank. Meine Aufgabe als Arzt sehe ich darin, solchen stark pathogenen gesellschaftlichen Ausgrenzungsmechanismen entgegenzutreten. Einfach gesagt, Frau Dr. Zicht trägt mit ihrer Kampagne zu noch stärkerer Ausgrenzung bei und spielt auch mit der psychischen und körperlichen Gesundheit der so ausgegrenzten Menschen. Das ist einer Medizinerin unwürdig. Deshalb bekämpfe ich das. Darauf richte ich mein Engagement! Dass es zudem noch Menschen betrifft, die noch nicht einmal gefährlicher für andere sind, als der Teil der Gesellschaft, der sie exkludiert, das macht es nur noch perfider." Das Gesicht des Arztes nahm eine leicht rötliche Tönung an. Er schien sich trotz seiner gelassen wirkenden Ausstrahlung doch in einem zumindest inneren Aufregungsmodus zu befinden. Dombusch-Maoate klebte an seinen Lippen. Fast wirkte sie ein wenig wie in Trance. Wattfedder versuchte sie mit einem durchdringenden Blickkontakt aus ihrer Gedankenwelt zu reißen. Es schien ihm gelungen zu sein, denn sie erwachte mit einer Frage.

"Mit welchen Anliegen kommen die Patienten zu Ihnen, also ich meine zu Ihnen als bekannten Kritiker bezüglich des Umgangs mit der Corona-Erkrankung?"

"Quer durch die Bank. Es gibt nicht wenige Patienten, die wegen starker Nebenwirkungen der Impfung zu mir kommen. Einige, die ein schweres Post-Vac-Syndrom mit starker Müdigkeit, neurologischen Ausfällen - wie Lähmungen - oder auch kardiovaskulären Problemen haben, die schicke ich zu Kollegen hier in Havenstadt oder Stadthafen, die die entsprechende medizintechnische Ausstattung für die Behandlung dieser Fälle besitzen. Natürlich gibt es auch Patienten mit dem Post-COVID-Syndrom nach einer Infektion mit ganz ähnlichen Einschränkungen. Nach Einschätzung meiner Kollegen, zu denen ich Patienten überweise, ist es aber so, dass sich Post-COVID deutlich besser behandeln lässt, als das Post-Vac-Syndrom. Das ist schon interessant. Übrigens, ganz nebenbei, die Symptome bei Post-COVID sind ja eigentlich lange bekannt unter dem Begriff Chronic-Fatigue-Syndrom. Das tritt bei einem gewissen Anteil von Menschen auf, häufig nach einer Virusinfektion. Beispielsweise nach einer schweren Influenza oder einer Erkrankung nach Kontakt mit dem Epstein-Barr-Virus. Für Corona hat man aber flugs eine neue Krankheitskategorie gegründet: Long- bzw. Post-COVID. Die besondere Thematisierung der Langzeitfolgen gerade nach einer Corona-Infektion spielte ja für die Pandemie-Maßnahmen und die Impf-Kampagne eine besondere Rolle. Angst hat man gerne vor Long- und Post-COVID verstärkt. Bei Berufsgruppen, die aber tatsächlich davon stärker betroffen sind, etwa Krankenpfleger, Altenpfleger oder Supermarktbeschäftigte, hat man doch lieber recht hohe Hürden vor die Anerkennung als Berufskrankheit oder beruflich bedingter Erkrankung gesetzt. Das Geld will man nicht ausgeben. Von dem Spießrutenlauf, den Menschen mit einem Post-Vac-Syndrom nach einer Impfung machen müssen, um überhaupt eine angemessene medizinische Behandlung zu erhalten, möchte ich gar nicht sprechen. Es ist ein einziger Skandal!"

Walther hatte große Mühe, seine letzten Worte in angemessener Tonlage auszusprechen. Eine ohnmächtige Wut schien in seinen Ausführungen zu liegen.

"Unangenehm viele meiner Kollegen haben sich mit der Impfung eine goldene Nase verdient. Um die 30 Euro pro Stich. Da kommen viele auf Mehreinnahmen im Monat von 3000 Euro für ihre Praxis. Und wer dann noch nicht genug hat, kann für mehr als 150 Euro die Stunde noch im Impfzentrum tätig werden. Das lohnt sich. Da ist man gerne ein mRNA-Impfbefürworter. Am besten mit einer Impfpflicht für alle. Sie sehen, das System ist so austariert, dass alle, die gebraucht werden, um zu impfen, auch ordentlich daran verdienen. Das nenne ich Motivation! Die Wissenschaftler verdienen über

Forschungsgelder, die Ärzte über das Impfen und die Pharmaindustrie über den Absatz von Millionen und Abermillionen Impfdosen." Walther lächelte bitter und faltete dabei die Hände vor seinen Kopf ineinander, als wolle er um überirdischen Beistand bitten. In die kleine Sprechpause hinein machte sich das Handy von Dombusch-Maoate bemerkbar: sssssst, ssssst, sssst. Sie bekam eine SMS und betrachtete das Display ihres Bildschirms. Wattfedder bemerkte, wie sie erbleichte. Wortlos gab sie ihr Handy an Wattfedder weiter.

"Entschuldigen Sie bitte eine Sekunde."

Er las die SMS in Windeseile: "Digitaler Terminkalender rekonstruiert. Walther war bei Zicht! Gruß Böhmer!"

Wattfedder gab Dombusch-Maoate das Mobil-Telefon zurück, entschuldigte sich für einen wichtigen Telefonanruf und verließ das Behandlungszimmer. Auf dem Flur der immer noch patientenleeren Praxis wählte er Böhmers Nummer.

"Hallo Fokko!"

"Ja, Klaus, das sind ja interessante Neuigkeiten!"

"Die Experten aus Hamburg haben letztlich doch noch gute Arbeit geleistet. Walther ist nach dem digitalen Kalender von Zicht am Tattag um 10:30 Uhr bei ihr gewesen. Er war bis 11:30 Uhr eingetragen. Um 11:40 Uhr wurde der professionell ausgeführte Löschvorgang gestartet. Somit hätte Walther den Mord begangen und danach versucht haben können, den Terminkalender im Computer zu löschen. Jetzt habt ihr ihn am Schlafittchen. Ich habe doch gewusst, dass die Spur zu den Impfverweigerern führt. Der Rest ist jetzt euer Job. Bringt ihn dazu zu gestehen. Ich setze ganz auf dich!"

Wattfedder schritt zurück in das Behandlungszimmer. Seine Kollegin hatte offensichtlich geschickt mit interessierten Fragen die Unterbrechung überspielt. Walther war noch voll in seinem Element. Offensichtlich reagierte er gerade auf einen Einwurf von Dombusch-Maoate.

"Ja, klar, Frau Kommissarin, da haben Sie verdammt recht.

Natürlich sind auch die Naturwissenschaften und insbesondere die Molekularbiologie interpretative Wissenschaften. Daher konkurrieren verschiedene Anschauungen und Ansätze miteinander. Man darf aber nie vergessen, dass Diagnose und Therapie einer Erkrankung der Geschäftslogik untergeordnet sind. Eine Interpretation einer Erkrankung hat immer dann besonders gute Voraussetzungen, um zur dominierenden Interpretation zu werden, wenn sie sich ökonomisch gewinnbringend umsetzen lässt. Schauen Sie sich an, wie beispielsweise die Anwendung von bestimmten Medikamenten durch die finanziell von der Pharmaindustrie geförderte Studienlage über Jahrzehnte empfohlen werden kann, obwohl die Evidenz der Studienergebnisse mehr als dünn ist. Die schiere Masse an Studienproduktion in bestimmten Bereichen ermöglicht immer wieder Ergebnisse, die mehr oder weniger schwache Hinweise auf eine Wirkung der in Frage stehenden Medikamente ergeben. Dann werden entsprechende zusätzliche wissenschaftliche Zeitschriften finanziert, um genügend Publikationsmöglichkeiten zu geben. Die Wissenschaftler kommen dann mit einer Unmenge an Forschungsgeldern und Publikationen zur Bewerbung auf eine Professur. Und schon werden Professuren mit Wissenschaftlern besetzt, die die entsprechenden Medikamente für sinnvoll halten. Wie kann ein unterfinanzierter Fachbereich einer unterfinanzierten Universität dem widerstehen? Mit anderen Worten: Mit Geld lässt sich enorm auf die Erkenntnisproduktion einwirken. Es gibt immer viele Ergebnisse und Interpretationen, am Ende haben jene die besten Karten, die sich gewinnbringend anwenden lassen. So ähnlich haben wir das ja am Beispiel Corona gesehen. Denken Sie an die Milliarden für Masken und Impfungen, vielfach evidenzfrei ausgegeben. Da wurde mit enormer Effizienz unter extrem geschickter Anwendung von Lobbyismus sowohl bei internationalen Organisationen als auch auf Staatsebene in einzigartiger Weise öffentliches Geld in Form von Steuern in privates Kapital umgewandelt. Zynisch kann man sagen: großartig! Und noch etwas: Die meisten Politiker sind zu Sachwaltern von Lobbyinteressen in der Krise geworden. Sie selbst glauben aber, sie seien es, die am Steuerrad der Maßnahmen gegen die Krise säßen. Dabei waren es immer kommunizierende Röhren zwischen der Bevölkerung, die voller Angst um immer stärkere Maßnahmen bettelte, und der Politik, die dies erfüllte, um Ansehen zu gewinnen. Der entscheidende Punkt war immer die Angst, die anfangs geschickt gesät und durch die einseitige Favorisierung eines bestimmten wissenschaftlichen Blicks legitimiert wurde. Lobbyismus in Vollendung!"

Wattfedder hatte sich bereits gesetzt und gab seiner Kollegin ein kurzes Zeichen, dass er die nächste Frage stellen wolle. Er beugte sich nach vorne, um Walther zu signalisieren, dass er in seinen Ausführungen etwas länger innehalten soll. Doch bevor Wattfedder zur Frage ansetzen konnte, fuhr ihm Walther dazwischen.

"Ich war übrigens am Montag bei Kerstin Zicht. Sie hatte mich zu einem Gespräch eingeladen. Ich war vormittags um halb elf, also 10:30 Uhr bei ihr. Aber nur für eine halbe Stunde. Wir hatten uns eigentlich nichts zu sagen. Wie Sie sich ja vorstellen können."

Walther hatte offensichtlich erwartet, dass Wattfedder jetzt mit genau der Frage kommen würde. Zu erahnen, dass es Neuigkeiten für die Ermittler gab, war ja nach der stummen Kommunikation über die SMS nicht allzu schwer. Wattfedder ärgerte sich, dass Walther ihm zuvorkommen konnte und somit das Überraschungsmoment nahm. Dann stellte er aber ohne Überleitung mit klarer Stimme fest: "Herr Dr. Walther, Sie hatten am Montag, am Todestag von Frau Dr. Zicht, einen Termin bei ihr. Unsere Kollegen konnten den Terminkalender des Todesopfers rekonstruieren. Sie waren bei ihr! Und zwar unmittelbar bevor nach der Auskunft unseres Forensikers ihr

Tod eintrat. Warum haben Sie uns das verschwiegen? Und sagen Sie jetzt bitte nicht, weil wir Sie ja nicht danach gefragt hätten!"

Bernd Walther verlor schlagartig seine charismatische Ausstrahlung und sein Gesicht bekam eine gräuliche Färbung. Er brauchte ganz offensichtlich einige Sekunden, um sich zu sammeln. Wieder schob er einen Stift von der einen Seite seines Schreibtisches auf die andere.

"Ich war nur ganz kurz bei ihr. Ich fand das war nicht so wichtig zu erwähnen. Und ich hatte vor allem Angst, dass man versuchen würde, mir etwas anzuhängen, wenn ich Ihnen das sage. Ich hoffte irgendwie, dass der Kelch an mir vorübergeht. Vielleicht hatte sie ja den informellen Termin mit mir nirgends vermerkt. Eben, als Sie wieder in meine Praxis eintraten, war mir schlagartig klar, dass ich das jetzt doch sagen muss. Sonst gerate ich in die Sache mit rein. Sie kennen ja das gesellschaftliche Klima gegenüber Ungeimpften. Uns traut man einfach alles zu, und ich vertraue auch den Gerichten nicht mehr. Ich habe mein Vertrauen grundsätzlich in staatliche Institutionen verloren. Das ist schrecklich. Da geht es mir nicht anders als anderen Ungeimpften. Wir sind alle mehr oder weniger traumatisiert. Ich habe immer nur Angst, dass man versucht, mich fertigzumachen. Mit dem Mord habe ich aber nichts zu tun. Wirklich – das müssen Sie mir glauben!" Wie oft hatte Wattfedder diesen Satz in seiner langen Berufslaufbahn als Ermittler schon gehört.

"Herr Dr. Walther, Ihnen musste doch klar sein, dass wir uns den Terminkalender von Kerstin Zicht anschauen. Deshalb haben Sie ihn auch gelöscht. Für uns sind Sie jetzt der Hauptverdächtige!" Dombusch-Maoate sah Walther kühl an.

"Verdammt, nein! Ich war zu naiv. Ich habe überhaupt nicht darüber nachgedacht, ob sie einen Kalender führt. Ich hoffte nur die ganze Zeit, dass ich durchkomme, wenn ich nichts über das Treffen mit ihr sage. Außerdem habe ich ihr ja auch wirklich nichts angetan!"

Der Arzt wirkte jetzt wie ein ängstliches Häuflein Elend. Wattfedder spürte fast so etwas wie Mitleid. Konnte ein Mediziner so stark kognitiv ausblenden, dass eine Ärztekammerpräsidentin einen Terminkalender führt? Eigentlich kann man sich das nicht vorstellen. Aber Wattfedder wusste, dass viele Verdächtige oft den gröbsten Fehlannahmen nachhingen. Das ging meist nicht mit ihrer Intelligenz oder Bildung einher.

"Unsere Verabredung wirkte so informell. Ich hatte sie drei Wochen vor dem Termin zufällig auf dem Marktplatz hier im Zentrum von Havenstadt getroffen." Walther zeigte durch sein Fenster in Richtung der Innenstadt. Ganz so, als lägen nicht einige Kilometer Luftlinie zwischen seiner Praxis und der City.

"Sie sagte, sie müsse unbedingt mit mir reden, weil die Ärztekammer planen würde, ein formales Verfahren gegen mich einzuleiten, in dem überprüft werden sollte, ob ich weiter Mitglied der Kammer bleiben könne. Das machen die natürlich, um mich und andere Kritiker unter Druck zu setzen. Bei mir vor allem wegen meiner Rede auf einer Demonstration für eine freie Impfentscheidung, hier in Havenstadt. Dadurch fühlte sich der Vorstand der Ärztekammer provoziert. Juristisch durchgekommen wären sie unter normalen gesellschaftlichen Bedingungen mit ihrem Ausschlussverfahren sicher nicht. Zicht wusste das auch. Sie sagte, sie würde in den nächsten Wochen aber gerne nochmal mit mir reden. Vielleicht könne man so ja die Kuh noch vom Eis kriegen. Da ich mit allen rede, habe ich ihr zugesagt, sie anzurufen, um einen Termin abzumachen. Das habe ich dann getan. Sie sagte am Telefon, dass wir uns am Montag um halb elf morgens bei ihr zu Hause treffen sollten. Sie sei ohnehin im Home-Office. Dann bin ich am Montag zu ihr."

"Erzählen Sie uns bitte, wie genau das Treffen abgelaufen ist." Dombusch-Maoate sprach langsam und mit Nachdruck.

"Ich bin mit dem Auto zu ihrer Privatadresse in Dickhausen, in die Wallhauser Heerstraße zwölf. Sie hat mich in ihrem

Arbeitszimmer empfangen. Nach ein paar Minuten durfte ich sogar die Maske abnehmen. Sie sah das wohl als eine Geste des guten Willens. Wir plauderten ein wenig über das Wetter und darüber, wo wir den letzten Urlaub verbracht hatten. Das Gespräch über den Urlaub war schon ein wenig konfliktbehaftet, weil meine Reisemöglichkeiten als Ungeimpfter ja gegen null tendierten - zumindest die legalen. Ich erzählte ihr dann, dass ich vor einem Jahr, als Havenstadt Hochrisikogebiet war, für einen Verwandtenbesuch in Mecklenburg-Vorpommern unser Auto gegen jenes meines Vaters tauschte. Der lebt in einem Landkreis in Niedersachsen, der seinerzeit kein Hochrisikogebiet war. Das Auto hatte logischerweise ein anderes Kennzeichen, so dass wir auf unserer Reise nach Mecklenburg-Vorpommern nicht zusätzlich zum Nachweis eines negativen Corona-Tests auch noch 14 Tage dort in Quarantäne mussten. So waren ja die paranoiden Bestimmungen in dem Bundesland. Hochrisikogebiete waren Landkreise oder Städte damals übrigens Werten, über die wir gegenwärtig lachen würden. Der Verwandtenbesuch galt übrigens der Schwester meiner Frau, die schwer chronisch krank ist und keine gute Prognose hatte. Eigentlich hätten wir sie nicht besuchen dürfen. Mit Kerstin Zicht diskutierte ich dann noch moralische Aspekte. Sie war der Auffassung, dass meine Frau und ich mit unserer Reise unmoralisch gehandelt hätten, weil wir gegen die Regeln verstießen. Und ich erklärte ihr, dass ein solcher Regelverstoß moralisch gerechtfertigt sei und mir im Übrigen solch unmenschliche Regeln am Arsch vorbeigingen. Naja – die Atmosphäre zwischen uns hatte sich nach der Anfangskonversation zusätzlich verdüstert. Da war nur wenig zu retten. Sie las mir dann eine vorformulierte Erklärung vor, die sie auf ihrem PC hatte. Sie wollte, dass ich durch meine Unterschrift freiwillig gegenüber der Ärztekammer erkläre, dass ich als Sprecher bei Demonstrationen beziehungsweise grundsätzlich auf Veranstaltungen in der Öffentlichkeit nicht mehr in Erscheinung treten werde, die sich gegen eine allgemeine oder berufsbezogene Corona-Impfpflicht richten. Zumindest dann nicht, wenn die Havenstädter Ärztekammer diese Impfpflicht öffentlich befürworten würde. Im Gegenzug würde die Ärztekammer von einem Verfahren gegen mich Abstand nehmen."

"Da haben Sie sich wahrscheinlich nicht drauf eingelassen?" Eine eher rhetorische Frage von Wattfedder.

"Natürlich nicht! Ich lasse mir doch nicht meine Meinung abverhandeln. Zudem habe ich auch eine Verantwortung als Arzt, die für mich darin besteht, auch öffentlich dafür einzutreten, dass niemand gegen seinen Willen zu einer medizinischen Behandlung oder Impfung gezwungen wird. Auch nicht durch sozialen Druck. Aus diesem Grund habe ich ja mein Demonstrationsrecht wahrgenommen. Und nur nebenbei: Deshalb bin ich kein Rechter. Ich habe mich immer als linkseingestellter Demokrat verstanden. Das tue ich auch heute noch – ganz egal, wie stark versucht wird, mich zu framen und Rufmord zu betreiben!"

"Man merkt Ihnen jetzt ja noch an, wie die Emotionen am Montag hochgekocht sein dürften. Zwischen Ihnen und Frau Dr. Zicht. Da hat Ihre Wut offensichtlich überhandgenommen. Sie taten, was Ihnen Ihre Wut befahl und haben anschließend den digitalen Kalender für Montag gelöscht." Dombusch-Maoate versuchte es jetzt ein wenig ruppiger.

"Das ist völliger Unsinn. Ich habe dieser Frau nichts angetan. Sie hatte nach kurzer Zeit keine Lust auf weitere Diskussionen und erklärte nur, dass ich meine berufliche Zukunft selbst in der Hand hätte. Jetzt hätte ich mich klar entschieden. Sie bedauere dies. Das weitere Gespräch sei wohl Zeitverschwendung. Sie wolle mir noch eine Woche Zeit lassen, bevor die Kammer aktiv würde. Bis dahin könne ich sie jederzeit kontaktieren. Das war's. Keine 20, vielleicht waren es 25 Minuten, später war ich schon wieder raus aus ihrem Haus. Das weiß ich ziemlich genau, weil ich noch dachte, dass ich wider Erwarten noch dreieinhalb Stunden Zeit hatte bis meine Praxis wieder öffnete. Ich hatte meine Sprechzeiten-Pause, die montags immer von 11-15 Uhr geht, um eine Stunde vorverlegt. Extra für das Gespräch mussten etliche Patiententermine verlegt werden. Kerstin Zicht war quicklebendig, als ich ihr Haus verließ!"

Dombusch-Maoate ließ sich nicht irritieren. "Warum haben Sie dann den Kalender gelöscht? Er wurde übrigens von Ihnen um 11:40 Uhr gelöscht. Sie waren also mindestens bis zehn nach halb zwölf bei Kerstin Zicht im Haus. Den Löschvorgang führten Sie, kurz nachdem Sie Frau Dr. Zicht erdrosselt hatten, durch!"

Bernd Walther blickte plötzlich sichtlich verwundert. "Was? Sie wurde erdrosselt? Das ist ja enorm grausam! Sie glauben doch nicht ernsthaft, dass ich zu so etwas in der Lage wäre."

"Wir glauben gar nichts, wir wissen aber, dass Sie unser Hauptverdächtiger sind. Es sieht nicht gut aus. Glauben Sie mir!" Wattfedder versuchte Walther weiter einzuschüchtern. Walther schlug seine Hände vor dem Gesicht zusammen. Er atmete schwer und schien langsam, aber sicher den Ernst seiner Situation zu erkennen.

"Was haben Sie gemacht, nachdem Sie die Wallhauser Heerstraße verlassen hatten?" Dombusch-Maoate beugte sich bei ihrer Frage wieder weit nach vorne und schien fast vom Stuhl zu rutschen. Sie verzog aber keine Miene.

"Ich bin zu mir in die Praxis. Das mache ich regelmäßig am Montag, um bürokratische Sachen abzuarbeiten und um mich mit der Lektüre von Fachzeitschriften fortzubilden. Am Montag haben wir ja ohnehin immer zwischen 11 und 15 Uhr geschlossen bzw. keine Sprechzeiten. Nur am letzten Montag hatten wir wegen meines Termins schon ab 10 Uhr keine Sprechzeit bis 15 Uhr. Danach ging es weiter wie immer bis 19 Uhr."

"Wann genau sind Sie in Ihrer Praxis angekommen?"

Dombusch-Maoate machte weiter.

"Das muss ungefähr eine Viertelstunde oder 20 Minuten später gewesen sein. Also gegen 11:20 Uhr. Ich kann also gar nicht den Kalender gelöscht haben, wenn das, wie Sie sagten, um 11:40 Uhr gemacht wurde"

"Hat Sie jemand gesehen? War eine Ihrer Mitarbeiterinnen da?"

"Nein. Die hatten natürlich frei bis kurz vor 15 Uhr. Ich war alleine in der Praxis."

"Herr Dr. Walther, Sie erkennen doch selbst, dass Ihre Argumentation enorm schwach ist. Sie haben nicht einmal eine einzige Person, die Ihre Anwesenheit zu der in Frage stehenden Zeit bestätigen könnte." Dombusch-Maoate setzte Walther weiter unter Druck.

"Bitte halten Sie sich zu unserer Verfügung, Herr Dr. Walther! Wir melden uns zeitnah bei Ihnen. Ich denke, Sie wissen, was das bedeutet? Ihre Situation ist nicht gerade komfortabel!" Wattfeder hatte es plötzlich eilig, mit seiner Kollegin das weitere Vorgehen abzusprechen. Im Moment würden sie so nicht weiterkommen. Dombusch-Maoate hatte Wattfedders Anliegen sofort verstanden und erhob sich, bevor Walther nochmals zu Wort kam.

"Sie müssen mir wirklich glauben: Ich bin ein Gegner der Corona-Politik, aber ich bringe doch niemanden um!"

"Herr Dr. Walther, ich muss Sie bitten, sofort zum Polizeipräsidium zu fahren. Dort wird man Ihre Fingerabdrücke nehmen! Und mit sofort meine ich sofort!"

"Und meine Patienten, die sind bestimmt schon im Wartezimmer."

"Fänden Sie es angenehmer, wenn Kollegen in Uniform in Ihre Praxis kämen, um die Sache zu erledigen?"

"Okay, ich werde gleich hinfahren. Das dauert ja wohl nicht so lange. Für die Patienten muss ich mir was einfallen lassen."

"So sieht es aus. Guten Tag, Herr Dr. Walther." Während

Wattfedder sich kühl verabschiedete, hatte Dombusch-Maoate schon die Praxis verlassen und informierte die Polizeidienststelle über das bevorstehende Erscheinen von Dr. Walther zur Abnahme seiner Fingerabdrücke. Jana Olde und Jens Grohl sollten sich darum kümmern.

Nachdem auch Wattfedder die Praxis verlassen hatte und am mittlerweile gut gefüllten Wartezimmer vorbeigekommen war, beschlich ihn kurz ein schlechtes Gewissen, Walther zur sofortigen Aufnahme seiner Fingerabdrücke verpflichtet zu haben. Aber, so rechnete Wattfedder kurz die Wegstrecke von Walther zum Präsidium, um Fingerabdrücke abzugeben, würde das ganze Prozedere eigentlich nicht mehr als 30 bis 40 Minuten in Anspruch nehmen. Es gab also Hoffnung für die wartenden Patienten auf eine ärztliche Behandlung. Vor der Tür traf Wattfedder auf Dombusch-Maoate, die keine fünf Meter neben der Eingangstür stand und gerade ihr Handy in die Tasche ihres Mantels steckte.

"Paula, lass uns die Lage mal kurz bei einem Kaffee besprechen. Im Westtor-Viertel gibt es im DaViva einen guten Kaffee. Außerdem", Wattfedder musste schmunzeln, "habe ich meinen heutigen Test wieder vergessen."

"Okay, im DaViva wird ja nicht groß nachgefragt." Dombusch-Maoate zwinkerte mit dem linken Auge. Schnurstracks schritten Wattfedder und Dombusch-Maoate zum Volvo und durchquerten Hafenstadt. Sie hielten nicht weit entfernt vom DaViva. Zu Wattfedders Freude war sein Lieblingstisch zwischen Tresen und Fensterfront frei. Dort nahmen sie Platz und setzten ihre Masken ab. Sie atmeten durch und bestellten zweimal Kaffee.

"Jetzt haben wir es wohl doch mit einem Querdenker als echten Hauptverdächtigen zu tun. Da wird sich Böhmer ja freuen." Wattfedder wollte nicht zu sehr zeigen, dass es ihn eigentlich ärgerte. Böhmer nervte ihn schon die ganze Zeit enorm. Und jetzt schien er auch noch auf dem richtigen Dampfer zu sein.

"Abwarten – ich bin mir da noch nicht so sicher." Dombusch-Maoate stütze ihren Kopf mit einer Hand ab. "Von den Spritzen im Körper von Zicht weiß Walther ja offiziell nichts. Er hat auch nicht davon gesprochen. Wenn seine Fingerabdrücke nicht darauf zu finden sind, dann ist unsere Beweislage immer noch recht dünn."

"Es ist aber auch wiederum schwer vorstellbar, dass er so dumm ist und seine Fingerabdrücke auf den Spritzen hinterlässt. Vielleicht ist ja bei der Tatausführung etwas schiefgegangen und er hat seine Sorgfalt falsch eingeschätzt. Nach aller Wahrscheinlichkeit dürfte es ja sein erster Mord gewesen sein. Sofern er der Täter tatsächlich war..." Wattfeder nickte der Bedienung des DaViva dankend zu, als sie die beiden Kaffees vor ihm und seiner Kollegin abstellte.

"Wenn wir davon ausgehen, dass die drei Spritzen nach der Tat und ohne Inhalt in die Haut von Dr. Zicht gestochen wurden, so müsste Walther damit auch eine Warnung verbunden haben. Nach dem Motto, seht her Ihr Impffanatiker, wir können zurückschlagen. Das entsprechende Sendungsbewusstsein ist ihm durchaus zuzutrauen und vielleicht hat er sich so sehr in das Thema verbissen, dass er den Kontakt zur Realität verlor und sich in der Rolle des Weltenretters sah. Das wäre nicht das erst Mal der Fall, dass ein Täter jedes Maß verliert."

"Wir müssen unbedingt auch herausfinden, ob Walther tatsächlich schon vor 11:40 Uhr in seinem Büro war. Wir sollten Jana Olde und Jens Grohl mit einem Foto von Walther in die Einkaufspassage gegenüber seiner Praxis schicken. Vielleicht hat jemand Walther gesehen. Er ist Arzt und viele werden ihn in dem Sozialwohnungsgebiet kennen und erkennen, wenn er auf der Straße rumläuft oder in seine Praxis geht. Was meinst Du, Fokko?"

Dombusch-Maoate hatte vollkommen recht. "Paula, könntest du Olde und Grohl entsprechend instruieren?"

"Klar – ich rufe gleich an!" Dombusch-Maoate holte ihr Handy aus der Hosentasche und ging kurz vor die Tür des DaViva. "Deine Maske!" rief Wattfedder noch. Es war aber schon zu spät. Dombusch-Maoate war ohne Maske durch das Café gegangen. Wattfedder blickte schulterzuckend zur Bedienung. Diese schmunzelte nur und sagte: "Die Leute vom Ordnungsamt sind vor einer halben Stunde hier durch. Die kommen nicht gleich wieder."

Wattfedder sagte nichts und trank einen großen Schluck Kaffee. Er schaute auf sein Handy. Lindy hatte ein Foto von Göteborg im Schnee gesendet. Sie strahlte gemeinsam mit Lasse morgens vor ihrem Haus um die Wette. Wahrscheinlich war das Foto bereits am Sonntag entstanden, so mutmaßte Wattfedder. Da erfuhr er von Maike etwas über den starken Wintereinbruch in Schweden. Wattfedder musste beim Anblick des Fotos lächeln. Schön, dass seine Tochter so vergnügt wirkte. Schlagartig fühlte auch er sich gut – trotz der für ihn schwer verdaulichen Entwicklung in seinem Fall. Sollte Böhmer wirklich recht haben? War der Fall so einfach? Ärztlicher Querdenker tötet zur Abschreckung die Präsidentin der Ärztekammer? Wattfedder musste zugeben, dass die meisten der Mordfälle, die er in seinem langen Berufsleben bearbeitete, tatsächlich durch die Verfolgung der offensichtlichsten Spuren gelöst wurden. Sollte Walther aber Zicht auch noch die Injektionsspritzen in den Körper gestochen haben, so musste er das vorher geplant haben. Die Spritzen lagen sicher nicht bei Zicht im häuslichen Arbeitszimmer herum. Die Strangulation aus Wut in der Folge von Kontrollverlust ist als verhältnismäßig spontane Handlung denkbar. Allerdings auch nur, wenn gerade ein Seil oder eine Schnur greifbar ist. Aber die Sache mit den Spritzen. Naja, es blieb abzuwarten, was die Vergleiche der Fingerabdrücke ergeben würden.

"Olde und Grohl drucken sich das Foto von Walther auf der Praxis-Webseite aus." Dombusch-Maoate hatte wieder ihren

Platz neben Wattfedder eingenommen. "Damit gehen sie gleich los und nehmen sich die kleine Einkaufspassage gegenüber der Praxis vor. Mal sehen, ob sie was herausbekommen. Vielleicht wurde er doch in der fraglichen Zeit dort gesehen. Die Fingerabdrücke haben Grohl und Olde schon genommen. Sie werden gerade verglichen. Die Kriminaltechnik meldet sich bei mir, wenn das Ergebnis des Vergleichs vorliegt."

Wattfedder und Dombusch-Maoate bestellten nochmals Kaffee. "Fokko, ich muss dich das mal fragen...", Dombusch-Maoate druckste ein wenig herum, "...also, du und der Böhmer. Was ist das eigentlich für eine Geschichte? Du kommst völlig aus dem Nichts nach Havenstadt auf eine Position, die es vorher nie gab. Gleichzeitig ist der Polizeipräsident immer im Hintergrund am Wirbeln und Steuern. Was verbindet euch? Er kennt dich doch nicht erst seitdem du hier in Havenstadt bist." Wattfedder hatte schon darauf gewartet. Irgendwann musste die Frage ja mal kommen. Dombusch-Maoate war natürlich intelligent genug, um zu bemerken, dass es da schon eine längere Geschichte zwischen Wattfedder und Böhmer gab. Wattfedder pustete in seine Kaffeetasse, die die immer freundliche Bedienung gerade vor ihm abgestellt hatte. Er nahm die Tasse in die Hand und prostete Dombusch-Maoate mit seinem Kaffee zu.

Zehn Minuten später war seine Kollegin eingeweiht und wusste um Wattfedders delikate Situation. Sie versprach, niemanden in der Havenstädter Polizei die Geschichte weiterzuerzählen. Obwohl es tatsächlich auch eine schöne Geschichte war, fand Dombusch-Maoate. Insbesondere der Teil mit dem Missverständnis um den Atemalkoholtest Böhmers. Sie mochte Wattfedder.

Wattfedders Handy klingelte. "Böhmer" raunte er seiner Kollegin zu. Nun ging er vor die Tür des Cafés und vergaß, seine Maske aufzusetzen. Dombusch-Maoate sagte nichts. Zwei Gäste am Nachbartisch schüttelten genervt mit ihren Köpfen.

"Hallo Klaus, was gibt´s?"

"Bingo, Fokko. Ich dachte, ich melde mich mit so einem schönen Ergebnis wieder persönlich bei dir: Die Fingerabdrücke auf den Spritzen stimmen mit denen von Walther überein. Ich denke der Fall dürfte damit kurz vor der Aufklärung stehen. Ihr müsst jetzt nur noch ein Geständnis rauskitzeln." Wattfedder musste sich erst einmal für ein paar Sekunden sammeln. Zu sehr hatte er noch auf eine andere Entwicklung des Falles gehofft.

"Danke für Deinen Anruf. Ein wirklich wichtiges Ergebnis. Walther behauptet ja, er hätte schon vor der Löschung des Terminkalenders das Haus von Kerstin Zicht verlassen. Er hat aber keine Zeugen dafür."

"Siehst du, Fokko, da habt ihr ihn am Kanthaken! Es liegt doch vieles auf der Hand. Es gibt seine Fingerabdrücke, er hat kein Alibi für den Tatzeitpunkt, und er hat ein Motiv: sein Hass auf die zentrale Promoterin der Impfkampagne in unserem impffreudigen Bundesland. Nicht nur, dass er Zicht dafür hasste, nein, er wollte auch andere Befürworter davor warnen, ihre Stimmen zu stark in die öffentliche Diskussion einzubringen. Voilà – das passt doch alles zusammen bei den Querdenkern! Und Havenstadt hat gezeigt, dass unsere solidarische Gesellschaft sich wehrhaft gegen rechtsoffene Egoisten stellt. Eine gute Botschaft aus Havenstadt. Der Innensenator und die Bürgermeisterin werden begeistert sein. Gute Arbeit auch von dir, Fokko!" Böhmer klang gradezu euphorisch. "Du musst jetzt nur noch den Sack zumachen. Viel Glück!"

"Danke. Aber ganz ehrlich, ich kann mir immer noch nicht vorstellen, dass Walther die Spritzen, die er am Tatort im Körper des Opfers hinterlässt, mit seinen Fingerabdrücken verziert."

"Fehler macht jeder. Gerade, wenn Stress im Spiel ist. Egal, seine Abdrücke sind auf den Spritzen, das zählt."

"Das ist richtig. Dann noch einen schönen Tag, Klaus!"

"Dir auch. Meiner wird gut!"

Wattfedder ging wieder zu seinem Platz im Café – wieder vergaß er seine Maske. Die zwei Gäste am Nebentisch stöhnten auf. Wattfedder nahm es nicht wahr. Er berichtete Dombusch-Maoate von seinem Telefonat mit Böhmer.

"ssssst, sssst, sssst" Dombusch-Maoate bekam eine Nachricht auf ihr Smartphone. "Ah, Rosemarie Kuhlke hat sich gemeldet. Sie schreibt, dass sie für uns den Bericht der Kriminaltechnik zu den E-Mails auf dem Computer von Kerstin Zicht entgegengenommen hat. Keine echten Neuigkeiten. Viele Hassmails – alle anonym. Aber, auffallend häufig gibt es einen Mailverkehr mit einem Thorsten Fritsch. Der Mailverkehr mit ihm hat offensichtlich nichts mit ihrer Funktion als Präsidentin der Ärztekammer zu tun. Es geht immer wieder um Einnahmen der Praxis von diesem Dr. Fritsch. In den Mails wirft er Kerstin Zicht irgendwelche Unregelmäßigkeiten vor. Ganz schlau wird man daraus aber nicht. Er erwartet von ihr aber ein nicht näher definiertes finanzielles Entgegenkommen. So schreibt es zumindest Rosemarie. Achja, auch noch Gruß an Dich!"

Wattfedder lächelt säuerlich: "Danke für den Gruß! Wir sollten die Sache im Hinterkopf behalten. Zunächst müssen wir uns aber um Walther kümmern. Wenn er der Täter ist, dann brauchen wir keine Nebengleise mehr zu verfolgen." Dombusch-Maoate nickte.

"Ich werde mal bei Grohl und Olde nachfragen, ob sie jemanden ausfindig machen konnten, der Walther am Tattag vor 11:40 Uhr in der Nähe seiner Praxis gesehen hat. Wenn nicht, dann können wir ihn gleich mit aufs Präsidium nehmen." Dombusch-Maoate erhob sich, hielt inne und zog eine Maske aus ihrer Hosentasche, die sie sich aufsetzte noch bevor sie sich ganz vom Tisch erhoben hatte. Wattfedder lächelte anerkennend.

Nach wenigen Minuten kam seine Kollegin wieder in das Lokal zurück und legte bereits auf dem Weg zum Tisch ihre Maske ab. Die Gäste am Nachbartisch jaulten leise aber vernehmbar protestierend. Dombusch-Maoate überhörte sie.

"Unglaublich, Fokko". Sie war geradezu außer Atem. "Jana Olde hat einen Kioskbesitzer, einen Herrn Achmet Muhamdy, ausfindig gemacht. Dieser behauptet, Walther am Montag, gegen 11:20 Uhr, gesehen zu haben. Er hätte sich gewundert, dass Walther eine Viertelstunde später als gewöhnlich an Montagen an einer Tür zwei Hauseingänge neben seiner Praxis geklingelt habe. Ihm sei das aufgefallen, weil er immer gegen kurz nach elf am Montag eine Lieferung für sein Sortiment erhält. Ziemlich immer dann, wenn Walther seine Praxis verlässt und zwei Eingänge weiter klingeln würde. Nur am letzten Montag war es wohl anders. Walther war später dran, nämlich um 11:20 Uhr. Das weiß Herr Muhamdy so genau, weil die Lieferung immer ungefähr zehn bis zwölf Minuten in Anspruch nimmt. Er guckt von seinem Laden aus direkt auf die Haustür, an der Walther immer klingelt. Und noch etwas hatte der gute Mann beobachtet: Bernd Walther scheint eine junge Frau zu besuchen. Diese hätte einige Male, so der Kioskbetreiber, aus einem Fenster im zweiten Stock des Hauses auf die Straße geschaut und ein oder zweimal auch das Fenster geöffnet und Walther kurz zugewinkt. Achmed Muhamdy vermutet, dass die beiden mehr verbindet als eine platonische Beziehung, denn die Frau sei manchmal etwas spärlich bekleidet gewesen, wenn sie sich am Fenster zeigte. Mehr wollte er aber nicht dazu sagen."

Wattfedder war beeindruckt.

"Gute Arbeit von unseren jungen Kollegen! Ich würde sagen, wir machen uns nochmal auf zu Dr. Walther und konfrontieren ihn mit unseren Ergebnissen."

"Er wird durchdrehen, wenn er heute abermals seine Sprechstunde unterbrechen muss. Aber, was soll´s!"

Dombusch-Maoate griff zum Telefon und verständigte die Praxis Walther von ihrem bevorstehenden Besuch.

Nach zwanzig Minuten standen die beiden Ermittler vor der Tür der Praxis Walther. Eine der Praxisassistentinnen erwartete Wattfedder und seine Kollegin bereits an der Tür.

"Ihre Masken können Sie ruhig ablegen. Wir haben abermals alle Patienten nach Hause geschickt und mit einem anderen

Termin vertröstet. Zum Teil haben wir sie zur Praxis einer Kollegin von Dr. Walther, Dr. Anne Sosa, allerdings in Petersbremm, geleitet. Die Praxis Sosa macht oft die Vertretung für unsere in der Urlaubszeit und umgekehrt, obwohl es eigentlich etwas weit ist", erläuterte die Praxisassistentin während Dombusch-Maoate plötzlich ganz bleich aussah.

"Alles in Ordnung bei dir?" Wattfedder erschien besorgt.

"Ja, ja, ist nur der Kreislauf. Niedriger Blutdruck – habe ich manchmal." Dombusch-Maoate versuchte Wattfedder schnell zu beruhigen.

"Dann folgen Sie mir bitte. Sie kennen den Weg ja schon."

Wattfedder und Dombusch-Maoate folgten und gingen am fast leeren Wartezimmer vorbei auf die Tür des Behandlungszimmers zu. Dr. Walther saß wie zuvor hinter seinem Schreibtisch und blickte freundlich.

"Heute haben Sie mir den Behandlungstag aber vollständig zerschossen. Was kann ich noch für Sie tun. Zeit habe ich jetzt. Die Patienten habe ich an eine befreundete Praxis weitergeleitet. Gut für das Geschäft ist so etwas nicht." Walther wirkte nicht sonderlich alarmiert ob ihres zweiten Besuchs. Er schien keine besonders großen Befürchtungen zu haben. Zumindest sah man es ihm nicht an.

Wattfedder setzte sich auf denselben freien Stuhl wie wenige Stunden zuvor. Ebenso Dombusch-Maoate.

"Herr Dr. Walther, im Körper des Opfers, genauer gesagt im Schulterbereich, steckten drei Spritzen. Sie enthielten teilweise Reste von Impfstoffen, allerdings keine, die auf eine Corona-Schutzimpfung hingewiesen haben. Der Täter hat leere Kanülen und Ampullen in den Körper des Opfers gestochen." Walther schluckte erkennbar. Sein Hals färbte sich mit kleinen hektischen Flecken.

"Mein Gott! Das ist ja furchtbar! Wer macht so etwas?"

"Das fragen wir Sie, Herr Dr. Walther. Ein Vergleich Ihrer Fingerabdrücke mit denen auf den Spritzen ist positiv ausgefallen. Ihre Fingerabdrücke befinden sich auf allen drei Spritzen. Sowohl auf den Kanülen als auch auf den Ampullen!" Dombusch-Maoate konfrontierte ihn.

"Das kann gar nicht sein. Warum sollte ich so etwas tun. Ich war nur bis elf Uhr bei ihr. Sie hat mich doch schon um elf Uhr aus ihrem Arbeitszimmer herauskomplimentiert. Dann bin ich in meine Praxis. Sie lebte und war quicklebendig. Ich kann sie nicht ab und verurteile ihren Karrierismus, der rücksichtslos ist. Ich bringe sie aber deshalb nicht um, verdammt nochmal!" Walther steigerte sich in eine extreme Empörung hinein. "Ich weiß nicht, wie meine Fingerabdrücke an diese Scheiß-Spritzen gekommen sind! Da will mich doch irgendjemand fertigmachen!"

"Herr Dr. Walther, warum lügen Sie uns an?" Wattfedder sprach ruhig und bestimmt.

"Was? Warum sollte ich lügen?"

"Sie waren am Montag gar nicht in Ihrer Praxis, nachdem sie von Dr. Zicht nach Neudeich zurückkehrten. Sie sind gleich dorthin gegangen, wo sie montags regelmäßig einen Besuch abstatten. Zwei Eingänge weiter! Sie wurden beobachtet."

Dr. Walther tippte nervös mit seinen Fingern auf die Tischplatte. Sein linkes Augenlid zitterte erkennbar.

"Scheiße! Können Sie mir versprechen, dass meine Frau davon nichts mitbekommt? Bitte, das müssen Sie!"

"Herr Dr. Walther", Dombusch-Maoate verzog keine Miene, "wir ermitteln in einem Mordfall! Wir können Ihnen nicht garantieren, dass Ihre Frau nicht davon Kenntnis erhält, wenn es für unsere Ermittlungen wichtig ist. Wir können Ihnen aber größtmögliche Diskretion zusichern. Sie sollten nicht vergessen, dass es für Sie von großem Vorteil sein könnte, ein Alibi zu haben. Das müssten Sie aber auch selbst wissen!"

Walther versuchte ganz offensichtlich, sich durch tiefes Ein- und Ausatmen zu beruhigen. Es schien zu gelingen.

"Meine Frau und ich – wir sind seit dreißig Jahren zusammen

und haben zwei erwachsene Kinder. Ich liebe meine Frau, und wir führen eine harmonische Ehe. Sie hatte mich damals schon nach Afrika und in den Südpazifik begleitet. Wir waren immer ein tolles Team. Sie ist Anthropologin und war daher schon durch ihr Studium hochinteressiert an den Menschen der Regionen, in denen ich im ärztlichen Entwicklungsdienst tätig war. Wir hatten dort sehr schöne Jahre. Ich konnte vielen Patienten helfen, und sie schrieb einige Bücher über traditionelles Medizinverständnis der Menschen dort. Das war eine wundervolle Zeit. Und auch später – mit unseren Kindern – wir hatten eigentlich durchweg eine sehr gute Beziehung. Ich könnte sie niemals verletzen..." Er schluchzte ganz leise. "Ja...und dann kam Irina vor zwei Jahren in meine Praxis. Sie stellte sich vor und wurde Teil unseres Teams. Wir kamen nicht voneinander los. Sie wohnt auch gleich hier in der Nähe...also im Grunde zwei Türen weiter. Am Montag hat sie frei, und ich besuche sie dann. Immer in der Sprechzeiten-Pause am Montag, so ab elf Uhr. Offiziell weiß niemand davon. Ob die anderen Mitarbeiterinnen in der Praxis etwas ahnen – das weiß ich nicht. Ich glaube aber nicht. Wir passen extrem auf...Aber, wer weiß... Ihnen muss es ja auch jemand gesagt haben. Meine Frau darf das nie erfahren. Es würde ihr das Herz brechen, bitte!" Walther klang verzweifelt.

"Also ja, ich war am Montag nach meiner Rückkehr bei Irina."

"Können Sie uns bitte den vollständigen Namen nennen?"
"Irina Meierle"
"Und Irina Meierle wohnt wo?" Wattfedder hasste es, wenn er bei seinen Ermittlungen den Verdächtigen alles aus der Nase ziehen muss.

"Sie wohnt, wie gesagt, zwei Eingänge weiter, in der Salker-Str. 156."

"Also gut, Herr Dr. Walther, wir werden das überprüfen. Sollten Ihre Angaben stimmen, bliebe immer noch die Frage, wie Ihre Fingerabdrücke an die Spritzen gekommen sind. Haben Sie da eine Idee?"

"Idee, Idee! Was soll ich da denn für eine Idee haben? Ich kann mir das nicht erklären. Wirklich nicht!"

"Was passiert mit Ihren Injektionsspritzen nach einer Impfung?"

"Wir haben extra Behälter für medizinische Abfälle. Das sind zertifizierte Spezialabfallbehälter. Für die Spritzen sind es die bruch- und stichfesten Spritzenboxen. Sie sind verschlossen und werden je nach Bedarf auch mehrmals in der Woche zur Entsorgung abgeholt."

"Also hätte sich jemand die Spritzen vor der Entsorgung oder während der Entsorgung aneignen können?"

"Theoretisch schon, aber wer sollte so etwas tun? Vor allen Dingen, wie sollte das gehen, mit meinen Fingerabdrücken drauf? Wenn meine Angestellten den Patienten eine Injektion geben, und sie die Spritzen nicht entsorgen würden, dann wären ja ihre Fingerabdrücke nachzuweisen und nicht meine. Außerdem tragen wir alle Einweghandschuhe bei der Injektionsgabe." Walther wirkte konsterniert.

"Okay, Herr Dr. Walther, bitte halten Sie sich zu unserer Verfügung und verlassen Sie Havenstadt bitte nicht. Das wäre es zunächst." Wattfedder signalisierte seiner Kollegin, dass es Zeit zum Aufbruch sei. Dombusch-Maoate und Wattfedder erhoben sich fast synchron von ihren Stühlen, gingen zur Tür und ließen den verstört wirkenden Allgemeinarzt in seinem Behandlungszimmer allein zurück. Nach einer knappen, aber freundlichen Verabschiedung von der noch an der Anmeldung sitzenden Assistentin, erreichten die beiden Polizisten auch schon die Ausgangstür der Praxis und schritten auf den Gehweg.

"Uff, das ist ja mal wieder was! Er betrügt dauerhaft seine Frau, die er eigentlich liebt." Dombusch-Maoate strich sich eine Haarsträhne aus dem Gesicht. Der Wind in Havenstadt hatte wieder zugenommen. "Aber, hey, ich will ja jetzt auch nicht den

Moralapostel spielen", Dombusch-Maoate schmunzelte über ihren plötzlichen Anflug von anständiger Ehemoral.

"Paula, ich werde das Gefühl nicht los, dass wir irgendetwas übersehen haben. Woher wissen wir eigentlich, ob Kerstin Zicht alle Termine in ihren digitalen Terminkalender eingetragen hatte? Wenn Walther tatsächlich bereits um 11:20 zu Irina Meierle gegangen ist - wir sollten das gleich bei ihr überprüfen, wenn wir schon einmal hier sind – kann er ja unmöglich ihren Terminkalender um 11:40 Uhr gelöscht haben. Damit würde er als Täter ausscheiden."

Dombusch-Maoate schien kurz zu überlegen. "Das Auto! Ja, klar! Wir müssen uns noch mit dem Wagen von Zicht beschäftigen. Der war am Montag schon seit den Morgenstunden in einer Kfz-Werkstatt wegen eines Problems am Anlasser. Sie hat häufig, aber nicht täglich, nach den Schilderungen ihres Mannes, mit dem Wagen zwischen ihrem Büro in der Ärztekammer und ihrem Arbeitsplatz zu Hause gependelt. So steht es zumindest im Bericht der Kriminaltechnik. Sie wollten sich das Auto heute noch anschauen, weil es aus der Werkstatt kommen sollte. Vielleicht finden sich da ja auch noch Anhaltspunkte. Ihr Handy wird da nicht zu finden sein – das wurde schon gecheckt. Aber vielleicht hatte sie ja auch noch einen ganz normalen Taschenkalender. Vielleicht schrieb sie sich manche Termine ja auch noch ganz im alten Stil auf. Das tun ja viele Menschen noch, zumindest, wenn sie über fünfzig sind..." Dombusch-Maoate schien zu bemerken, dass ihr Gegenüber auch nicht jünger war – im Gegenteil! "Hast du denn alle Termine nur in einem digitalen System?" Wattfedder fasste mit seiner linken Hand in seine Jackentasche und zog seinen kleinen Taschenkalender hervor. "Okay, keine weiteren Fragen." Beide lachten auf.

Irina Meierle war eine hübsche Frau von Anfang dreißig und offensichtlich bereits auf den Besuch von Wattfedder und Dombusch-Maoate vorbereitet. "Sie brauchen Ihre Maske nicht, ich lasse das Fenster auf Kipp", empfing Irina Meierle die beiden Ermittler zunächst gefasst. Walther hatte sie wohl bereits darüber verständigt, dass die Polizei sich bei ihr melden würde wegen seines Alibis. "Wir wollten das immer beenden", schluchzte sie dann aber doch, "aber es hat nie geklappt". Sie bestätigte, dass Walther am vergangenen Montag gegen kurz vor halb zwölf Uhr mittags bei ihr gewesen sei. Und, ja, dies sei ein wenig später als an fast allen übrigen Montagen gewesen, weil Walther einen Termin bei der Ärztekammer hatte. "Bitte sagen Sie nichts seiner Frau – ich mag sie auch. Sie ist immer sehr freundlich und zuvorkommend zu uns allen in der Praxis. Es geht sehr wertschätzend zu, wenn sie dort zu Besuch ist."

"Wir haben bereits Herrn Dr. Walther versichert, dass wir alles tun werden, um ein Höchstmaß an Diskretion zu wahren. Aber es ist nun einmal ein Mordfall, in dem wir ermitteln. Und natürlich hat die Lösung des Falles Priorität." Wattfedder und Dombusch-Maoate erfuhren von Irina Meierle, dass zurzeit drei Medizinische Fachangestellte in der Praxis beschäftigt seien: Sandra Nöller, Clara Schmidt und eben Irina Meierle. Bis Laura Winter die Praxis verlassen hat, seien sie sogar zu viert gewesen. Die Kündigung seitens Laura Winter habe sie alle sehr bewegt. Sie habe mit den grundsätzlich unterschiedlichen Anschauungen zu Corona von Laura Winter und Dr. Walther zu tun gehabt. Laura Winter habe Dr. Walther angelastet, dass er Corona verharmlosen würde. Sie war persönlich betroffen, weil ihre Großmutter an dem Virus verstorben sei. "Wir hatten uns alle immer gut verstanden - alle fünf, inklusive Bernd, äh Dr. Walther." Irina Meierle errötete nach ihrem vertraulichen Versprecher. "Aber dann kam Corona und die Stimmung in der Praxis verfinsterte sich. Dr. Walther war skeptisch gegenüber den staatlichen Maßnahmen und hielt sie sogar für kontraproduktiv und gefährlich, während Laura die Maßnahmen nicht weit genug gehen konnten – insbesondere nachdem ihre Großmutter in die Klinik eingeliefert wurde."

"Sagen Sie, Frau Meierle, wie wird eigentlich mit Spritzen nach der Injektion in Ihrer Praxis umgegangen?"

"Die kommen unmittelbar nach der Injektion in spezielle Abfallbehälter. Die sind verschlossen und werden zur Entsorgung abgeholt. Das geht sehr professionell. Schon aus Arbeitsschutzgründen."

"Wer impft in Ihrer Praxis? Also ich meine jetzt nicht gegen Corona. Die ganz normalen Impfungen."

"Das dürfen wir alle. Das machen wir Medizinischen Fachangestellten oder, je nach personeller Anwesenheit, auch Dr. Walther. Da gibt es keine feste Regelung. Manchmal bittet Dr. Walther uns darum, manchmal macht er das selbst. Warum?"

"Ach, nur so – reine Routine." Dombusch-Maoate wiegelte ab. Sie bekam eine Meldung auf ihr Smartphone. "Oha!" Sie zeigte die Meldung Wattfedder, der ein erfreutes Gesicht machte. Aus der Meldung ging hervor, dass die Kriminaltechnik sich mit dem Privatwagen von Kerstin Zicht heute befasst hatte und keine Auffälligkeiten finden konnte. Außer – ja – außer einem kleinen Kalender, den sie offensichtlich als Terminverzeichnis nutzte. Der Kalender war sehr klein – kleiner als DIN-A6-Format. Auffällig seien mehrere verzeichnete Termine in den letzten Wochen. Immer abgekürzt mit TF. Alle anderen verzeichneten Termine fanden sich auch in dem digitalen Terminverzeichnis. Ausschließlich die Treffen mit TF fehlten dort.

"Frau Meierle, haben Sie vielen Dank für Ihre Kooperation. Wir werden eventuell noch einmal auf Sie zurückkommen." Wattfedder hatte es jetzt eilig. Dombusch-Maoate folgte ihm. Schnell standen sie wieder auf dem Gehweg vor dem Haus und unweit der Praxis von Dr. Walther. Es dämmerte. Zu dieser Jahreszeit meldete sich die Dunkelheit extrem früh und der zwischenzeitlich aufgekommene Wind hatte auch noch nicht nachgelassen. Wortlos und entschlossen schritten Wattfedder und seine Kollegin zum Volvo, der auf einem kleinen Parkplatz keine 300 Meter neben der Praxis Walther stand. Beide setzten sich ins Auto und dachten angestrengt nach. Jetzt nur keine Fehler machen. Für Wattfedder war klar, dass der Fall in eine entscheidende Phase eintrat. Jetzt galt es, nicht nur dem Verstand alleine zu folgen, sondern auch die Intuition zuzulassen. Er überlegte und war gleichzeitig gespannt darauf, wie er dabei mit seiner Kollegin harmonieren würde. Seine Erfahrung hatte ihm vielfach gezeigt, dass ein gemeinsames Gefühl der Ermittler in einem Fall eine ganz wichtige Voraussetzung für eine erfolgreiche Arbeit war.

"Wir müssen nochmal auf ein Nebengleis schauen!"

"Da bin ich deiner Meinung!" Dombusch-Maoate war schon dabei, online zu forschen, was auf die Schnelle zu Dr. Kerstin Zicht zu finden war. Gab es Spuren zu TF? Natürlich konnten sie es von ihren Mitarbeitern prüfen lassen. Und das würden sie auch tun, wenn ihre Aktivitäten ergebnislos sein sollten. Aber beide hatten tatsächlich das Gefühl, dass sie jetzt schnell einer Spur folgen mussten.

"Ich hätte da was!" Dombusch-Maoate blickte geradezu begeistert zu ihrem Kollegen. "Kerstin Zicht hat vor ziemlich genau drei Jahren ihre orthopädische Praxis an einen gewissen Dr. Thorsten Fritsch abgegeben. So ist es im Havenstädter Ärzterundbrief vermerkt. Offensichtlich der Fritsch, mit dem sie vor ihrem Tod Mailverkehr hatte, wie wir von Rosemarie wissen. Dr. Thorsten Fritsch hat erstaunlicherweise sogar zwei Facharztausbildungen. Er ist Neurologe und Orthopäde. Die Zulassung hat er als Orthopäde. Thorsten Fritsch könnte durchaus TF sein!" Dombusch-Maoate war über ihr schnelles Ergebnis selbst verblüfft. "Manchmal ist es einfacher als man denkt!"

"Diese doppelte Facharztausbildung. Das kommt mir irgendwie bekannt vor. Da hatten wir doch schon einmal einen Vertreter dieser seltenen Spezies, oder?"

"Ja, klar, Dr. Meinhardt, der Vizepräsident der

Ärztekammer! Wir haben es in unserem Fall mit ganz schön vielen Koryphäen zu tun." Natürlich hatte Dombusch-Maoate das bessere Gedächtnis. Wattfeder nahm es nun neidlos zur Kenntnis. Irgendwie war er schon gelassener geworden: "Super, Paula!"

"Ich rufe mal bei Carsten Schlocht an. Als Ehemann von Kerstin Zicht muss er doch wissen, was dieser Dr. Thorsten Fritsch von seiner Frau wollte. Wir sollten ihn zunächst nach Anhaltspunkten für unser Gespräch fragen, bevor wir Thorsten Fritsch einen Besuch abstatten. Was meinst Du, Fokko?

"Perfekt. So machen wir das!" Kaum hatte Wattfeder das letzte Wort ausgesprochen, da wählte seine Kollegin schon Schlochts Mobil-Nummer. Sie aktivierte die Freisprechfunktion ihres Smartphones. Nach viermaligem Klingeln nahm Schlocht ab.

"Hallo, hier Carsten Schlocht."

"Hallo, Herr Schlocht, Oberkommissarin Dombusch-Maoate am Telefon. Moin! Ich melde mich bei Ihnen, weil wir gerne von Ihnen wissen möchten, was Sie zum Verhältnis Ihrer Frau zu dem Nachfolger in Ihrer Praxis, Herrn Dr. Thorsten Fritsch, sagen können." Schlocht sagte kein Wort. Er schwieg unangenehm lange.

"Herr Schlocht, sind Sie noch dran?"

"Ja, natürlich. Ich habe mich nur gewundert, wie Sie auf diese Frage gekommen sind."

"Wir sind im Rahmen unserer Ermittlungen darauf gestoßen, dass Dr. Fritsch sich sehr wahrscheinlich in den letzten Monaten mehrfach mit Ihrer Frau getroffen hatte. Meist bei ihr im häuslichen Arbeitszimmer."

"Das kann sein. Ich hatte davon keine Kenntnis."
"Worum könnte es bei diesen Treffen denn gegangen sein? Haben Sie da eine Idee?" Dombusch-Maoate blickte Wattfeder an und verzog dabei die Augenbrauen.

"Also, was ich von Kerstin gehört hatte, aber das wusste ich schon seit längerer Zeit, ist, dass Fritsch unzufrieden war mit dem betriebswirtschaftlichen Ergebnis der Praxis. Er hatte sich da wohl mehr erhofft. Deshalb hat er sich manchmal bei Kerstin beschwert."

"Heißt das vielleicht, er hat seiner Meinung nach zuviel für die Übernahme der Praxis gezahlt?"

"Schwer zu sagen. Der Umsatz und der Gewinn der Praxis hängen natürlich auch davon ab, ob sie kompetent geführt wird. Vielleicht war Fritsch da nicht so clever wie Kerstin. Genaueres weiß ich aber nicht."

"Vielen Dank Herr Schlocht. Sollte Ihnen noch etwas einfallen, dann melden Sie sich bitte!" Dombusch-Maoate legte auf. Sofort wählte sie die Nummer von Rosemarie Kuhlke.

"Ja, hier Rosemarie. Paula, was gibt es?"

"Rosi, wir brauchen die Meldeadresse von Dr. Thorsten Fritsch."

"Kein Problem simse ich dir in ein paar Minuten. Auch noch Gruß an Deinen neuen Kolle..." Dombusch-Maoate hatte blitzschnell das Telefonat beendet.

"Irgendwie jetzt auch nicht mehr witzig." Wattfedder simulierte ein Gähnen.

"Das ist richtig. Aber es ist für die Unterstützungskräfte immer sehr wichtig, auch von den Chefs Wertschätzung zu bekommen. Und Rosemarie ist eine ganz langjährige Unterstützungskraft. Sie ist hochkompetent und kennt die Dienststelle seit fast vierzig Jahren. Sie ist so eine Art Seele der Kompanie. Dass man sich bei ihr nicht vorstellt, auch und gerade als Vorgesetzter, das hat sie noch nie erlebt."

"Aber du weißt doch genauso gut wie ich, dass nicht nur meine besonderen Freiheitsgrade durch meine direkte Zuordnung zu Böhmer dazu führten, dass ich das Präsidium gemieden habe, sondern auch die Home-Office-Gebote der Corona-Zeit."

"Schon klar, aber ich glaube, du musst mit ihren Spitzen

leben bis du sie einmal persönlich begrüßt hast."

"Okay, okay, ich kann das verstehen!"

"Mach dir aber keinen Kopf, ich habe dir ja gesagt, dass ich die Kommunikation mit ihr übernehme. Und eins ist klar: Sie ist extrem loyal. Sie wird für dich genauso gut arbeiten wie für alle anderen auch, die ihre Dienste benötigen. Bei nächster Gelegenheit kreuzt du in der Dienststelle mit einem Blumenstrauß auf. Sie wird begeistert sein."

In der Zwischenzeit hatte Rosemarie Kuhlke bereits die Meldeadresse von Dr. Thorsten Fritsch auf das Smartphone von Dombusch-Maoate gesendet. "Das ist ja was, er wohnt gar nicht weit entfernt von der Ermordeten. Knappe zehn Minuten nur, auch in Dickhausen: Wachteler-Str. 12. Navi brauchst du nicht, Fokko. Ich kenne den Weg." Daran hatte Wattfedder auch nicht den leisesten Zweifel.

So schnell es der Verkehr bei jetzt deutlicher Dämmerung in Havenstadt erlaubte, fuhr Wattfedder mit leicht überhöhter Geschwindigkeit. Dombusch-Maoate dirigierte ihn zielgenau zu einem hübschen freistehenden Haus in der Wachteler Straße. Es war nun beinahe 16 Uhr am Nachmittag. Die beiden Polizisten verließen ihren Wagen, den Wattfedder in der Einfahrt des Hauses abgestellt hatte. Das Haus selbst war keine Villa, sondern ein eher neuerer Bau, der aber stilvoll mit ein wenig Holz an der Außenfassade verziert war. So vermittelte das Haus eine angenehme und warme Atmosphäre.

"Sollte er nicht zu Hause sein, was um diese Uhrzeit ja für einen Arzt nicht ungewöhnlich wäre, fahren wir gleich zu seiner Praxis. Obwohl ich das ja gerade etwas scheue, nachdem wir heute schon einigen Patienten extremen Terminärger beim Arztbesuch beschert haben."

"Ich habe es schon gecheckt, am heutigen Mittwoch ist die Praxis ab 15 Uhr geschlossen. Heute ist der einzige Tag in der Woche, an dem die Praxis von Dr. Fritsch am Nachmittag keine Sprechzeiten anbietet." Wattfedder musste wieder anerkennend lächeln. Dombusch-Maoate war erneut beeindruckend gut orientiert. Schon klingelte Wattfedder an der in freundlichem Hellblau gehaltenen Eingangstür. Schnell setzten sich beide noch eine Maske auf. Nach dem zweiten Klingeln öffnete ein Mädchen im Teenager-Alter die Tür.

"Guten Tag, wir möchten gerne Herrn Dr. Thorsten Fritsch sprechen. Ist er wohl zu Hause?" Wattfedder vermied es vor dem jungen Mädchen zu erwähnen, dass sie von der Polizei sind. "Papa! Hier sind Leute für dich!" Innerhalb weniger Sekunden verschwand der Teenager auf einer Treppe gegenüber der Eingangstür im Haus. Man hörte noch das Zuschlagen einer Zimmertür. Nach kurzer Zeit des Wartens trat ein kräftiger, leicht untersetzter Mitvierziger mit angegrauten Haaren und einem rundlichen, sympathischen Gesicht an die Tür.

"Ja, bitte, was kann ich für Sie tun?" Der Mann war offensichtlich überrascht und hatte keinen Besuch erwartet.

"Guten Tag, ich nehme an, Sie sind Dr. Thorsten Fritsch." Ein kurzes Nicken.

"Ich bin Hauptkommissar Fokko Wattfedder und dies...", er machte eine angedeutete Kopfbewegung in Richtung seiner neben ihm stehenden Kollegin, "...ist Oberkommissarin Paula Dombusch-Maoate. Wir ermitteln zum Tod der Präsidentin der Ärztekammer, Frau Dr. Kerstin Zicht, und hätten ein paar Fragen an Sie. Dürfen wir reinkommen?"

Dr. Fritsch schaute leicht irritiert, antwortete dann aber doch: "Gerne, bitte folgen Sie mir." Zum Bedauern der beiden Polizisten ermunterte er sie nicht, die Masken abzulegen, sondern setzte sich auf dem kurzen Weg in eine große Wohnküche bereits auf dem Flur selbst eine Maske auf. Sie setzen sich an einen großen Esstisch, der neben der opulent ausgestatteten Küchenzeile das Herzstück der Wohnküche bildete. Von dort aus hatte man einen schönen Blick über einen großzügigen Garten. "Möchten Sie etwas trinken? Tee? Kaffee? Den Kaffee habe ich hier gleich in der Thermoskanne." Fritsch hielt die Kanne, die bereits auf dem Esstisch stand, in die Höhe.

"Ja, gerne einen Kaffee – ohne alles bitte." Dombusch-Maoate freute sich sichtlich über das Angebot.

"Für mich bitte auch." Auch Wattfeder kam das Angebot nicht ungelegen. Er fühlte sich langsam etwas müde und der sich weiter verdunkelnde Himmel wirkte dem Müdigkeitsgefühl auch nicht gerade entgegen.

"Sie können die Masken ruhig ablegen, der Raum ist ja groß genug und unser Abstand am Tisch ja auch. Außerdem geht Kaffeetrinken schlecht damit." Fritsch erfreute damit nun doch seinen Besuch. Wattfeder und Dombusch-Maoate zogen sich fast synchron die Masken vom Gesicht. Dr. Fritsch folgte ihnen mit kurzer zeitlicher Verzögerung und goss Kaffee in drei große Tassen.

"Herr Dr. Fritsch", Wattfeder pustete in seine Kaffeetasse, "in welchem Verhältnis stehen Sie zu Dr. Kerstin Zicht?"

"Welches Verhältnis? Das hört sich wirklich putzig an! Ich habe idiotischerweise die Praxis von Kerstin Zicht vor drei Jahren gekauft, um mich als Orthopäde niederzulassen. Leider hat mich die saubere Präsidentin der Ärztekammer über den Tisch gezogen. Aber nach allen Regeln der Kunst!" Fritsch stand der Zorn buchstäblich ins Gesicht geschrieben.

"Können Sie das bitte etwas genauer beschreiben?" Dombusch-Maoate sprach ruhig und bestimmt.

"Ja, wo soll ich da anfangen? Ich bin Anfang vierzig und hatte viele Jahre in Kliniken gearbeitet. Zuerst als Facharzt für Neurologie, dann machte ich noch eine weitere Facharztausbildung zum Orthopäden. Ganz ehrlich hatte ich das mit Ende dreißig noch gemacht, weil die Einkommenserwartung im niedergelassenen Bereich als Facharzt für Orthopädie deutlich höher ist als für einen Neurologen. Außerdem hatte ich damals auch noch richtig Spaß an meinem Beruf als Arzt und wollte noch ein weiteres Feld kennenlernen. Das ist mir ja dann auch gut gelungen. Nach meiner Facharztprüfung hatte ich mich umgeguckt, inwieweit ich eine Praxis übernehmen könnte. Ich wollte endlich auch entsprechend Geld verdienen – nach all den Jahren in den Kliniken. Wir hatten als Familie mit unseren zwei Kindern zwar ein ganz gutes Auskommen, aber ich fand, dass ich jetzt mal dran war, richtig zu verdienen. Ich kannte mit Anfang vierzig wirklich viele ehemalige Kommilitonen, die sich niedergelassen hatten und richtig gut verdienten. Öffentlich wird ja immer gerne gejammert, aber im ambulanten Facharztbereich wird schon ordentlich gezahlt. Das Problem ist, dass sich Mediziner sehr gerne mit Kollegen vergleichen. Da stellen sie dann immer wieder fest, dass es viele Kollegen gibt, die noch mehr als sie selbst verdienen. Dadurch dreht sich das Rad immer weiter." Der Orthopäde hielt kurz inne. In diesem Moment der Erkenntnis hatte er etwas sympathisch Weiches in seinem Gesicht. Dombusch-Maoate beobachtete das Spiel der Mimik ihrer Gegenüber bei Befragungen ganz genau. Es faszinierte sie immer wieder.

"Ja...und dann lernte ich Kerstin Zicht persönlich kennen. Das war auf einer Fortbildungsveranstaltung von Arthrotec, einem Medizintechnikhersteller in der Orthopädie, in Baden-Baden persönlich kennen. Grundsätzlich war sie mir aus Havenstadt bekannt, immerhin war sie ja damals schon Präsidentin der Ärztekammer. Sie erzählte mir, dass sie ihre Praxis veräußern möchte, weil sie sich ganz auf ihre Tätigkeit bei der Kammer konzentrieren wollte." Fritsch trank hektisch mehrere große Schluck Kaffee.

"Das war für Sie offensichtlich interessant", konstatierte Dombusch-Maoate

"Das war es zunächst einmal. Wir verabredeten uns nach unserer Rückkehr in Havenstadt und Kerstin zeigte mir ihre Praxis. Die Lage hier in Dickhausen war perfekt und von mir zu Hause fußläufig zu erreichen. Ein hoher Anteil an Privatpatienten war auch da. Die lohnen sich ja richtig. Für jeden Orthopäden ein Traum. Der Preis von 600.000 Euro war hoch, aber in Relation zum Jahresgewinn und Umsatz durchaus realistisch. So schlug ich zu und vor gut drei Jahren konnte ich mich mit der übernommenen Praxis niederlassen."

"Sie sprachen davon, dass Frau Dr. Zicht Sie über den Tisch gezogen habe. Warum sagten Sie das?" Wattfedder meldete sich nach längerem Schweigen.

"Am Anfang lief alles ganz gut. Dann aber merkte ich schnell, dass es eine große Diskrepanz gab zwischen dem, was Kerstin Zicht als Reinerlös und Umsatz angegeben hatte und dem, was ich erzielen konnte. Und ich hatte wirklich alle Register gezogen, was die Effizienz der Praxis anging. Letztlich wurde mir immer klarer, dass die saubere Kammerpräsidentin über Jahre wesentlich mehr Leistungen abgerechnet hatte, als sie tatsächlich durchführte. Das heißt, sie hat die Krankenkassen für Behandlungen an Patienten bezahlen lassen, die es nie gab! Ich konnte es erst gar nicht fassen. Aber die große Diskrepanz zwischen dem, was sie erzielte und dem, was ich verdiente, beziehungsweise erwirtschaftete, war nicht anders zu erklären. Leider laufen meine Kredite bei den Banken auf der Grundlage der Zahlen, die sie mir gab. Mit anderen Worten: Ich stand in den letzten Monaten immer kurz vor der Insolvenz."

"Merkt das denn niemand? Ich meine, die Leistungen für die Kassenpatienten werden doch an die Kassenärztliche Vereinigung gemeldet und dann über die Krankenkassen vergütet." Verwunderung lag in Wattfedders Stimme.

"Das stimmt. Kerstin Zicht hatte aber wohl ihre virtuelle Leistungsausweitung bei Kassenpatienten sukzessive über Jahre nach und nach betrieben. Damit umging sie Deckelungen. Und – das ist aber nur ein Verdacht von mir – sie kannte natürlich über Jahre die ganzen wichtigen Vertreter in der Havenstädter Kassenärztlichen Vereinigung. Sie war schon lange wichtig in der Ärztekammer. Da waren ihre Kontakte in die KV natürlich von hoher Qualität. Die KV kann zwar sogenannte Plausibilitätsprüfungen machen, also, wenn die Arbeitszeit in keinem Verhältnis zur Menge der abgerechneten Leistungen steht. Das unterliegt natürlich einer extremen Dehnbarkeit. Und mal ehrlich: Eine Krähe hackt der anderen kein Auge aus, wie man so schön sagt. Die Ärzteschaft hält beim Geld zusammen. Das hat sich immer schon ausgezahlt. Zudem bekommt kein Kassenpatient einen Beleg ausgedruckt über die Behandlungen, die er bekommen hat. Selbstverständlich auch keine Quittung. Wer weiß also, welche Leistung erbracht wurde? Gegenüber den Krankenkassen werden nur Gesamtmengen an Leistungen abgerechnet. Die Zuordnung eines Patienten zu einer Leistung ist zwar in Sonderfällen bei speziellen Leistungen für chronisch kranke Menschen möglich, aber diese Sonderfälle muss man ja nicht gefälscht abrechnen."

"Funktioniert das auch bei Privatpatienten?"

"Nein, die bekommen ja immer eine Rechnung und wissen daher, welche Leistung sie erhalten haben. Das lässt sich bei den Privatpatienten ja leichter überprüfen."

"Wie sind Sie mit Ihrem Verdacht umgegangen? Haben Sie Kerstin Zicht darauf angesprochen?"

"Angesprochen? Ja, klar! Ich stehe vor der Pleite, was denken Sie? In den letzten Monaten hatte ich mich immer wieder mit ihr getroffen. Ich wollte wenigstens einen Teil meiner Kaufsumme zurück!"

"Wie hat sie reagiert?"

"Sie wiegelte immer ab. Ganz nach dem Motto, ich sei eben nicht so effizient, und daher käme ich nicht auf ihr Leistungsniveau. Ich hatte sogar schon bei der KV vorgefühlt. Die haben aber komplett gemauert. Die Kollegin Zicht sei eine ehrenwerte Kollegin und über jeden Zweifel erhaben. Mit ihrem Engagement für die Havenstädter Ärzteschaft trüge sie zu einem positiven gesellschaftlichen Bild der niedergelassenen Mediziner bei und zu einer hohen Kooperationsfreudigkeit seitens der Politik. Gerade ihr Einsatz in Sachen Corona sei beispielhaft. Man solle ihr da nicht mit unbelegten Vorwürfen ans Zeug flicken. Dies würde sich gegen alle Ärzte im Bundesland Havenstadt wenden. So in etwa war der Tenor. Sie konnte sich da wohl sicher fühlen. Trotzdem versuchte sie aber auch, mich ruhig zu stellen, indem sie mir kleine Leckerlis zukommen ließ. Ich musste natürlich jeden nehmen. Das war in meiner Situation gar nicht anders zu machen."

"Wie muss man sich solch ein Leckerli vorstellen?"

"Sie hat sich dafür eingesetzt, dass ich bei der Impfkampagne als dritter Mediziner auf die Plakate komme. Also nach Meinhardt, dem Vizepräsidenten der Ärztekammer, bin ich zu sehen. Sie hatte ganz gönnerhaft davon geschwärmt, wie meine Bekanntheit zunehmen würde und ich in meiner Praxis noch mehr Geld mit Impfungen machen könnte. Ich muss zugeben, diese Perspektive hilft. Ist aber nur ein Tropfen auf den heißen Stein."

"Herr Dr. Fritsch, wir haben einen privaten Terminkalender von Frau Dr. Zicht gefunden, in dem sind in den letzten Monaten immer wieder Termine mit 'TF' vermerkt. Der letzte datiert an ihrem Todestag. Waren Sie am Montag noch gegen 11:15 Uhr bei ihr? Waren Sie bei dem Mordopfer kurz vor ihrem Tod im Arbeitszimmer in Dickhausen?" Dombusch-Maoate erhöhte den Druck auf Dr. Fritsch. Das rundliche Gesicht des Orthopäden verhärtete sich, sein Ausdruck bekam fast etwas Kantiges. Es dauerte eine ganze Weile, bis er antwortete.

"Ja, ich war am Montag bei ihr. Ich wollte einen letzten Versuch starten und drohte ihr mit einer Meldung bei der KV. Sie lachte nur. Keine zehn Minuten später war ich wieder raus aus ihrem Arbeitszimmer. Sie meinte, ich sollte ruhig versuchen, ihr ans Bein zu pinkeln. Wir seien immer noch in Havenstadt, und sie sei die Präsidentin der Ärztekammer. Immerhin machte sie mir aber ein Angebot: Sie würde mir 75.000 Euro in bar geben, wenn ich als Gegenleistung endlich Ruhe gäbe. Ich sollte ihr innerhalb von drei Tagen meine Entscheidung mitteilen."

"Wie haben Sie darauf reagiert?" Wattfedder kippelte ein

wenig mit dem Küchenstuhl.

"Die nächste Kreditrate muss ich in zwei Wochen begleichen. Ohne die Corona-Impfung wäre ich wirtschaftlich schon weg vom Fenster. Die Impfungen – und wir haben in meiner Praxis fast rund um die Uhr geimpft und ich dazu noch im Impfzentrum am Wochenende – hatten mir etwas Luft verschafft. Die sind sehr gut bezahlt, wirklich. Jeder Piks ist ein echtes finanzielles Geschenk für uns Ärzte. Für mich reicht es aber nicht. Ich brauche schnell zusätzliches Geld. Welche Möglichkeiten habe ich? Natürlich wollte ich auf Zichts unseriöses Angebot eingehen. Ich muss ehrlich zugeben – sie ist einfach eine Nummer zu groß für mich. Sie wird in Havenstadt von allen Seiten geschützt. Nicht nur die Kammern, auch das Rathaus hat kein Interesse an einer Demontage ihrer Person. Bis ich vor Gericht etwas hätte erreichen können, das hätte ewig gedauert. Außerdem habe ich ja keine Beweise. Die 75.000 Euro hätten mir erst einmal weitergeholfen. Aber jetzt ist sie ja tot und ich somit pleite." Jetzt wirkte Fritsch resigniert. Er ließ seine Arme schwer von der Tischplatte des Esstisches auf seinen Schoß fallen.

"Herr Dr. Fritsch, nachdem, was wir nun wissen, waren Sie die letzte Person, die Frau Dr. Zicht lebend gesehen hat. Es liegt natürlich nicht fern, Ihnen angesichts Ihrer Vorgeschichte mit Frau Dr. Zicht durchaus ein Mordmotiv zu unterstellen. In Anbetracht der Sachlage wäre dies konsequent. Sie haben sie gehasst. Ob es tatsächlich so war, dass sie Ihnen einen hohen Geldbetrag angeboten hat, wissen wir nur durch Ihre Schilderung. War es nicht eher so, dass Sie desillusioniert und angesichts des drohenden Scheiterns Ihrer beruflichen Existenz mit ungeheurem Hass ins Arbeitszimmer der Ermordeten gingen, um es ihr heimzuzahlen? Heimzuzahlen, dass sie Sie beruflich ruiniert hat und um Rache zu üben für ihre Überheblichkeit, die sie aus ihrer Unantastbarkeit in der Havenstädter Gesellschaft zog? Sie hassten sie und verloren die

Kontrolle, nachdem Kerstin Zicht Sie wieder einmal von oben herab gedemütigt und Ihnen erneut unterstellt hatte, Sie könnten die Praxis nicht effizient führen. Sie wussten aber, dass das eine Lüge war! Da sind Sie durchgedreht und haben Kerstin Zicht nach der Verabschiedung von hinten stranguliert. Das Mordwerkzeug hatten Sie dabei, weil Sie Zicht in Ihrer Phantasie schon mehrfach umgebracht hatten. Sie konnten tun und lassen, was Sie wollten. Zicht war nicht beizukommen. Zu gut vernetzt war sie. Aber Ihrer Attacke von hinten mit dem Seil hatte sie nichts entgegenzusetzen." Wattfedder ließ bewusst die Spritzen in seinem Szenario aus. Woher sollte Fritsch Spritzen mit Fingerabdrücken von Dr. Walther haben? Bisher gab es keine Hinweise, dass sie sich überhaupt persönlich kannten. Aber Wattfedder wollte Fritsch jetzt bewusst unter Druck setzen – für den Fall, dass er noch etwas verschweigen sollte.

Fritsch schlug die Hände vor seinem Gesicht zusammen und schien noch stärker in sich zusammenzusinken.

"Es...ist...alles...so...furchtbar", stammelte er leise. "Ich bin jetzt auch noch Verdächtigter in einem Mordfall. Alles nur, weil ich mich habe von der Zicht ausnehmen lassen. Ich bin einfach zu unfähig. Meine Frau hat mich zu Recht vor ein paar Jahren verlassen. Ich bin zu nichts zu gebrauchen." Der Orthopäde schien nun komplett in Selbstmitleid zu versinken. Dombusch-Maoate vertrieb einen inneren Reflex, ihn verbal wieder aufzubauen. Das ging jetzt gar nicht. Er tat ihr verdammt leid.

"Herr Dr. Fritsch, ich muss Sie bitten, sich zu unserer Verfügung zu halten und Havenstadt nicht zu verlassen." Wattfedder beendete die Situation.

"Auf Wiedersehen!" Wattfedder und Dombusch-Maoate erhoben sich und verließen das Haus. Dr. Thorsten Fritsch erhob sich nicht. Er blieb sitzen und blickte ins Leere.

Es war bereits dunkel. Am Auto angekommen, blieben die beiden Polizisten einen Moment stehen. "Wollen wir noch einen Gang um den Block machen? Dombusch-Maoate stimmte zu:

"Ich glaube, das brauchen wir jetzt!"

Schon nach wenigen Schritten klingelte Wattfedders Smartphone. Wortlos zeigte er seiner Kollegin die Anzeige des Displays: Böhmer! Wattfedder rollte mit den Augen. Dombusch-Maoate musste fast lachen.

"Hallo Klaus, was gibt´s?", Wattfedder flötete überfreundlich in sein Handy, nicht ohne zuvor die Freisprechfunktion betätigt zu haben. Dombusch-Maoate konnte mithören.

"Fokko, für übermorgen habe ich in Absprache mit dem Innensenator eine Pressekonferenz angesetzt. Wir wollen da die Lösung des Falles präsentieren. Das soll – auch im Sinne der Bürgermeisterin – als großer Erfolg der Polizeiarbeit gegen die Querdenkerszene in Havenstadt präsentiert werden. Naja, zumindest im Subtext der Veranstaltung. Habt ihr schon das Geständnis von Walther? Im Präsidium selbst ist dazu noch nichts bekannt."

"Da gibt es auch noch keine Lösung. Wir haben aber erhebliche Fortschritte erzielt. Im Moment sieht es so aus, als sei Walther nicht der Letzte gewesen, der Kerstin Zicht lebend gesehen hatte."

"Was? Was soll das denn heißen?"

"Der Nachfolger in ihrer Praxis, ein Herr Dr. Thorsten Fritsch, war noch nach Walther bei Zicht am fraglichen Abend. Außerdem scheint Walther ein Alibi zu haben. Er war bei seiner Geliebten zum Todeszeitpunkt von Zicht."

"Seid ihr da sicher? Ich meine, eine Geliebte kann ein gefaktes Alibi geben. Das wäre nicht das erste Mal! Ich kann das gar nicht glauben. Macht da bitte keinen Mist, Fokko! Knöpft euch diesen Walther nochmal richtig vor und durchleuchtet alles. Es bleibt erst einmal bei dem Termin der Pressekonferenz übermorgen."

"Klaus, ich möchte nur mal kurz zu bedenken geben, dass wir einen Mörder suchen – und zwar den tatsächlichen Mörder, nicht den Wunschmörder des Senats!" Wattfedder platzte jetzt der Kragen.

"Das habe ich jetzt nicht gehört. Macht einfach eure Arbeit. Die Pressekonferenz kann ich leicht verlegen. Aber vergesst nicht, dass Walther mit allen Wassern gewaschen ist. Er ist eine Bedrohung für unsere Zivilgesellschaft mit seinen kruden Theorien. Die kosten einfach Menschenleben. Egal, ob er selbst Hand anlegt oder die Menschen zu unverantwortlichem Handeln in der Pandemie animiert!"

"Gerade dann, wenn er mit allen Wassern gewaschen ist, erscheint es doch sehr wenig plausibel, wenn er mit seinen eigenen Fingerabdrücken an den Spritzen im Körper eines Mordopfers, das er selbst umgebracht hat, versuchen würde, die Impfbefürworter zu warnen, oder? Aber danke, Klaus, dann bis später! Wir melden uns, wenn wir neue Erkenntnisse haben." Wattfedder beendete das Gespräch mit Böhmer, ehe dieser nochmals reagieren konnte.

"Gut, dass er meint, dir etwas schuldig zu sein. Jeden anderen hätte er sowas von zusammengefaltet, wenn dieser ihm implizit inkompetente Schlussfolgerungen vorgeworfen hätte."

"Ach, ich glaube, er weiß selbst, dass er auf dünnem Eis wandelt. Sie versuchen die Querdenker-Nummer solange öffentlich aufrecht zu erhalten, wie es nur geht!"

"Tja, jeder Tag des öffentlichen Drucks, erhöht die Zahl der Geimpften. Die Impfnachfrage ist seit dem Mord bei den Havenstädter Impfzentren enorm nach oben geschnellt. Keiner will auch nur ansatzweise mit Schwerkriminellen in eine Ecke gestellt werden. Jeder Tag zählt. Jeder Geimpfte ein Erfolg des Senats und der Bürgermeisterin. Da kann man schon mal..."

"Wir müssen aufpassen, Paula, dass wir uns da nicht wegen unserer Ablehnung von Böhmer und Konsorten verrennen." Er unterbrach Dombusch-Maoate. "Wir müssen einen klaren Kopf bewahren!"

"Das stimmt. Zumal unser Fall immer rätselhafter wird.

Walther ist eigentlich raus. Zum Todeszeitpunkt war er bereits in den Armen von Irina Meierle – sofern sie ihm kein falsches Alibi gibt. Aber auch der Kiosk-Verkäufer hat Walther an der Tür von Meierle gesehen."

"Fritsch seinerseits war zwar nach Walther bei Zicht, hätte sie töten und anschließend den Terminkalender löschen können. Nur, wie hätte er an die Spritzen mit den Fingerabdrücken von Walther kommen können? Vielleicht gibt es eine undichte Stelle bei Walther in der Praxis. Jemand, der die Spritzen aus der Praxis geschmuggelt hat."

"Fokko, an der Stelle sollten wir morgen weitermachen. Wir müssen uns noch einmal der Praxis Walther zuwenden."

"Für heute machen wir Schluss. Ich werde morgen kurz vor Öffnung der Praxis nochmals dort reinschauen. Vielleicht kann uns eine der drei Fachangestellten weiterbringen, was die Spritzen angeht. Du könntest ja morgens im Präsidium Olde und Grohl auf Irina Meierle hinsichtlich des Alibis ansetzen. Sie sollen ihr ins Gewissen reden, dass sie keine falschen Angaben machen darf – auch nicht aus Liebe. Zudem können sie auch erneut checken, ob der Kioskbesitzer bei der zeitlichen Schilderung seiner Beobachtungen geblieben ist. Ich denke nicht, dass da was umwerfend Neues bei rumkommt, aber wer weiß?"

"Okay, dann telefonieren wir morgen am Vormittag."

Wattfedder und Dombusch-Maoate waren zum Volvo zurückgekehrt. Wattfedder fuhr seine Kollegin bis vor ihre Haustür durch die dunkle Stadt im Winter. Ihm fielen einige frisch geklebte riesige Plakate auf. "Schau, Paula, da wird schon Kerstin Zicht durch Ralf Meinhardt ersetzt. Komisch, Meinhardt hatte mir noch erklärt, dass der Plakatwechsel erst für Freitag angesetzt sei. Und jetzt schon am heutigen Mittwoch? Merkwürdig."

"Vielleicht ist es Senat und Ärztekammer zu makaber mit einem Todesopfer für die Impfung zu werben."

Sowohl Wattfedder als auch Dombusch-Maoate nutzten den Abend für ausgiebiges Kochen und ebenso ausgiebige Telefonate. Eines ging nach Schweden, das andere um den halben Globus. Zuvor aber wählte Wattfedder eine Nummer, die sich auf einem kleinen Zettel in seiner Hosentasche befand – zusammen mit der Maske.

"Regina Bevtermann, hallo?"

"Guten Abend Frau Bevtermann, hier ist Hauptkommissar Wattfedder, ich möchte Ihre Zeit nicht lange in Anspruch nehmen. Ich habe nur eine kurze Frage." Wattfedder kam direkt zu seinem Anliegen. "Heute werden bereits Plakate von Frau Dr. Zicht im Rahmen der Impfkampagne ersetzt. Wie kommt es zu diesem verfrühten Ersatz durch die Abbildung von Dr. Meinhardt, Zichts Stellvertreter?"

"Da bin ich überfragt. Ich rufe sie gleich zurück."

Keine fünf Minuten später rief die Bürgermeisterin zurück. "Hallo Herr Wattfedder. Ich habe mich in der Senatskanzlei erkundigt: Die Agentur hat das gemeinsam mit der Senatskanzlei kurzfristig entschieden. Man war der Ansicht, dass es pietätlos sei mit der Abbildung der verstorbenen Frau Dr. Zicht zu werben, und hat deshalb schon am heutigen Abend begonnen, in Teilen der Stadt und des Umlandes, aus dem viele motorisierte Arbeitnehmer einpendeln, die Plakate durch neue zu ersetzen. Das wird morgen fortgesetzt."

"Ist die Ärztekammer auch darüber informiert?"

"Kann sein, muss aber nicht. Es geht ja mehr oder weniger nur um einen Tag. Zudem zahlt ja der Senat aus Mitteln der Öffentlichkeitsarbeit die Kampagne. So etwas wird eigentlich dann zwischen uns und der Agentur geklärt."

"Vielen Dank, Frau Bevtermann und noch einen schönen Abend!" Wattfedder wusste selbst nicht, warum ihn interessierte, ob die Plakataktion im Detail in Absprache mit der Ärztekammer gesteuert wird. Manchmal, so wusste er, war es nicht verkehrt, einem Impuls zu folgen, bevor man ihn zerdenken konnte. Er hatte das Gefühl, es könnte nochmal eine Rolle spielen.

Havenstadt, Donnerstag – Tag 4

Wattfedder wollte sich nach seinem entspannten Frühstück gerade auf den Weg zur Praxis Walther machen, da meldete sich sein Handy. Es war wieder Böhmer.

"Fokko, Dr. Thorsten Fritsch ist tot aufgefunden worden."

"Ermordet?" Wattfedders Stimme vibrierte.

"Wahrscheinlich nicht. Es scheint viel auf einen natürlichen Tod hinzudeuten. Herzstillstand. Zusammengesackt an seinem Esstisch. Wir sind nur involviert, weil Dr. Fritsch der übernächste Arzt ist, der bei der Kampagne "Solidarisch und geimpft – Gesicht zeigen für den Anstand" zu sehen ist. Wir wollen nur ausschließen, dass es da einen Zusammenhang gibt, und die Querdenker-Szene eventuell erneut zugeschlagen..."

"Das ist im Falle Zicht nach wie vor rein hypothetisch." Wattfedder fuhr dazwischen. Böhmer blieb ruhig.

"Alles weitere erfährst du am Tatort, seinem Haus in Dickhausen. Das kennst du ja schon. Seht aber zu, dass ihr die eigentlichen Ermittlungen in Sachen Zicht nicht vernachlässigt. Wir können ja nicht jedem natürlichen Ableben hinterherermitteln." Böhmer machte eine kurze Redepause.

"Ich habe übrigens auch Dr. Meinhardt anrufen lassen, um

ihm Personenschutz anzubieten, immerhin wird der Vizepräsident der Ärztekammer als nächster nach Dr. Kerstin Zicht auf den Plakaten zur Unterstützung der Impfkampagne zu sehen sein. Ich wollte Personenschutz garantieren. Er hat aber verzichtet und darauf verwiesen, dass er sich gut selbst schützen könne und keine Angst habe. Wie gesagt, bisher weist ohnehin alles auf ein natürliches Ableben von Thorsten Fritsch hin."

"Alles klar! Ist Dombusch-Maoate schon informiert?"

"Nein, mache ich aber sofort. Die Gerichtsmedizin ist schon vor Ort. Wie gesagt, nur zur Sicherheit. Nicht, dass uns jemand vorwerfen kann, wir würden nicht sauber arbeiten. Immerhin steht Fritsch ja in gewissem Zusammenhang mit Zicht durch die Praxisübernahme und die Kampagne. Man weiß ja nie, ob nicht die gleichen Irren vielleicht auch bei ihm ihre Hände im Spiel hatten." Böhmer hörte einfach nicht auf. Wattfedder beschloss diesmal nicht zu reagieren.

"Okay, danke. Ich mache mich sofort auf den Weg." Die Praxis Walther konnte warten. Wattfedder hatte noch das zutiefst deprimierte Gesicht von Thorsten Fritsch vor Augen. Er hatte plötzlich ein schlechtes Gewissen. Vielleicht waren er und seine Kollegin zu kühl mit dem an seiner Sebstständigkeit gescheiterten Orthopäden umgegangen. Genauer betrachtet war er ja an Kerstin Zicht gescheitert, zumindest in seiner Sicht der Dinge. In Dickhausen angekommen, parkte Wattfedder wieder in der Einfahrt. Er erkannte schon aus der Ferne Dombusch-Maoates Dienstwagen. Sie war nach ihm von Böhmer informiert worden, aber schon vor Wattfedder am Ort des Geschehens. Wie machte sie das nur?

Kaum hatte Wattfedder den Zündschlüssel umgedreht, klopfte seine Kollegin auch schon an die Seitenscheibe seines alten Wagens.

"Oh, Fokko, ich mache mir ja echt Gedanken, dass wir mitverantwortlich sind für den Tod von Fritsch."

"Ruhig Blut, Paula. Dafür müssen wir uns nicht

verantwortlich fühlen. Wir sind nur unserer Arbeit nachgegangen. Aber lass uns erst einmal ein Bild von der Lage bekommen." Wattfedder versuchte, seine Kollegin zu beruhigen.

Gemeinsam gingen Wattfedder und Dombusch-Maoate ins Haus, nicht ohne sich zuvor ihre Gesichtsmasken aufzusetzen. Im Haus wurden sie schon vom Gerichtsmediziner Dr. Fritz Maulbach erwartet. Fröhlich winkte er Dombusch-Maoate und dann auch Wattfedder zu.

"Da sehen wir uns ja schon wieder. Arbeit gibt es ja zurzeit wirklich ohne Ende." Maulbach wirkte aufgeräumt und munter.

"Kommen Sie, der Tote ist noch an Ort und Stelle." Die Spurensicherung kümmerte sich um einige Routineaufgaben. Es war dem gewohnten Betrachter solcher Szenen klar, dass ein paar Spuren gesichert wurden, dass aber niemand ernsthaft daran glaubte, den Tatort eines Mordes zu untersuchen.

"Es wirkt ganz so, als habe Herr Dr. Fritsch einen Herzstillstand erlitten." Er deutete auf den Toten, den man auf den Boden neben den Esstisch gelegt hatte. "Die Ex-Frau des Toten fand ihn hier gegen sieben Uhr in der Frühe. Sie machte sich Sorgen, weil er nicht zu erreichen war. Aber das können Sie ja noch persönlich mit ihr besprechen. Sie ist auch hier. Im Moment weiß ich aber nicht, wo genau."

"Wo ist die Tochter geblieben? Gestern Nachmittag war sie noch bei ihrem Vater", erkundigte sich Dombusch-Maoate.

"Nach Auskunft der Mutter war sie schon seit dem frühen Abend, so gegen 18 Uhr, bei ihrer Freundin, bei der sie auch übernachtete. Die Familie der Freundin wohnt auch in Dickhausen. Also nicht weit entfernt."

"Wie furchtbar für die Kinder!" Dombusch-Maoate lüftete kurz ihre Maske ein wenig, um frischere Luft atmen zu können. Schuldbewusst unterließ sie dies aber nach wenigen Sekunden.

"Übrigens haben die Kollegen wieder einmal kein Handy des Toten finden können. Aber kommen Sie bitte mal kurz mit!" Maulbach winkte Wattfedder und seine Kollegin in das

Badezimmer des Hauses, das unweit der Küche lag. Er schloss die Badezimmertür, nachdem die beiden Ermittler in dem hellen und großen Raum standen. Selten hatte Wattfeder ein so freundliches Badezimmer gesehen. Die große Dusche dominierte den Raum, ohne erschlagend zu wirken.

"Ich muss jetzt mal etwas loswerden", der Gerichtsmediziner sprach leiser als gewohnt. "Ich bitte Sie beide dabei um absolute Verschwiegenheit! Mir kann ja nicht mehr viel passieren, aber ich liebe meinen Job und will ihn noch einige Jahre über meine Pensionsgrenze hinaus ausüben." Maulbach huschte ein Lächeln über das Gesicht. Das war trotz der Maske gut zu erkennen. Er setzte zu einer längeren Ausführung an.

"Die Frau, äh, Ex-Frau, des Toten hat mir berichtet, dass Dr. Fritsch bei der Plakatkampagne zur Unterstützung der Impfaktion des Senats demnächst zu sehen sein wird – so war zumindest die Planung. Ich vermute, das ist auch der Grund, warum wir hier einbezogen werden." Dombusch-Maoate nickte zustimmend. Wattfeder hielt sich zurück.

"Die Kollegen, die sich hier bereits umgesehen haben", fuhr Maulbach fort, "haben in der Brieftasche des Toten seinen Impfpass gefunden. Offensichtlich hat er am vergangenen Wochenende, also vor knapp sechs Tagen, eine Booster-Impfung bekommen. Soweit, so gut."

Wattfeder wartete gespannt auf die Pointe. Dombusch-Maoate zupfte wieder an ihrer Gesichtsmaske.

"Ich mache den Job als Gerichtsmediziner seit mehr als 30 Jahren. Man kann sagen, ich habe einige Erfahrung." Dr. Maulbach blickte ernst hinter seiner Maske.

"Ich habe es selbst erlebt, weiß es aber auch von vielen Kollegen: Weit mehr Menschen, insbesondere in jüngeren Jahren, sterben in der Folge der Corona-Schutzimpfung, als es die veröffentlichten Zahlen vermuten lassen." Seine Stimme wurde noch leiser. Wattfedder hatte etwas Mühe, ihn hinter seiner Maske noch zu verstehen. Er reckte seinen Kopf stärker in Richtung seines Gegenübers.

"Was ich gelernt habe ist, dass die gesellschaftliche und politische Großwetterlage natürlich auch in meine Arbeit hineinspielt. Um auf den Punkt zu kommen: Es wird fast unmöglich sein, einen Obduktionsbeschluss für den Leichnam von Dr. Fritsch zu bekommen. Staatsanwaltschaft und Gerichte werden ordentlich Beton anmischen, um keine Obduktion zuzulassen. Bis Ende letzten Jahres, also bis vor einigen Wochen, hatten wir noch offiziell die epidemische Lage von nationaler Tragweite – definiert als eine ernsthafte Bedrohung der öffentlichen Gesundheit. Das ist faktisch eine nationale Notsituation. Die Gerichte und Staatsanwaltschaften sahen sich zumeist in der Verantwortung für die rechtliche Umsetzung dieser Notsituation. Es hat, ganz nebenbei gesagt, ja auch Auswirkungen auf weitere berufliche Karriereschritte. Da wird dann schon geschaut, wer Störfeuer gegeben hat und wer loyal war. Hier in Havenstadt ist es ja noch einmal sozial ein wenig enger. Jeder kennt jeden. Und jeder weiß, wer wann ausgeschert ist. Es ist so: Eine Obduktion könnte die gesamte Impfkampagne ins Wanken bringen, wenn sich herausstellen sollte, dass ein öffentlich bekanntes Gesicht der Kampagne in der Folge der Impfung einen Herzstillstand erlitten haben sollte. Verstehen Sie? Bundesweit ist Havenstadt nach Jahrzehnten in einem gesellschaftlichen Handlungsfeld die Nummer Eins. Dann könnte aber mitten in der Kampagne alles zusammenbrechen. Das wird nicht riskiert. Wie würde die Bürgermeisterin dastehen? Dann würde es auf einmal nicht mehr heißen: Boostern bis die Nadeln glühen, sondern boostern bis die Menschen sterben. Weder Bürgermeisterin noch der Innensenator oder sonstjemand aus dem Senat, den Gerichten oder der Staatsanwaltschaft wird einer Obduktion das Wort reden. Das ist traurig, aber wahr."

Wattfedder hatte sich eine solche Gemengelage schon gedacht, hätte dies aber nie so ausgesprochen wie Maulbach.

"Dann sieht es richtig schlecht aus, was unsere Möglichkeiten hinsichtlich der Aufklärung der Todesursache von Fritsch angeht." Wattfeder sprach jetzt ebenfalls leiser als üblich.

"Nicht unbedingt. Ich mache Ihnen einen Vorschlag: Ich werde mir den Toten ganz genau anschauen – trotz der vielen Arbeit in meinen Kühlfächern. Das tue ich ohne Obduktion, aber ich mache eine konsequente äußere Leichenschau. Mein Gefühl sagt mir, dass irgendetwas nicht stimmt. Ich habe berufsbedingt viele hundert Leichen gesehen. Auch viele mit Herzstillstand. Ich kann es an den Gesichtern ablesen, ob jemand einen Herzstillstand erlitten hat. Das Gesicht ist in der Regel nicht so entspannt, wie bei unserem Toten hier. Er hat einen faszinierend hochentspannten Gesichtsausdruck. Ich werde herausfinden warum. Natürlich kann ich mich auch täuschen, aber das glaube ich nicht. Wäre auch das erste Mal." Maulbach lächelte verschmitzt – zumindest konnte Dombusch-Maoate dies an seinen Augenfalten erahnen.

"Okay, wir werden nicht Richtung Obduktion drängen. Weder gegenüber Böhmer noch sonstjemanden aus dem Polizeiapparat oder dem Senat." Wattfeder gefiel die Haltung des Gerichtsmediziners. Er hatte sich trotz all seiner Berufsjahre eine innere Unabhängigkeit bewahrt.

"Ich habe immer schon gerne etwas Sand ins Getriebe der staatlichen Autorität geworfen." Plötzlich mussten alle drei schallend lachen. Sie verließen gemeinsam das geräumige Badezimmer.

Dombusch-Maoate erkundigte sich anschließend nach der Ex-Frau von Thorsten Fritsch. Ein junger Polizist, der lässig an der Terrassentür der Wohnküche lehnte, erklärte der Oberkommissarin, dass Antje Tremme im ersten Stock im Arbeitszimmer von Thorsten Fritsch warten würde. Gemeinsam mit ihrem Kollegen ging Dombusch-Maoate die Treppe in den ersten Stock hinauf. Die beiden Polizisten trafen im Arbeitszimmer, das am Kopfende des Flurs im ersten Stock lag, auf eine emotional sehr aufgewühlte Frau Mitte vierzig mit blondierten kurzen Haaren und einem wachen, aber unruhigen Blick. Sie saß mitten im Raum in einem kleinen Cocktailsessel. Die Ermittler setzten sich auf zwei Stühle, die an der Wand, neben einem Schreibtisch standen. Sie waren nun ungestört in dem vielleicht zwölf Quadratmeter großen Zimmer.

"Frau Tremme, mein Name ist Paula Dombusch-Maoate, ich bin Oberkommissarin, dies ist...", sie wies auf ihren neben ihr stehenden Kollegen, "...Hauptkommissar Fokko Wattfedder. Wir würden uns gerne mit Ihnen unterhalten, falls dies nach dem Schock schon möglich ist. Unser Beileid!" Die Frau nickte. Wohl ihrer vielen Tränen geschuldet, trug sie keine Maske. Die beiden Ermittler behielten ihre Masken auf. Unentwegt schnäuzte Antje Tremme in Papiertaschentücher.

"Frau Tremme, wie kann man Ihr Verhältnis zu Thorsten Fritsch beschreiben?" Dombusch-Maoate bemühte sich um einen möglichst einfühlsamen Tonfall.

"Wir hatten uns vor ungefähr fünf Jahren getrennt. Nach zehn Jahren Ehe hatten wir uns auseinandergelebt. Thorsten hatte seine Klinik und seinen Job und war immer unzufrieden, weil irgendwelche Ärztekollegen mehr verdienten, mehr Anerkennung oder was auch immer bekamen als er. Diese dauernde Unzufriedenheit war nicht mehr auszuhalten. Ich hatte dann jemanden kennengelernt, was ihn sehr verletzte. Das Ganze hielt auch nur ein paar Monate. Es hatte aber für mich die Gewissheit gebracht, dass ich mit Thorsten nicht mehr zusammenleben wollte. Seine dauernde Unzufriedenheit machte mich fertig. Er tat mir leid, aber ich konnte ihm nicht helfen. Ich war auch überzeugt, dass hinter seiner Unzufriedenheit eine Depression steckte, aber das ist ein anderes Thema."

"Sie haben zwei Kinder, ist das richtig?"

"Ja, das stimmt. Wir haben die Kinder nach unserer Trennung abwechselnd betreut. Die Kleine, sie war bei der Trennung erst fünf Jahre alt, lebte aber mehr bei mir, während

Merle hälftig bei Thorsten und mir war."

"Ich nehme an, dass es gestern Merle war, die meinem Kollegen und mir die Tür öffnete."

"Merle war gestern bis 18 Uhr bei ihrem Vater und hat anschließend bei einer Freundin hier in Dickhausen übernachtet. Ich wollte am Abend mit Thorsten noch absprechen, wann er am Wochenende vorbeikommt, um mit Jule, unserer Jüngsten, zum Fußball zu fahren. Er ist aber nicht ans Telefon gegangen, egal, wie oft ich es probiert hatte. Den ganzen Abend nicht. Und heute Morgen bin ich vor der Arbeit bei ihm vorbei, weil ich mir Sorgen gemacht hatte. In letzter Zeit war er so deprimiert, weil er immer stärker merkte, dass seine Vorgängerin ihn bei der Praxisübernahme betrogen hatte. Wieviel davon stimmte und wieviel davon der negativen Sicht Thorstens zuzuschreiben war, weiß ich nicht sicher. Ich vertraue aber grundsätzlich schon der Meinung meines Ex-Mannes. Jedenfalls arbeite ich nicht weit entfernt von hier in einer Apotheke, ich bin Pharmazeutisch-technische Assistentin. Wie gesagt, Thorsten tat mir auch immer leid, und ich dachte trotz unserer Trennung noch viel an ihn. Er bedeutete mir immer noch etwas. Für die Kinder ist es eine Katastrophe. Ich weiß gar nicht, wie ich ihnen das erzählen soll. Sie hingen so an Thorsten." Sie schluchzte und schnäuzte sich erneut.

"Als ich reinkam...auf mein Klingeln gab es keine Reaktion, und ich habe noch einen Schlüssel für alle Fälle – wegen der Kinder...da habe ich ihn gesehen. Zusammengesunken am Esstisch. Ich habe ihn gleich auf den Boden gelegt, weil ich dachte, man könnte ihn vielleicht reanimieren. Aber er war schon so kalt." Sie weinte unablässig. "Ich habe dann die 112 gewählt..." Sie brach ab. Die beiden Ermittler warteten bis sie sich wieder zu beruhigen schien.

"Frau Tremme, das sind nur ein paar Routinefragen jetzt. Nur für den Fall, dass unsere Rechtsmedizin herausfinden sollte, dass Herr Dr. Fritsch doch nicht eines natürlichen Todes gestorben sein sollte..." Antje Tremme schluchzte wieder auf.

"Hatte Ihr Ex-Mann Menschen in seinem Umfeld, die ihm sehr negativ gegenüberstanden, gab es Feindschaften?"

"Thorsten war eigentlich ein sehr friedlicher Mensch. Die einzige Feindin, die er hatte, war die Zicht. Sie war ihm aber einfach überlegen. Sie war super vernetzt und irgendwie auch kaltschnäuzig. Ihr hatte Thorsten nicht viel entgegenzusetzen. Sie hatte ihn wohl wirklich betrogen mit der Praxis. Im Grunde hat sie in Thorstens Sicht alle betrogen. Die Krankenkassen und die Patienten auch. Da glaube ich Thorsten. Er wollte einfach zuviel und hatte keine guten Nerven." Sie nahm sich ein weiteres Papiertaschentuch aus dem großen Spender, den sie auf ihrem Schoß stehen hatte.

"Wussten Sie, dass sich Ihr Ex-Mann am vergangenen Wochenende hat boostern lassen?" Dombusch-Maoate wollte gerne wissen, wie die Einstellung von Thorsten Fritsch zur Impfung war. Immerhin war er für das übernächste Porträt im Rahmen von 'Solidarisch und geimpft – Gesicht zeigen für den Anstand' vorgesehen.

"Wann er sich hat boostern lassen, das wusste ich nicht. Er hatte aber mit dem Impfen grundsätzlich keine Probleme. Darüber hatten wir aber nicht viel geredet. Für unsere Kinder fanden wir die Impfung aber nicht nötig. Sie sind beide jung und sehr gesund. Klar war aber, dass er natürlich als eines der Werbegesichter der Kampagne auch geimpft und entsprechend geboostert sein musste. Er hatte sich ja mit dem Impfen in seiner Praxis und im Impfzentrum finanziell etwas Luft verschafft. Das wird ja gut vergütet. Das war für Thorsten ein richtig fetter Schluck aus der Geldpulle, wie er es ausdrückte. Aber es reichte ja trotzdem hinten und vorne nicht."

"Vielen Dank Frau Tremme, ich gebe Ihnen noch meine Karte, falls Ihnen noch etwas einfallen sollte, das für uns wichtig sein könnte. Auf Wiedersehen und alles Gute." Wattfedder erhob sich noch während er sprach und verließ mit Dombusch-Maoate das Haus, die zum Abschied der weiter schluchzenden Antje Tremme mit dem Kopf zunickte und der trauernden Frau ebenfalls alles "Gute und viel Kraft" wünschte.

"Paula, könntest du bitte veranlassen, dass sich Olde und Grohl in der Nachbarschaft umhören, ob etwas Verdächtiges bemerkt wurde? Wenn es denn einen Täter gab, dann muss er ja irgendwie ins Haus gekommen sein. Das könnten wir ja auch schon vor dem Ergebnis von Maulbach machen."

"Geht klar, ich setze die beiden darauf an."

Mit zwei Wagen fuhren Wattfedder und Dombusch-Maoate anschließend zur Praxis von Dr. Walther. Die Polizistin mit ihrem Dienstwagen und Wattfedder mit seinem Volvo. Zu ihrer Überraschung fanden sie zwei Parkplätze jeweils in nur fünfminütiger Distanz zur Praxis. In der Praxis waren die Medizinischen Fachangestellten Clara Schmidt und Sandra Nöller am Empfang. Dr. Walther schien in seinem Behandlungszimmer zu sein. Die beiden Frauen wirkten leicht enerviert hinter ihren Masken. So genau war es aber für Wattfedder nicht auszumachen.

"Guten Tag, wir würden gerne mit Ihnen kurz sprechen. Wo können wir das ungestört tun?" Dombusch-Maoate sprach etwas zu laut. Wattfedder vermutete, dass sie versuchte, trotz ihres Mund-Nasen-Schutzes gut verständlich zu sein. Die Telefonanlage der Praxis klingelte unentwegt.

"Sie sehen doch, was hier los ist!" Sandra Nöller reagierte unwirsch. "Sandra, ich rufe mal schnell beim Arzt durch und sage ihm Bescheid, dass wir kurz unseren Anrufbeantworter aktivieren und mit den Polizisten in das Röntgenzimmer gehen." Clara Schmidt schien kooperativer und weniger gereizt zu sein. Nach einem kurzen Telefonat mit Walther wiesen die beiden Frauen den Ermittlern den Weg zu einem kleinen Raum mit dem Hinweis 'Röntgen – Zutritt nur nach Aufforderung'. Die vier nahmen jeweils eine Ecke in dem quadratischen Raum ein, der eine zweite Tür aufwies, hinter der sich das eigentliche

Röntgengerät verbarg.

"Schön, dass Sie es möglich gemacht haben." Wattfedder lehnte sich mit seinem Rücken an die Wand, während er sprach. "Zunächst einmal, wo ist im Moment Ihre Kollegin, Irina Meierle?"

"Die ist auf Hausbesuch bei älteren Patienten und nimmt Blut ab." Sandra Nöllers Stimme klang jetzt freundlicher. "Das wird noch ein wenig dauern. Sie geht zu den Patienten, denen wir einen Praxisbesuch zur Blutentnahme aus gesundheitlichen Gründen nicht zumuten wollen oder können."

"Können Sie uns etwas zum Verhältnis von Laura Winter, die Ihre Praxis verlassen hat, und Dr. Walther sagen?" Nöller und Schmidt sahen einander an. Diese Frage schien für sie unangenehm zu sein.

"Das Verhältnis zwischen beiden war lange sehr gut", Clara Schmidt antwortete, "bis zum Beginn der Corona-Pandemie. So im April oder Mai 2020 fing es an, dass sie ständig miteinander stritten. Der Herr Dr. Walther war ja schon zu Beginn sehr kritisch. Als dann die Großmutter von Laura schwer an Corona erkrankte und daran verstarb, wurde die Atmosphäre zwischen beiden extrem angespannt. Es war auch hier in der Praxis für uns andere Angestellte unerträglich."

"Dr. Walther war da manchmal auch recht unsensibel", warf Sandra Nöller ein. "Ihre Mutter starb während eines Klinikaufenthalts an Corona, während sie intubiert war, so sagte es zumindest die Klinik. Laura trauerte und Dr. Walther hatte nichts Besseres zu tun, als darauf zu verweisen, dass der Großteil der Menschen jenseits der Ende Siebzig nach einer längeren Intubation sterben. Für ihn war nicht das Virus der Hauptgrund, sondern die multiresistenten Keime, die sich unweigerlich bei längerer Intubation in den Atemwegen einnisten. Tatsächlich ist das wohl so. Eine längere Intubation überlebt man ab einem bestimmten Alter nur mit Glück. Aber es war damals zu Beginn der Pandemie nach den gängigen Behandlungsleitlinien so, dass regelhaft bei Coronainfektion mit Atemnot intubiert wurde, um das Personal vor Ansteckung zu schützen. Den Schlauch konnte man gut abkleben, so dass keine Aerosole die Ärzte und Pfleger gefährden konnten. Bei einer normalen Sauerstoffmaske, wie man sie später einsetzte, war der Schutz vor Aerosolen nicht so groß, dafür überlebten die Behandlung aber deutlich mehr Patienten. Laura fühlte sich in ihrer Trauer nicht gesehen und lehnte Dr. Walther regelrecht ab. Das ging so nicht weiter. Zwar schleppte sich die Situation noch fast zwei Jahre hin, aber die Stimmung war eigentlich immer schlecht."

"Laura steigerte sich auch immer weiter rein", ergänzte Clara Schmidt. "Sie sah in ihrem Chef immer mehr einen menschenverachtenden Querdenker und identifizierte sich immer mehr mit dem, was sie in den Medien über diese Leute hörte und dort las. Es war am Ende richtig hasserfüllt – zumindest von ihrer Seite. Dr. Walther wurde ja auch öffentlich aktiver, was Laura immer mehr anstachelte. Vor gut zwei Wochen schmiss Laura dann endgültig ihren Job hin. Sie wollte sich eine andere Praxis suchen. Das ist ja zurzeit auch kein Problem. Wir werden ja gesucht-Fachkräftemangel!"

"Frau Schmidt, verstehen Sie mich bitte nicht falsch. Ich frage das aus Gewohnheit in solchen Fällen, das gehört zu unseren Ermittlungen dazu: Können Sie uns bitte sagen, wo Sie am Montag zwischen 11:30 Uhr und 12:00 Uhr waren? Die Praxis war ja nicht geöffnet."

"Ich war mit Sandra im Schwemme-Park, also in dem Einkaufszentrum. Da war ein Sale mit absolut günstigen Preisen für Winterklamotten. Sandra und ich hatten ja Zeit, bis wir nachmittags wieder zu den Öffnungszeiten zurück sein mussten." Sandra Nöller bestätigte Clara Schmidts Worte mit heftigem Kopfnicken.

"Vielen Dank! Ich denke, Sie können wieder an Ihre Arbeit gehen." Wattfedder beendete das Gespräch. Schnellen Schrittes verließen die beiden Ermittler nach einer kurzen Verabschiedung die Praxis. Der Himmel hatte sich etwas aufgeklart und abschnittsweise schien sogar die Sonne. Wattfedder und Dombusch-Maoate beschlossen, einen kleinen Spaziergang durch das eigentlich nicht besonders attraktive Sozialwohnungsviertel mit seiner 50er- und 60er-Jahre-Bebauung zu machen. Der Tag präsentierte sich aber einigermaßen windstill, so dass ein gemütliches Gehen möglich war.

"Auf irgendeinem Weg müssen die Spritzen mit Walthers Fingerabdrücken die Praxis verlassen haben. Dass es über die Entsorgungsfirma geschah, scheidet eigentlich aus. Wie hätte da jemand wissen können, welche Fingerabdrücke von den Praxismitarbeiterinnen und Walther, die alle Injektionen geben können, an welcher Spritze sind? Das macht keinen Sinn." Wattfedder zog die frische Luft tief ein, nachdem er seine Maske abgesetzt hatte.

"Zudem muss die Spritze auch noch ihren Weg zu dem Mörder gefunden haben. Walther scheidet aufgrund seines Alibis aus, zudem war Fritsch noch nach ihm bei Kerstin Zicht. Fritsch steht uns nicht mehr als Verdächtiger zur Verfügung – zumindest nicht mehr lebendig. Ich werde übrigens gleich nochmal Olde und Grohl bitten, zur Sicherheit auch das Alibi von Laura Winter für den Todeszeitpunkt von Kerstin Zicht zu checken. Dann hätten wir die Alibis der Praxisangestellten von Walther." Dombusch-Maoate kickte eine Maske, die auf dem Fußweg lag, mit einem Fuß an die Seite.

"Außerdem", ergänzte Wattfedder, "fällt es auch schwer, das Motiv von Fritsch zu erkennen. Okay, er hasste Zicht, gleichzeitig konnte er aber immer auf ein wenig Unterstützung durch sie hoffen, egal, ob nun in Form einer Art Schweigegeld-Zahlung, oder weil sie versuchte, ihn in Aktivitäten der Kammer einzubinden, um ihm ein wenig Impf-Kohle zuzuschanzen. Ihr Tod bringt ihm eigentlich nur Nachteile."

"Außer, er ist beim Gespräch durchgedreht und konnte ihre

arrogante Art nicht mehr ertragen. Er war vielleicht einfach zu verletzt."

"Das ist möglich, Paula, aber ich habe das ungute Gefühl, dass wir irgendetwas übersehen haben und auf der falschen Spur sind." Wattfedders Telefon machte sich bemerkbar. "Oha, das ist Dr. Maulbach!" Wattfedder stellte sein Handy auf Freisprechfunktion.

"Ja, was gibt's Neues, Herr Dr. Maulbach?"

"Was habe ich gesagt?" Maulbach klang triumphierend.

"Spannen Sie uns nicht auf die Folter!" Wattfedder hatte jetzt wirklich keine Lust auf Ratespielchen.

"Sein Gesicht! Es war zu entspannt für einen natürlichen Herzstillstand. Ich hatte den richtigen Riecher!"

"Gratulation, was heißt das jetzt genau?"

"Also, ich habe mir die Injektionsstelle am Oberarm genau angeschaut. Damit meine ich genau die Stelle, in der er seine Booster-Impfung injiziert bekommen hat", Maulbach räusperte sich kurz. "Ganz offensichtlich hat Fritsch eine zweite Injektion deutlich später, in fast exakt dieselbe Einstichstelle erhalten. Gestern Abend, so gegen 20 Uhr, aber da will ich mich nicht zu weit aus dem Fenster lehnen. Das war dann aber keine mRNA-Impfung gegen COVID-19, sondern es war hochdosiertes Morphin! Sozusagen parenteral injiziert. Das führte dann nach einigen Minuten zum Herzstillstand. Normalerweise kann man es nach drei bis zehn Stunden nicht mehr zuverlässig nachweisen, es war aber so hochdosiert, dass es mir trotzdem gelungen ist. Die Todesursache ist also Morphin, das zum Herzstillstand führte! So etwas jagt man sich nicht selbst in den Oberarm, wenn man sich umbringen will – eher in eine Vene des Unterarms. Zudem passt auch der Winkel, in dem die Nadel in die Einstichstelle geführt wurde, nicht zu einer Selbstinjektion. Sein Gesicht war so entspannt, weil er hochdosiert zum Todeszeitpunkt unter Morphin stand. Klar gesagt, Selbstmord oder natürlicher Tod ist mit an Sicherheit grenzender

Wahrscheinlichkeit auszuschließen. Wir haben es mit einem Mordopfer zu tun – außer natürlich Fritsch hätte jemanden gebeten, ihm eine Morphininjektion zu geben. Aber auch das wäre für den, der die Injektion gegeben hätte, strafrechtlich relevant. Das wissen Sie aber genauso gut wie ich!"

"Herr Dr. Maulbach, ich bin beeindruckt! Meine Kollegin ist es auch, das kann ich ihr ansehen! Wattfedder zwinkerte Dombusch-Maoate zu.

"Fritz, einfach Fritz! Ich würde vorschlagen, wir duzen uns."

"Gerne, Fritz! Also, ich bin Fokko und neben mir steht Paula." Alle drei lachten.

"Okay, ich muss weitermachen, ich habe noch ein paar Leichen in meiner Kühlung. Machen Sie was draus. Äh, macht was draus! Viel Erfolg! Übrigens werde ich mein Ergebnis weiterleiten, Böhmer weiß somit in Kürze auch Bescheid. Nur zur Info für euch." Maulbach hielt kurz inne, als überlege er, was es noch zu berichten gäbe. Dann nahm er den Gesprächsfaden wieder auf:

"Noch was, auch im Fall Fritsch ist von den DNA-Spuren wohl wenig zu erwarten. Es sind nur die Spuren von drei Menschen gefunden worden. So wie es aussieht, werden das Fritsch selbst, seine Ex-Frau und Tochter sein. Das überprüfen wir aber erneut. Falls sich etwas ändert, melde ich mich nochmal. Meine Erfahrung sagt, dass da aber nichts Überraschendes kommen wird. Vor sehr kurzer Zeit wurde in der Küche gut geputzt."

"Danke Fritz!" Maulbach hatte das Gespräch schon beendet.

"Damit haben wir ein zweites Mordopfer." Dombusch-Maoate blickte zu Wattfedder. "Lass uns nochmal zusammenfassen: Fritsch hat Zicht zuletzt gesehen – vielleicht sogar umgebracht – und ist dann selbst Opfer eines Mordes geworden."

"Vielleicht wusste jemand, dass Fritsch der Mörder war und wollte sich dafür rächen." Wattfedder spekulierte.

"Da wäre der Ehemann von Kerstin Zicht der Erste, der mir einfallen würde. Sicher wusste er etwas von den Problemen, die seine Frau mit ihrem Praxisnachfolger hatte."

"Lass uns bei Carsten Schlocht vorbeifahren!" Wattfedder war kurzentschlossen. Schnell liefen beide zu ihren Autos zurück und fuhren nach Dickhausen in die Wallhauser Heerstraße zwölf. Dort angekommen, zeigte der vor der Tür geparkte Tesla Modell S mit dem Kennzeichen HS-CS-1 die wahrscheinliche Anwesenheit von Carsten Schlocht. Wattfedder ging zum Eingang und Dombusch-Maoate folgte ihm. "Denk an deine Maske!", sie ermahnte Wattfedder fast mütterlich. Beide setzten ihre Masken auf und Wattfedder klingelte. Nach wenigen Sekunden öffnete ein offenbar gut erholter Carsten Schlocht die Haustür der Jugendstil-Villa.

"Was kann ich für Sie tun? Kommen Sie doch herein." Schlocht dirigierte die beiden Ermittler in einen kleinen Salon, der unweit der Eingangstür lag. "Setzen Sie sich! Meinetwegen brauchen Sie Ihre Masken nicht. Ich öffne ein Fenster." Dombusch-Maoate und Wattfedder befreiten sich von ihren FFP-2-Masken und nahmen Platz in zwei Ledersesseln, Schlocht setzte sich in einen dritten Sessel, der ihnen gegenüberstand, nachdem er zwei Fensterflügel weit geöffnet hatte. Schlagartig wurde es im Raum deutlich kühler.

"Herr Schlocht, wir würden uns gerne etwas ausführlicher über den Praxisnachfolger Ihrer Frau, Dr. Thorsten Fritsch, mit Ihnen unterhalten." Wattfedder kam gleich zur Sache.

"Was ich weiß, das hatte ich Ihnen doch schon gesagt." Schlocht wirkte ungehalten.

"Wir möchten das von Ihnen aber gerne noch einmal hören." Wattfedder zeigte sich unbeeindruckt.

"Mein Gott, also noch einmal: Fritsch ist der Typ, der von Kerstin die Praxis vor ungefähr drei Jahren übernommen hatte. Der ist auch Orthopäde, hat es aber mit der Praxisführung nicht so richtig hingekriegt. Das weiß ich von Kerstin, weil sie öfter genervt war von Fritsch. Der heulte wohl immer rum, dass er die Praxis angeblich überteuert von Kerstin gekauft habe, und er nicht auf ein zufriedenstellendes betriebswirtschaftliches Ergebnis kam."

"Am Montag hatte ich Sie nach Feinden Ihrer Frau gefragt, da verwiesen Sie nur auf Hassmails von Impfgegnern", Wattfedder schaute zu seiner Kollegin, "oder sagen wir – Coronaleugnern. Dr. Fritsch sahen Sie nicht als Feind Ihrer Frau. Warum?"

"Ich hielt ihn nicht für relevant. Fritsch konnte meiner Frau nicht das Wasser reichen. Daher hatte ich ihn auch nie als Feind meiner Frau betrachtet. Ich denke, sie hat das auch so gesehen. Ein Feind sollte doch annähernd auf Augenhöhe sein. Bei den Leuten mit den Hassmails kann man ja nicht beurteilen, wer dahintersteckt. Das ist schon gefährlicher. Aber so einen Fritsch, den hat meine Frau zum Frühstück verspeist, wenn Sie verstehen, was ich meine."

"Wir können uns vorstellen, was Sie damit andeuten wollen", Dombusch-Maoate übernahm das Gespräch.

„Herr Dr. Fritsch ist heute Morgen tot in seinem Haus aufgefunden worden. Er wurde mutmaßlich ermordet. Herr Schlocht, wir müssen Sie das jetzt fragen: Wo waren Sie gestern Abend zwischen 19 und 21 Uhr?"

"Was ist das denn für eine Frage? Das tut mir leid für Dr. Fritsch. Schrecklich! Sie wollen mir aber doch nicht unterstellen, ich hätte diesen Typen umgebracht. Warum denn? Nur weil er meiner Frau immer mal etwas vorgeweint hat?"

"Herr Schlocht, Sie haben meine Frage nicht beantwortet." Dombusch-Maoate blieb beharrlich.

"Ich war hier. Hier bei mir zu Hause. Ich hatte mir mal wieder seit längerer Zeit etwas gekocht und alte Bilder meiner Frau angeschaut. Ich muss ihren Tod erst einmal verarbeiten!"

"Haben Sie dafür Zeugen? War irgendjemand bei Ihnen, der Ihren Aufenthalt zu Hause zwischen 19 und 21 Uhr gestern bestätigen kann?"

"Wer soll denn hier gewesen sein? Nein, da war niemand hier. Ich war alleine zu Hause. Aber mal ganz ehrlich, Sie glauben doch wohl nicht, dass ich Fritsch etwas getan haben könnte?"

"Thorsten Fritsch war der Letzte, der Ihre Frau lebend gesehen hat. Somit hätte er der Täter sein können und Sie hätten Vergeltung an Fritsch für den Mord an Ihrer Frau üben können. Sie müssen zugeben, so weit hergeholt ist das nicht. Vorausgesetzt Fritsch war tatsächlich der Mörder Ihrer Frau und Sie wussten davon oder hatten es geahnt."

"Was ist mit diesen Querdenkern und den Spritzen im Körper meiner Frau?"

"Vielleicht der Versuch, eine falsche Fährte zu legen?"

"Ich fasse es nicht! So ein Quatsch! Dazu wäre Fritsch wahrscheinlich gar nicht in der Lage!"

"Danke, Herr Schlocht, das wäre es für heute." Wattfedder und Dombusch-Maoate verabschiedeten sich kurz und verließen die Villa.

Beide setzten sich gemeinsam in Wattfedders alten Volvo. Die Dämmerung begann bereits, und die Wolkendecke, die sich nun doch gebildet hatte, verstärkte den Effekt. Es wurde langsam, aber sicher dunkel. Dombusch-Maoate wischte sich mit einer Hand über die Stirn.

"Glaubst du ernsthaft, Schlocht hätte Rache genommen?"

"Ich glaube noch nicht einmal, dass Thorsten Fritsch etwas mit dem Mord an Kerstin Zicht zu tun hat. Ich finde es aber gut, wenn Schlocht unruhig wird. Vielleicht begeht er dann einen Fehler. Auf jeden Fall weiß er deutlich mehr als er zugibt." Wattfedder öffnete seine Seitenscheibe leicht, weil die Scheiben des Volvos von innen beschlugen. Dombusch-Maoate fasste zusammen: "Wenn Thorsten Fritsch Kerstin Zicht getötet haben sollte, dann wäre es nur plausibel, wenn es aus der Situation am Montag heraus entstand. Sie demütigte ihn mit ihrer Arroganz, er war außer sich, wollte ihr Arbeitszimmer verlassen, erdrosselte sie dann aber in einem Aggressionsschub von hinten. Das heißt aber, er hatte das Tatwerkzeug in Form des synthetischen dünnen Seils schon dabei oder fand es zufällig im Arbeitszimmer. Vielleicht ein folgenreicher Zufall."

"Aber, Paula, es bleibt weiterhin das Problem der drei Spritzen. Das passt überhaupt nicht zu einem Aggressionsschub. Das war geplant. Die Spritzen musste der Täter oder die Täterin sich besorgt haben, oder sie wurden von einer anderen Person erst nach der Tat gesetzt."

"Es ist zum Heulen! Diese Ermittlungen machen mich echt fertig!" Dombusch-Maoate verbarg ihr Gesicht in den Händen. Wattfedders Smartphone klingelte.

"Oh, nein, ich weiß jetzt schon, wer das ist! Bestimmt wieder mit einer Spur zu irgendwelchen Querdenkern." Wattfedders Stimme klang fast ein wenig verzweifelt.

"Hallo Klaus!"

"Hallo Fokko!" Böhmer klang aufgeräumt. "Bitte kommt so schnell es geht im Rathaus vorbei. Die Bürgermeisterin hat am Abend einen Auftritt in der Sendung Alarmpunkt, direkt nach der Tagesschau. Da wird es um die Bedrohung unserer freien Gesellschaft durch Coronaleugner, -skeptiker und Querdenker gehen. Frau Bevtermann wird dort zeigen, wie sich die Stadtgesellschaften Havenstadts und Stadthafens zusammen und solidarisch gegen die menschenverachtenden Taten der Querdenker in dieser Mordserie stellen. Die Impfquote ist seit der öffentlichen Berichterstattung nochmals massiv angestiegen in Havenstadt - seitdem der Mord an Dr. Kerstin Zicht bekannt wurde. Diese solidarische Antwort soll im Zentrum der Botschaft der Bürgermeisterin stehen. Impfen gegen die Mörder! Wir wollen dich und Frau Dombusch-Maoate gerne einbinden und an unseren weiteren Überlegungen zu den Ermittlungen teilhaben lassen. Der Innensenator Täubner wird auch dabei sein. Moritz Ponke, Chef der Abteilung Zentrale

Dienste, wird uns die politische Strategie für die nächsten Tage darlegen. Er hat sie mit der Bürgermeisterin erarbeitet. Wann könnt ihr im Rathaus sein?"

"In ungefähr 20 Minuten."

"Alles klar, bis gleich!"

Wattfedder und Dombusch-Maoate blickten einige Sekunden durch die immer noch leicht beschlagenen Fensterscheiben ins Leere. Die Ermittlerin sammelte sich schneller als ihr Kollege.

"Sie versuchen, die Theorie, nach der irgendein Querdenker, Maßnahmengegner oder Corona-Skeptiker der Mörder ist, möglichst lange am Leben zu halten, weil das die Impfquote steigert. Unglaublich. Wenn man es zynisch sieht, dann unterstützen die Morde die Impfstrategie. Politisch genial!"

"So ist es, schauen wir mal, mit welcher Mordhypothese versucht wird, die Impfkritiker im Spiel zu halten. Da ist Kreativität gefordert."

"Moritz Ponke sollte man nicht unterschätzen. Er ist mehr oder weniger der Drahtzieher innerhalb der Solidardemokratischen Partei im Bundesland Freie Havenstadt und hat ganz zentralen Einfluss in allen politischen Handlungsfeldern. Seinen Einfluss hat er sich über Jahrzehnte durch politische Taktiererei, Versprechungen und Drohungen aufgebaut. An ihm kommt eigentlich niemand vorbei. Da musst du ganz vorsichtig sein! Der hat eine hohe strategische Intelligenz, macht aber auch keine Gefangenen, wenn du verstehst."

"Woher weißt du das schon wieder?"

"Bin halt schon länger in Havenstadt am Start und außerdem kenne ich den einen oder anderen aus der Solidarpartei." Dombusch-Maoate schmunzelte.

"Na dann mal los, ab in die Höhle des Löwen!" Wattfedder ließ seinen Motor an zum Zeichen des Aufbruchs. Dombusch-Maoate verließ flugs seinen Volvo und stieg in ihren

Dienstwagen.

Keine 25 Minuten später trafen die beiden Ermittler im Rathaus ein. Der Pförtner erinnerte sie am Eingangsportal an die Maskenpflicht im Haus und begleitete sie zu einem großen Raum neben dem Büro der Bürgermeisterin und Präsidentin des Senats von Havenstadt. Wattfedder, der zum zweiten Mal das Vergnügen hatte, war von der historischen Einrichtung und der gediegenen Atmosphäre des gesamten Hauses auch diesmal sehr beeindruckt. Er musste sogar etwas gegen das Gefühl ankämpfen, sich in diesen altehrwürdigen Räumlichkeiten als gewöhnlicher Ermittler klein und deplatziert zu fühlen. Im großen Raum, der fast an einen Saal erinnerte, saßen bereits auf altertümlich wirkenden Stühlen mit Armlehnen und mehrmetrigem Abstand zueinander die Bürgermeisterin Regina Bevtermann, Innensenator Alexander Täubner, Polizeipräsident Klaus Böhmer, ein deutlich korpulenter Mann mit rotgefärbten Wangen – es musste wohl Moritz Ponke sein – und ganz in der Ecke neben der Eingangstür Susanne Fest, die Büroleiterin der Bürgermeisterin. Wattfedder und Dombusch-Maoate nahmen, nachdem sie von den anderen Anwesenden kurz begrüßt wurden, auf zwei unbesetzten Stühlen Platz. Diese hatten zu Wattfedders Bedauern keine Armlehnen. Alle Beteiligten hatten ihre Masken abgelegt. Moritz Ponke übernahm die Gesprächsführung.

"Regina wird in zwei Stunden online in die Sendung Alarmpunkt im Anschluss an die Tagesschau geschaltet werden. Dort wird sie zu der Bedrohung der Zivilgesellschaft durch Querdenker und Impfgegner befragt werden. Dies geschieht in einer Situation, die hinsichtlich der Impfquote für Havenstadt außerordentlich komfortabel ist. Wir sind mit deutlichem Abstand führend in Deutschland. Dies gilt für alle Altersgruppen für die es eine allgemeine Impfempfehlung gibt. Von den 12-jährigen Schülern bis zu den hochaltrigen Rentnern. Übrigens gibt es Hinweise, dass das Alter demnächst auf fünf Jahre weiter gesenkt wird. Aber egal. Die hohe Quote ist für unser Bundesland deshalb so bedeutsam, weil wir zeigen, wie stark unsere Stadtgesellschaften zusammenstehen gegen die Corona-Pandemie. Dies wird anerkannt als Ausdruck der hervorragenden Politik in dieser Frage seitens unseres Senats und unserer Bürgermeisterin. Havenstadt hat damit die Möglichkeit, in der bundesweiten Öffentlichkeit das Negativbild zu korrigieren, das durch letzte Plätze in verschiedenen anderen Rankings – ich erinnere da an Armutsquote, Verschuldung und Bildung – entstanden ist."

Ponke wartete die volle Wirkung seiner mit eindringlicher Stimme gesprochenen Worte ab. Wattfeder bemerkte, wie insbesondere die Büroleiterin Susanne Fest geradezu an seinen Lippen klebte. Fast meinte man, sie spräche seine Worte leise mit. Ponke fuhr in seinen Ausführungen fort.

"Durch den Mord an der Präsidentin der Ärztekammer, die engagiert und selbstlos die Impfkampagne des Senats unterstützte, ist die Aggressivität, mit der verantwortungslose und radikalisierte Impfgegner das gemeinsame Engagement für die Schwachen und Gefährdeten in unserer Gesellschaft bekämpfen, sichtbar geworden. Bereits am Folgetag nach der abscheulichen Tat stieg die Impfbereitschaft in unserem gesamten Bundesland enorm. Dieser Trend setzt sich fort: mehr Booster, sogar mehr Grundimmunisierungen und Erstimpfungen. Havenstadt zeigt einmal mehr Zusammenhalt in dieser Krise. Dies geschieht unter Führung unserer solidardemokratischen Bürgermeisterin und den Vertretern der Regierungskoalition im Senat. Morgen früh werden wir dann in Havenstadt selbst noch mit einer Pressekonferenz nachlegen. Die Versuche der Einschüchterung seitens der Querdenker und Impfverweigerer verwandeln wir in Havenstadt in einen großen Impferfolg. Wir werden noch deutlicher an der Spitze liegen im bundesweiten Impf-Ranking." Ponke wirkte bei seinen letzten Worten geradezu euphorisiert. Sein Gesicht hat eine bisher unerreichte Rotfärbung angenommen.

Böhmer übernahm nun das Wort: "Die bisherigen Ermittlungsergebnisse, die unter ganz erheblichem Zeitdruck zustande kamen, sind von enormem Engagement seitens unseres Teams geprägt – dafür vielen Dank an Hauptkommissar Wattfedder und Oberkommissarin Dombusch-Maoate. Die Ergebnisse lassen noch keine zwingenden Schlussfolgerungen zu. Die entscheidende vorläufige kriminalistische Interpretation der bisherigen Erkenntnisse lassen mich aber folgendes Bild entwerfen, das die von Moritz Ponke dargestellten Erfolge der solidarischen Havenstädter Stadtgesellschaften plausibilisiert."

Klaus Böhmer blickte zum Innensenator und zur Bürgermeisterin, bevor er weitersprach. "Beide Morde stehen ganz offensichtlich in einem Zusammenhang. Die Gegner des Zusammenhalts haben sehr wahrscheinlich sowohl Dr. Kerstin Zicht als auch Dr. Thorsten Fritsch auf dem Gewissen – direkt oder indirekt. Sie versuchen, Angst zu säen, um engagierte Menschen davon abzuhalten, ihr Gesicht für unsere gemeinsame Sache zu zeigen. Kerstin Zicht hatte drei Spritzen in ihrem Körper! Alle wiesen die Fingerabdrücke eines radikalen ärztlichen Aktivisten und Impfgegners auf. Der Fingerzeig geht in das gefährliche Umfeld dieses Mediziners – mir fällt es schwer, ihn so zu bezeichnen. Selbst, wenn sein Alibi weiter Bestand haben sollte, so kommen die Spritzen doch aus seinem Dunstkreis. Der zweite Tote erlag einer hochdosierten Morphininjektion. Dr. Thorsten Fritsch wäre die dritte Person gewesen, die auf der Plakatkampagne 'Solidarisch und geimpft – Gesicht zeigen für den Anstand' zu sehen gewesen wäre. Auch hier war es eine Spritze, die in den Körper des Ermordeten gestochen wurde. Sie wurde zwar nicht gefunden, sie steht aber symbolisch in einer Reihe der drei Spritzen im ersten Mordfall: Seht her, die Spritze bringt euch den Tod. Ihr injiziert in unsere Körper, wir injizieren in eure Körper!" Zustimmendes Kopfnicken war bei allen Anwesenden zu beobachten – außer bei Wattfedder und Dombusch-Maoate. Sie verzogen keine Miene.

"Das ist eine hervorragende Gesamtdarstellung des gegenwärtigen Sachstands. Damit werde ich heute Abend im TV und ihr morgen Vormittag in der Pressekonferenz sehr gut bestehen und vor allem einen Beitrag zur weiteren Steigerung unseres Impferfolges leisten. Bundesweit wird Havenstadts Ansehen sicher weiter steigen und dies wird sich natürlich auch in einen Erfolg für unsere Solidarpartei in Havenstadt selbst verwandeln lassen. Wir werden es schaffen, dass sich bis auf wenige Ausnahmen ganz Havenstadt impfen lassen wird. Noch bevor wir eine allgemeine Impfpflicht im Bundestag beschließen! Havenstadt - Ein Vorbild für ganz Deutschland!" Kurz wirkte es, als hätte die Bürgermeisterin feuchte Augen, weil sie von ihren Worten selbst sehr bewegt zu sein schien.

"Ähm, entschuldigen Sie bitte, wenn ich etwas Wasser in den Wein gieße – aber die von Herrn Ponke und Herrn Böhmer vorgetragenen weitreichenden Interpretationen unserer bisherigen Ergebnisse scheinen mir – mit Verlaub – extrem weit hergeholt. Wir sollten uns doch etwas mehr an den konkreten Erkenntnissen orientieren und weniger spekulieren." Wattfedders Stimme verlor sich im eisigen Schweigen der Anwesenden. Dombusch-Maoate konnte die plötzlich einsetzende atmosphärische Kälte kaum ertragen. Sie wippte nervös mit ihren Beinen.

"Der Polizeipräsident hat sicher noch weitere engagierte Hauptkommissare, die diese für Havenstadt so wichtigen Ermittlungen übernehmen könnten und zudem eine erfolgreiche Kooperation mit der politischen Ebene garantieren würden." Moritz Ponke sprach deutlich und scharf. Er lächelte dabei.

"Ich bin mir sicher, dass Herr Wattfedder und Frau Dombusch-Maoate ihre Arbeit weiter zuverlässig und professionell leisten werden. Ich denke, es ist deutlich geworden, wie wichtig die Kooperation auf allen Ebenen ist."

Böhmer wollte sich offensichtlich nicht in seinen Zuständigkeitsbereich reinreden lassen. Oder war es immer noch die Loyalität wegen einer Alkoholkontrolle vor ewigen Zeiten? Wattfedder fragte sich das, kam aber zu keinem Ergebnis. Außerdem pochte sein Blut gegen seine Schläfe. Er war so sauer, dass er das Gefühl hatte, sein Kopf würde platzen. Dombusch-Maoate signalisierte ihm mit einer für die anderen kaum wahrnehmbaren Geste, Ruhe zu bewahren. Wattfedder hielt sich daran und schwieg.

"Gut, dann hätten wir soweit ja alles besprochen. Dann an die Arbeit! Alexander, wir müssten ja auch gleich zu einem weiteren gemeinsamen Termin." Regina Bevtermann hatte schon ihren Stuhl verlassen und ging auf den Innensenator Täubner zu. Offensichtlich war das Treffen nun aufgelöst. Böhmer winkte Wattfedder und Dombusch-Maoate raus auf den Flur des Rathauses. Alle trugen bereits wieder ihre Masken.

"Fokko, Frau Dombusch-Maoate, wir sollten da nicht so eine große Sache draus machen. Manchmal muss man der Politik ein bisschen unter die Arme greifen. Aus übergeordnetem Interesse – wir sind in einer schweren Pandemie! Ich weiß, dass ich mich eben weit aus dem Fenster gelehnt habe." Böhmer bemühte sich um einen jovialen Tonfall. "Als Ermittler machen Sie Ihre Arbeit weiter, bis Sie Ihre beiden Fälle gelöst haben. In der Zwischenzeit wird für eine noch höhere Impfquote ein wenig Honig aus der Polizeiarbeit gesaugt. Sollten Ihre Ergebnisse in eine andere Richtung deuten, als meine vorgetragenen Interpretationen, so ist das auch gut. Dann ist der Fall gelöst, und gleichzeitig werden mit jedem Tag bis zum Ende der Ermittlungen mehr Menschen geimpft."

Wattfedder war erneut klar, dass er am kürzeren Hebel saß. Noch wenige Monate bis zur Pensionierung! Das war sein Mantra. Er drehte sich um, wünschte Böhmer knapp einen "Schönen Abend" und verließ mit großen Schritten das Rathaus. Seine Kollegin folgte ihm mit kurzer Verzögerung. Sie standen jetzt vor dem Rathausportal in der Dunkelheit des Frühfebruarabends.

"Was für ein zynisches Geschäft. Wir sind denen fast zu schnell. Jeder Tag, den wir länger bis zur Aufklärung brauchen – so wir die Fälle jemals überhaupt aufklären sollten – ist ein guter Tag für die Impfzentren, impfenden Ärzten und den von sich selbst begeisterten Senat nebst Bürgermeisterin." Wattfedder schüttelte mit dem Kopf. "Und ich dachte immer, dass ich in Hessen bei meinen Fällen in Kooperation mit der Steuerfahndung schon alle Tricks der politischen Vereinnahmung von Ermittlungsergebnissen und der direkten Einmischung in die Arbeit erlebt hätte. Ich muss aber sagen, Havenstadt ist da auch richtig gut." Wattfedder lächelte bitter.

"Fokko, wir müssen schnell sein. Zugespitzt gesagt: Je schneller wir den Fall lösen, desto eher bewahren wir 12jährige Kinder vor etwaigen Langzeitfolgen oder anderen Impfschäden!"

"Paula, du sprichst ja jetzt auch schon wie die Querdenker!" Wattfedder sprach gespielt entrüstet.

"Oh, ja, stimmt – es gibt ja keine Impfschäden. Die Impfung ist ja quasi nebenwirkungsfrei. Das sagt ja die Wissenschaft!", erwiderte Dombusch-Maoate. Wattfedder nahm den Ball auf: "Genau, diese eine, wahre und richtige Wissenschaft sagt das." Beide mussten fast hysterisch lachen.

"Ich brauche dringend ein Bier oder zwei! Wie sieht es bei dir aus?"

Dombusch-Maoate war sofort dabei. "Auf zum Aftin-Imbiss. Ich habe auch noch nichts gegessen. Nachdem die beiden Ermittler ihre Autos zum Polizeipräsidium beziehungsweise vor Wattfedders Wohnhaus gefahren und erfolgreich geparkt hatten, standen Bier, vegetarischem und fleischlichem Rollo nichts mehr im Weg. Der volle Magen beruhigte auch langsam Wattfedder, der nach dem dritten Bier zudem eine Verbesserung seiner Laune spürte.

"Du bist ja safe, murmelte er kauend bei den letzten Bissen. du brauchst ja als erfolgreich Geboosterte keinen zusätzlichen Test. Kommen heute die Leute vom Ordnungsamt noch? Was sagt deine Freundin, die dort arbeitet?"

"Heute nicht mehr, diese Ecke haben sie vor einer Stunde abgeklappert. Hatte ihr schon gesimst. Bin ja immer um dein Wohl besorgt."

"Für mein Wohl ist es heute besonders wichtig, dass ich den Alarmpunkt nach der Tagesschau nicht sehen werde. Garantiert nicht!" Wattfedder spülte das letzte Stück Kalbfleisch mit einem kräftigen Schluck Bier seine Kehle hinunter.

Dombusch-Maoates Smartphone machte sich bemerkbar. Es vibrierte. "Oh, eine Nachricht zu später Stunde. Olde und Grohl haben Walther zur Sicherheit nach seinem Alibi für die Tat an Fritsch gefragt. Zudem haben sie Laura Winter nach ihrem Alibi für den Mord an Kerstin Zicht befragt. Ich hatte sie vor ein paar Stunden darum gebeten. Wir müssen das ja absichern."

"Und?" Wattfedder fragte mäßig interessiert. Er schien mehr mit einer angemessenen Benutzung des Zahnstochers beschäftigt zu sein.

"Ja, beide haben ein Alibi. Leider schreiben die jungen Kollegen nicht, welche Alibis sie haben. Ich rufe mal kurz an." Dombusch-Maoate aktivierte an ihrem Smartphone die Freisprechfunktion, regelte aber die Lautstärke nach unten, damit nicht der ganze Imbiss Zeuge des Gesprächs würde. Sie hielt das Handy leicht in Richtung Wattfedder. So würde er mit einiger Anstrengung auch mithören können.

"Hallo Jana, danke für deine Nachricht. Leider hast du nicht dazu geschrieben, welche Alibis Dr. Walther und Laura Winter haben."

"Oh, sorry, war im Auto und wollte es kurz machen, Jens war schon auf dem Weg in den Feierabend."

"Kein Problem. Äh, könntest du mir die Alibis bitte verraten." Dombusch-Maoate legte wieder etwas Mütterlichkeit in ihre Stimme.

"Laura Winter hatte einen Friseurtermin. Den hatte sie wahrgenommen. Das wurde durch den Friseursalon bestätigt."

"Und Dr. Walther?"

"Er war mit seiner Frau zum Essen eingeladen. Bei einer Kollegin. Die heißt Anne Sosa, Dr. Anne Sosa. Wir haben das überprüft. Sie waren von 19 bis mindestens 23 Uhr bei der Frau Sosa. Es stimmt!" Schlagartig wurde Dombusch-Maoate kreidebleich. Wattfedder erschrak fast ein wenig. "Alles klar Paula? Geht es dir gut?" Paula antwortete nicht, sondern beendete das Gespräch. Zu mehr als einem gestammelten "Danke..." reichte es aber nicht.

Nach wenigen Sekunden gewann Dombusch-Maoate aber wieder an Farbe im Gesicht. "Kein Problem. Ist nur mein Kreislauf. Das war heute wieder ein langer Tag." Sie versuchte schnell ein neues Thema anzuschneiden.

"Was ist unser Plan für morgen?"

"Carsten Schlocht hat kein Alibi für den Mord an Thorsten Fritsch. Er hat aber eines für den Mord an seiner Frau. Er war er ja als Kursleiter aktiv. Ich werde mir das morgen früh nochmal in Ruhe anschauen. Ich fahre nach dem Frühstück zum Klaus-Babels-Künstlerhaus und schaue mich da mal genauer um." Wattfedder notierte sich sein morgiges Vorhaben auf eine Papierserviette, die vor ihm lag. Dazu notierte er die Namen Zicht, Fritsch und Meinhardt. Daneben die Facharztausbildungen der drei Mediziner: Zicht war Orthopädin, Fritsch Neurologe und Orthopäde und Meinhardt Radiologe und Neurologe. Fritsch und Meinhardt sind beide Mitte vierzig. Zicht Mitte fünfzig. Zumindest Fritsch und Meinhardt mussten eine Verbindung zueinander haben. Zu ungewöhnlich ist die hohe Qualifikation mit zwei Facharztausbildungen. Dazu haben beide eine davon als Neurologe und ein ähnliches Lebensalter. Es ist sehr wahrscheinlich, dass sich ihre beruflichen Wege in Havenstadt zu irgendeinem Zeitpunkt gekreuzt haben.

"Außerdem werde ich morgen auch den furchtlosen Dr. Ralf Meinhardt, der ja auf jede Form des Personenschutzes verzichtet hat, nochmal genauer unter die Lupe nehmen. Wenn der nämlich Fritsch gekannt hatte, immerhin ein Berufskollege als Neurologe, dann hätte er auch von den Querelen zwischen ihm und Kerstin Zicht wissen können. Zumal er mit Zicht die Arbeitsräume in der Ärztekammer teilte und man sich – zumindest vor Corona – täglich über den Weg hätte laufen müssen."

"Ich werde mir dann morgen früh schon einmal das Internet vorknöpfen." Dombusch-Maoate lächelte.

"Was meinst du damit?"

"Naja, du fragst mal nach bei Meinhardt, ob er Fritsch kennt. Ich gucke, ob es im Internet Spuren ihrer Bekanntschaft gibt. Ganz einfach!"

"Schon klar! Dann schauen wir mal, wer mehr herausbekommen wird. Digital gegen anlog!" Wattfedder freute sich über seinen Wettbewerbsgedanken.

"Laura Winter, die die Praxis Walther verlassen hat, steht auch noch ganz oben auf unserer Liste. Sie hasst Walther. Vielleicht kann sie etwas zu den aus der Praxis Walther stammenden Spritzen im Körper von Kerstin Zicht sagen? Etwas, was vielleicht über das hinausgeht, was wir von ihren ehemaligen Kolleginnen wissen. Immerhin war sie ja schon sehr kooperativ gegenüber der Polizei, was die Patientenunterlagen aus der Praxis Walther anging. Winter könnten wir vielleicht gemeinsam am Nachmittag befragen. Sie hat ja noch keine neue Arbeitsstelle – jedenfalls hatten ihre früheren Kolleginnen nichts in die Richtung gesagt." Wattfedder nickte zu Dombusch-Maoates Vorschlag.

Beide genehmigten sich noch eine Käsestange für den Heimweg und verabschiedeten sich vor der Tür des Imbisses.

Wattfedder beließ es heute bei einer Kurznachricht, in der er

Maike einen Gute-Nacht-Gruß nach Göteborg schickte, der auch sekundenschnell beantwortet wurde. Das Bier hatte bei Wattfedder seine Wirkung getan. Er brauchte keine Viertelstunde, um im Bett zu liegen und nach wenigen Minuten einzuschlafen.

Dombusch-Maoate dagegen rief noch bei Pupuke an, der sich allerdings schon in der Vorbereitung seiner Vorlesung an der Uni in Rarotonga befand. Da er kalendarisch einen Tag voraus war, war es bei ihm schon kurz vor zehn am Folgetag. So mussten Paula und Pupuke ihr Gespräch kürzer halten als üblich, um die Vorlesung nicht zu gefährden. Paula brauchte lange, um einzuschlafen. Zu sehr ging ihr der heutige Tag noch im Kopf herum. Die Moralisierung von Interessen, die sie heute im Rathausgespräch erlebte, raubte ihr noch für einige Stunden den Schlaf. Dazu kam erneut die Beunruhigung, Anne Sosa könnte irgendwie noch in die Ermittlungen einbezogen werde. Morgens gegen zwei Uhr aber fiel sie in einen komatösen Zustand, der mit dem Klingeln des Weckers gegen sieben Uhr in der Frühe beendet wurde.

Havenstadt, Freitag – Tag 5

Nachdem sich Dombusch-Maoate aus dem Bett gequält und ihre Kaffeemaschine betätigt hatte, holte sie wie gewohnt den Schwemme-Kurier aus ihrem Briefkasten. Zugegeben, seit Beginn der Corona-Krise immer mit einem etwas flauen Gefühl im Magen. Dass dieses Gefühl heute tatsächlich angebracht war, bemerkte sie, als sie den Lokalteil der Zeitung aufschlug. Der Aufmacher war der gestrige Auftritt der Bürgermeisterin im Fernsehen. Die Überschrift "Havenstadt hält zusammen. Impfung ist Antwort auf Corona und Covidioten!", mit der die Bürgermeisterin im Zusammenhang mit den Morden in Havenstadt zitiert wurde, war die Einleitung und zentrale Botschaft des Artikels zugleich. Der Auftritt der Bürgermeisterin und jedes ihrer Worte wurden ausführlich dargestellt und gewürdigt. Dombusch-Maoate versuchte möglichst schnell zu lesen, um sich nicht allzu sehr aufregen zu müssen. Es gelang ihr nur bedingt mit dieser Technik. Gänzlich versagte ihr Bemühen allerdings beim Lesen des Kommentars zum Fernsehauftritt von Regina Bevtermann auf Seite zwei von einer gewissen Heike Delters.

"Das ganze Bundesland Freie Havenstadt kann stolz auf die Bürgermeisterin und Präsidentin des Senats sein. Mit Nachdruck stellt sie sich gemeinsam mit dem gesamten Senat an die Spitze des Widerstands aller verantwortungsvollen Bürger unseres

Gemeinwesens gegen unsolidarische Ungeimpfte. Mit einer klaren Ansage an jene Teile der Gesellschaft, die nach wie vor unverantwortlich Handeln und eine Impfung verweigern. Bevtermann machte klar, dass jene, die sich immer noch nicht impfen ließen, nicht nur mit dem Leben der solidarischen Havenstädter spielen, sondern sich auch der solidarischen Antwort auf die Mordserie verweigern. Selbst, wenn sie das wörtlich nicht so ausgedrückt hatte, so war die Botschaft für alle verantwortlich handelnden Bürger unseres Landes klar: Die Toleranz gegenüber den Impfverweigerern ist nun endgültig überstrapaziert. Sie müssen die Konsequenzen ihres Verhaltens tragen, mit dem sie, wie es der Weltärztepräsident unlängst treffend formulierte, die Geimpften tyrannisieren. Dem ist nichts hinzuzufügen. Diese Tyrannei erlebte die engagierte Impfbefürworterin Dr. Kerstin Zicht besonders brutal. Der Körper der ermordeten Präsidentin der Ärztekammer wurde mit drei Spritzen malträtiert. Der Mörder will uns alle zum Schweigen bringen mit dieser bewusst eingesetzten Symbolik! Havenstadts Bürger lassen sich nicht einschüchtern und geben die einzig richtige Antwort in den Impfzentren und den impfenden Arztpraxen!"

Dombusch-Maoate wusste erneut nicht, ob sie angesichts dieser unglaublichen Vermischung der Mordfälle mit der Impfdebatte sowie unhaltbaren Schuldzuweisungen lachen oder weinen sollte. Sie lebte zu lange schon in Havenstadt, um sich die Frage zu stellen, wer dem Schwemme-Kurier die bisher öffentlich bewusst zurückgehaltene Information über die Existenz der drei Spritzen zugesteckt hatte. Eine taktische Informationsstrategie hielt in Havenstadt ohnehin nie lange vor.

Sie kannte zwar schon seit langer Zeit die journalistisch fragwürdige Qualität des Schwemme-Kuriers, dessen Redakteure sich regelmäßig in ihren Kommentaren auch intellektuell verhoben. Jetzt schien es aber so, als hätten sie sich komplett im Irrealen verloren. Eines musste sie aber zugeben:

Die Strategie des Senats ging offensichtlich wunderbar auf. Der Druck auf Ungeimpfte konnte durch die beiden Morde erneut gesteigert werden. Dombusch-Maoate spürte nach dem ersten Schluck Kaffee ein leichtes Ekelgefühl. Sie versuchte, sich mit dem Gedanken an ihre bevorstehenden Recherchetätigkeiten im Internet abzulenken.

....

Wattfedder hatte sich nach seinem tiefen Schlaf in der Nacht einigermaßen vom gestrigen Tag erholt. Er duschte ausgiebig und frühstückte. Dabei hörte er Radio – hier in Havenstadt immer Radio Havenstadt. Die Musik beschwingte ihn ein wenig, trotz der trüben Lage bei seinen Ermittlungen. Radio Havenstadt gelang es aber nicht, seine Laune länger als eine Viertelstunde auf einem durchaus erfreulichen Niveau zu halten. Noch vor den Nachrichten zur vollen Stunde gab es Neuigkeiten aus den Impfzentren Havenstadts und Stadthafens. Die Schlangen vor den Einrichtungen schienen stündlich zuzunehmen und so auch die berichteten Impf- Rekordergebnisse der jubelnden Reporter. Zudem wurde auch eine neue Offensive an den Schulen zur Schließung von Impflücken bei den ab 12-jährigen Schülern angekündigt. Die Welle der Solidarität und des Gemeinsinns habe seit den niederträchtigen Morden an Unterstützern der Impfkampagne in Havenstadt zugenommen.

Nach dem Frühstück entschied sich Wattfedder dafür, heute endlich einmal einen Schnelltest in einem der Testzentren Havenstadts vornehmen zu lassen. Ein Besuch im Klaus-Babels-Künstlerhaus machte 2G-Plus nötig. Er wollte da keine Diskussionen riskieren. Wattfedder googelte zuvor nach einem Testzentrum in der Nähe des Künstlerhauses. Das Testzentrum auf der Bürgerwiese schien recht groß zu sein und viel Kapazität zu haben. Wattfedder steuerte seinen alten Volvo auf die Parkplätze der Bürgerwiese, einem Messe- und Kongress-

Zentrum nahe der Innenstadt. Zu seiner Freude schien die Sonne heute aus allen Knopflöchern. Es war ein Februartag wie aus dem Bilderbuch. Der Himmel war strahlend blau. Dafür war es aber empfindlich kalt.

Wattfedder erkannte den Eingang des Testzentrums leicht an der enorm langen Schlange von Menschen, die vor der Tür auf die Durchführung des Tests oder aber auf die Mitteilung des Ergebnisses warteten. Ein Teil wartete offensichtlich, um 3G-Regeln zu erfüllen und beispielsweise als Lehrer den eigenen Arbeitsplatz in der Schule betreten zu können oder nichtgeboosterte Menschen, die ein abendliches Vergnügen in einer Bar suchten oder schlicht einen Museumsbesuch nach 2G-Plus-Regeln planten. Dazu gesellten sich Menschen, die jemanden besuchen wollten, ob im Krankenhaus oder im Seniorenheim. Dazwischen sicher auch Menschen, die erkältet waren und sich aus diesem Grund testen lassen wollten. Sie standen aber eher in der abzweigenden Warteschlange für PCR-Tests. Trotz der Geduldsprobe für die Wartenden, war die Stimmung nicht sehr gereizt, was wohl an dem freundlichen Wetter lag.

"Ich habe hier schon bei Schneeregen und Graupelschauern gestanden. Aber mich kriegen sie nicht klein – ihre Genbrühe können sie getrost behalten!", schimpfte dennoch ein vor Wattfedder wartender Mann mittleren Alters. Er war offensichtlich nicht geimpft und wollte seine schwerkranke Mutter in einem Pflegeheim besuchen. Wattfedder seinerseits schimpfte nicht, sondern nutzte die Zeit des Wartens, um seine Ermittlungsstrategie zu ordnen. Er musste sich allerdings eingestehen, dass seine Methode aus sehr viel trial and error bestand. Wattfedder konzentrierte sich daher auf die nächsten Schritte. Und diese würden ihn, wenn das Test-Theater vorbei ist, in das Künstlerhaus führen. Und nach einer geschlagenen Stunde war es endlich soweit: Wattfedder war negativ.

Er beschloss aus Freude an dem guten Wetter, seinen Weg zum Klaus-Babels-Künstlerhaus zu Fuß zu beschreiten.

Wattfedder benötigte gute 20 Minuten bis zu seinem Ziel. Unterwegs versuchte er Ralf Meinhardt telefonisch zu erreichen, um einen Termin mit ihm abzusprechen. Sein Gefühl sagte ihm, dass er etwas über die wahrscheinliche Bekanntschaft zwischen den Berufskollegen Meinhardt und Fritsch herausbekommen musste. Es gab einfach zu viele biographische Berührungspunkte zwischen den beiden Neurologen mit doppelter Facharztkunde. Seine Telefonanrufe bei dem Vizepräsidenten der Ärztekammer führten sehr zum Verdruss von Wattfedder zu keinem Ergebnis. Er erwischte ausschließlich den Anrufbeantworter. Auch seine Nachfrage im Sekretariat der Kammer und in Meinhardts Praxis brachten keinen Erkenntnisgewinn. In der Kammer wusste niemand von seinem Verbleib, und die Praxis hatte an diesem Freitag geschlossen.

Im Künstlerhaus angekommen, setzte sich Wattfedder eine Maske auf und schritt zum Empfang, der mit mehreren hohen Plexiglasscheiben penibel von den Besuchern abgeschirmt war. Wattfedder zeigte seinen Dienstausweis und fragte nach der Anwesenheit von Dozenten am vergangenen Montag. Der Angestellte am Empfang, ein junger Mann mit blonden, längeren Haaren, freute sich offensichtlich über die Abwechslung durch ein Gespräch mit einem Polizisten. Er stellte sich mit Jan Mitteler vor. Zum Glück war es derselbe Angestellte, der schon Jana Olde Auskunft gegeben hatte.

"Ja, Carsten Schlocht hat seinen Kurs am Montag gegeben, Tempera. Es waren zwölf Personen angemeldet – im Rahmen eines Bildungsurlaubs. Der ging von 9:00 Uhr bis 16:30 Uhr." Der junge Mann sprach schnell, aber deutlich. Wattfedder hatte keine Probleme ihn unter seiner FFP-2-Maske gut zu verstehen.

"Sie sagten meiner Kollegin, dass er auch noch aushalf in einem zweiten Kurs, ist das richtig?"

"Das stimmt. Der Kursleiter des parallel stattfindenden Kurses zur Aquarellmalerei war längerfristig erkrankt. Carsten Schlocht ist immer sehr engagiert. Ich kenne ihn schon seit ich hier arbeite. Er hatte schon ein paar Tage zuvor zugesagt, dass er den Kurs übernehmen könnte. So ist das zumindest hier in meinem Veranstaltungsbuch eingetragen. Für den Kurs waren sogar 14 Personen angemeldet." Er hielt Wattfedder wie zum Beweis ein DINA-4-Heft entgegen.

"Danke, danke. Heißt das, dass Carsten Schlocht schon ein paar Tage vorher wusste, dass er zwei Parallelkurse geben wird."

"So ist es!"

"Könnten Sie mir die beiden Räume bitte einmal zeigen?"

"Selbstverständlich!" Jan Mitteler erhob sich hinter den Plexiglasscheiben und wies Wattfedder den Weg. Unterschiedliche Seminarräume reihten sich rechts und links des geräumigen Flurs aneinander. Das zweigeschossige Haus hatte auf jeder Ebene zehn Seminarräume und am Kopfende jeweils einen großen Saal, der entweder für Ausstellungen oder für größere Veranstaltungen genutzt wurde. Am Ende des Flurs, neben dem großen Saal des Erdgeschosses, blieb Mitteler stehen und wies mit dem Finger auf den Raum auf der rechten Seite. Wattfedders Handy vibrierte, es war Jana Olde.

"Entschuldigen Sie bitte kurz, ich muss telefonieren. Das dauert nicht lange."

"Kein Problem!" Jan Mitteler lächelte.

Wattfedder ging wieder zum Anfang des Flures zurück und nahm das Gespräch an.

"Moin, Herr Wattfedder, hier ist Jana Olde, kann ich Sie kurz stören?" Sie wartete die Reaktion von Wattfedder gar nicht erst ab, sondern legte sofort los.

"Jens und ich, wir sollten uns ja in der Nachbarschaft von Thorsten Fritsch umhören, ob jemand am Mittwochabend etwas Verdächtiges beobachtet hatte. Da haben wir ja nichts Auffälliges herausfinden können."

"Ja, und?"

"Heute rief aber eine Frau, eine alte Dame von 86 Jahren, schon ganz früh bei uns im Präsidium an und meinte, Dr. Ralf

Meinhardt vor dem Haus von Dr. Fritsch beobachtet zu haben. Das sei so gegen halb sieben Uhr abends gewesen. Sie wüsste das so genau, weil sie um die Zeit immer mit ihrem Hund unterwegs sei und Gassi gehe."

"Aber da war es doch schon dunkel, wie will sie denn da Meinhardt erkannt haben?"

"Frau Ellener, Elisabeth Ellener, das ist ihr Name, hat beobachtet, dass Meinhardt eine ganze Weile unter der Straßenlaterne vor dem Haus von Dr. Fritsch stand. Er hatte wohl Probleme, sich Handschuhe anzuziehen. Darüber wunderte sich Frau Ellener, weil man sich, wie sie sagt, eigentlich die Handschuhe im Februar schon zu Hause anziehe und nicht erst, bevor man jemanden besuche. Auf jeden Fall konnte sie den Mann wohl gut erkennen, weil er unter der Laterne stand. Außerdem habe sie eine neue Brille, die sehr gut funktioniere. Ich bin gleich mit Jens Grohl zu der Frau gefahren. Wir haben ihr ein Bild von Meinhardt gezeigt – kann man ja leicht aus dem Internet ausdrucken."

"Und?"

"Sie hat es bestätigt. Sie sagte, sie wisse dies auch deshalb so genau, weil ja kurz zuvor die Plakate bei ihr in der Nähe für die Impfkampagne gewechselt wurden. Von ihrem Küchenfenster schaue sie immer auf eine der großen Plakatwände. Zuvor habe da das Gesicht der Ärztepräsidentin gehangen und dann das von dem Herrn, den sie später unter der Lampe sah."

"Das habt Ihr sehr gut gemacht. Super! Vielen Dank! Noch eine Bitte: Informieren Sie auch Oberkommisarin Dombusch-Maoate!"

"Schon geschehen!"

"Danke!" Wattfedder legte auf. Wie sollte es auch anders sein. Ob er es noch einmal erleben würde, dass er eine Information von Mitarbeitern vor Paula bekäme? Egal!

Er ging durch den Flur wieder in Richtung von Jan Mitteler.

"Hier hat der Tempera-Kurs stattgefunden." Mitteler nahm

den Faden sofort wieder auf.

"Sie haben meiner Kollegin, Frau Olde, gesagt, der Raum, in dem der Aquarell-Kurs stattfand, sei keine zwanzig Meter entfernt von dem Seminarraum mit dem Tempera-Kurs. Kann ich den auch einmal sehen?"

"Kein Problem!" Mitteler lief schnurstracks zu einer schmalen Treppe, die neben der eigentlichen Haupttreppe auch in den zweiten Stock führte. "Wir haben zwei Treppen, eine vom Eingangsbereich abgehend und eine vom hinteren Ende, gleich hier neben den großen Räumen." Wattfedder folgte Mitteler, der, im 1. Stock angekommen, auf eine Tür wies. Das ist der Raum, in dem der Aquarell-Kurs stattfand."

"Sie sagten meiner Kollegin, die Räume seien keine 20 Meter voneinander entfernt. Ich sehe aber, sie liegen in unterschiedlichen Stockwerken."

"Ja, aber trotzdem keine 20 Meter voneinander entfernt!"

"Noch eine Frage, durften die Kursteilnehmer zwischen den Kursen wechseln? Also vom Tempera-Kurs in den Aquarell-Kurs reinschauen und umgekehrt?"

"In normalen Zeiten schon. Aber wegen der Pandemie sehen unsere Hygieneregeln vor, dass die Kursteilnehmer das nicht tun. Alle sollen nur in ihren Kursen bleiben, um einer Virusverbreitung durch Kursdurchmischungen vorzubeugen. Das ist der Wunsch des Künstlerhauses an alle Seminarteilnehmer. Das wird auch respektiert. Bei den Dozenten machen wir aus pragmatischen Gründen natürlich Ausnahmen."

"Aber die Teilnehmer unterliegen doch schon der 2G-Plus-Anforderung..."

"Das hat der Vorstand der Stiftung des Künstlerhauses beschlossen. Nicht jeder Test liefert auch ein zuverlässiges Ergebnis, und das Wechseln der Teilnehmer zwischen den Kursen ist eigentlich nicht so furchtbar wichtig. Das tun in der Regel ohnehin nur wenige. Der Vorstand hat nach seiner

Auffassung mit dieser Bitte an die Teilnehmer aber für noch mehr Sicherheit im Klaus-Babels-Künstlerhaus gesorgt.

"Vielen Dank, Herr Mitteler, Sie haben mir sehr geholfen!"

Wattfedder verließ das Künstlerhaus und nahm seine Maske ab. Nun war ihm klar, dass Schlocht doch kein lupenreines Alibi hatte. Er war in zwei Kursen aktiv. Kein Teilnehmer würde sagen können, ob er das Künstlerhaus für eine halbe Stunde oder vierzig Minuten verlassen hatte, oder ob er sich gerade im Parallelkurs im anderen Stockwerk befand. Wattfedder schätzte, dass man den Weg zwischen dem Künstlerhaus und der Villa in der Wallhauser Heerstraße in Dickhausen in weniger als zehn Minuten schaffen könnte – zumindest außerhalb der verkehrsreichen Zeiten. Mittags zwischen elf und zwölf war da ideal.

Wattfedder wollte es noch einmal telefonisch bei Meinhardt versuchen. Sollte er wieder keinen Erfolg haben, so war er fest entschlossen, alternativ Schlocht gehörig auf die Pelle zu rücken. Endlich sah er etwas Licht am Ende des Tunnels. Sollte Schlocht tatsächlich seine Frau ermordet haben, so bliebe aber immer noch die Frage, wie er an die Spritzen mit Walthers Fingerabdrücken gekommen ist.

Wattfedders Smartphone machte sich bemerkbar, er war noch keine hundert Meter vom Künstlerhaus entfernt auf dem Weg zu seinem Volvo auf der Bürgerwiese. Er blickte auf sein Display. Sollte Ralf Meinhardt zurückrufen? Nein, es war seine Kollegin Paula!

"Hallo Fokko, hast du schon mit Meinhardt sprechen können?"

"Habe ich bisher nicht erreicht. Hast du etwas herausgefunden?"

"Es hat eine ganze Weile gedauert, und ich habe wirklich viele Suchmaschinen benutzt. Nach fast zwei Stunden der Recherche bin ich auf zwei Artikel im Schwemme-Kurier gestoßen. Der eine, der ältere, war von 2009. Darin wurde über eine Forschergruppe am Klinikum Links-der-Schwemme berichtet. Die Gruppe hatte sich auf eine Forschungsförderung von Glaxovic, einem amerikanischen Pharmariesen, beworben und war erfolgreich. Die Forschergruppe sollte eine neue Form der Akuttherapie bei Schlaganfallpatienten entwickeln. Und jetzt kommt es: Der Leiter der Forschungsgruppe war Oberarzt Dr. Ralf Meinhardt. Weitere Mitglieder waren: Dr. Thorsten Fritsch und Dr. Tamira Salim. Dazu gibt es ein Foto mit den strahlenden Gesichtern der drei Wissenschaftler. Drei Jahre später, 2012, wurde über den überaus erfolgreichen Abschluss des Projektes berichtet. Allerdings fehlten die Namen von Fritsch und Salim. An deren Stelle wurden Dr. Harald Nautisch und Dr. Ute Vengel-Dauer als Mitarbeiter unter der Leitung von Dr. Ralf Meinhardt genannt. Einen Preis hatte die Forschergruppe von Glaxovic auch noch bekommen. Er wurde nach dem Presseartikel von einer guten Bekannten von uns überreicht. Dazu schrieb der Schwemme-Kurier: ‚Der Glaxovic-Award-Germany 2012 wurde von der Glaxovic-Deutschland-Repräsentantin Dr. Kerstin Zicht überreicht. Sie würdigte die besonderen Forschungsleistungen der Gruppe um Dr. Ralf Meinhardt, die Ansätze biete, um die zukünftige Akutversorgung von Patienten mit einem Schlaganfall zu revolutionieren.' Die segensreiche Bedeutung der Rekanalisierung von Gefäßen hätte die Forschungsgruppe erneut unter Beweis gestellt."

"Das heißt, auch Tamira Salim hatte beruflichen Kontakt zumindest zu Meinhardt und Fritsch. Inwieweit sie etwas mit Zicht zu tun hatte, ist aber nicht herauszufinden, oder?"

"Dazu gibt es nichts. Allerdings hat Kerstin Zicht in ihrer Rolle als Deutschland-Repräsentantin von Glaxovic auch nur den Preis übergeben. Sie ist ja ungefähr zehn Jahre älter als die drei anderen Ärzte. Meinhardt schien damals, obwohl ziemlich gleichaltrig, Fritsch und Salim einen deutlichen Karriereschritt voraus gewesen zu sein. Er war Leiter der Forschungsgruppe und hatte Fritsch und Salim gegen Nautisch und Vengel-Dauer ausgetauscht."

"Weißt du dazu auch etwas?" Wattfedder war, wie immer, von seiner Kollegin beeindruckt.

"Ich habe die Adresse von Dr. Harald Nautisch herausgefunden und telefonischen Kontakt aufgenommen. Er hat eine neurologische Praxis in München und war derart wortkarg, das kannst du dir nicht vorstellen. Er wollte am liebsten nichts mehr mit seiner Zeit in Havenstadt zu tun haben. Das war ziemlich klar. Er sagte zumindest, dass er nicht wüsste, warum Fritsch und Salim entlassen wurden. Aber sie wurden tatsächlich von Meinhardt mehr oder weniger rausgeworfen. Ihre ersten Halbjahresverträge hätte er nicht verlängert. Mehr weiß Nautisch nicht. Er und Vengel-Dauer hätten sich aber ganz normal auf die Stellen beworben. Sie seien überregional ausgeschrieben gewesen. Nautisch sagte auch, dass seine ehemalige Kollegin Ute Vengel-Dauer bereits vor acht Jahren verstorben sei. Sie hatte wohl einen schweren Motorradunfall in Marokko. Ich konnte auch im Netz eine Traueranzeige ihrer Familie finden."

Wattfedder berichtete seiner Kollegin noch in aller Kürze über seinen Besuch im Klaus-Babels-Künstlerhaus und das erodierende Alibi von Carsten Schlocht, der durchaus seine Kurse zum Todeszeitpunkt seiner Frau verlassen haben könnte. Zudem könnte er als ehemaliger Mediendesign-Student genügend Kenntnisse haben, um den digitalen Kalender seiner Frau so kompetent, wie geschehen, zu löschen.

"Aber warum sollte ihm das Löschen des Terminkalenders wichtig gewesen sein? Das ist mir noch unklar. Dadurch hatte er doch keine Vorteile? Es war ja ohnehin nur Walther eingetragen." Wattfedder räusperte sich leise.

"Vielleicht nur, weil er wusste, dass er rekonstruiert werden würde und dann stünde da das Treffen mit Walther drin. Aber das hätte er auch ohne löschen haben können." Dombusch-

Maoate spekulierte wild.

"Er hat damit den Todeszeitpunkt festgezurrt und uns noch einmal deutlich unter die Nase gerieben. Für alle Fälle! Damit konnte er sich für genau 11:40 Uhr ein Reservealibi zurechtlegen. Falls es wider Erwarten doch eng für ihn werden sollte." Wattfedder fand seine Überlegung nicht schlecht. Auch Dombusch-Maoate bestätigte ihn in seiner Sicht.

"Da ist was dran! Lass uns Schlocht heute erneut aufsuchen. Im Moment sieht es ja so aus, als würde seine Rolle beim Tod seiner Frau immer obskurer."

"Dafür ist im Fall Dr. Fritsch Kammervizepräsident Meinhardt nach vorne gerückt – zumindest, wenn die Beobachtung der alten Dame zutreffend ist."

"Ein wirklich enges Rennen!" Dombusch-Maoate machte einen gedanklichen Ausflug in die Welt des Sports.

"Wir werden sehen, wer das Rennen macht! Bis gleich!"

Wattfedder legte auf und versuchte es erneut bei Meinhardt. Nur der Anrufbeantworter sprang wie gewohnt an. Noch während Wattfedder den Text des Anrufbeantworters abhörte, spürte er den Impuls, dass sie sich dringend Samira Talim zuwenden mussten. Wattfedder folgte seiner Intuition. Erneut wählte er Dombusch-Maoates Nummer.

"Paula, ich hole dich in ungefähr 20 Minuten zu Hause ab. Dann machen wir uns schnell auf den Weg zu Dr. Tamira Salim."

Tatsächlich dauerte es 25 Minuten, bis Wattfedder das mehrgeschossige Wohnhaus in Petersbremm erreichte, in dem seine Kollegin wohnte. Er stellte seinen Volvo im Halteverbot direkt vor der Tür ab und klingelte. Dombusch-Maoate war nach einer Minute unten an der Eingangstür. Beide setzen sich in Wattfedders alten Volvo. Auf der Straße war es gerade recht ungemütlich. Einige Graupelschauer verdunkelten mit ihren Wolken den Himmel.

"Aus der ursprünglichen Forschergruppe ist Fritsch ermordet worden. Meinhardt wurde kurz vor der Tat vor dem Haus von

Thorsten Fritsch gesehen. Zudem ist die Person ermordet worden, die später der Forschergruppe einen Pharmapreis überreicht hat. Zwar einer Gruppe in anderer personeller Zusammensetzung, aber weiterhin unter der Leitung von Meinhardt. Meinhardt geht an kein Telefon. Wo kann er sein?" Wattfedder meinte es längst zu wissen.

"Mit der Forschergruppe ist irgendetwas faul – aber was? Tamira Salim kann uns das vielleicht beantworten, immerhin wurde auch ihr Vertrag nicht verlängert, genauso wie der von Fritsch", ergänzte Dombusch-Maoate.

"Oder sie ist bereits in Gefahr, weil Meinhardt irgendetwas zu Ende bringen will." Auch Tamira Salim war trotz mehrmaliger Versuche über ihr Handy für Wattfedder nicht erreichbar. Es war ausgestellt. Wattfedder probierte es im Zentralkrankenhaus Havenstadt, ihrem Arbeitsplatz. Von der Zentrale dort erfuhr er, dass Dr. Tamira Salim am heutigen Freitag Tagesdienst hatte. Wattfedder wollte sich nicht zu ihr ins Archiv des Klinikums durchstellen lassen. Sein Instinkt sagte ihm, dass sie in höchster Gefahr ist.

Wattfedder brauchte keine zehn Minuten bis zum Parkplatz des Havenstädter Zentralklinikums. Gemeinsam mit Dombusch-Maoate hastete er im Laufschritt zum Empfang des Krankenhauses. Dabei setzten beide ohne zu zögern ihre Masken auf. Ein Security-Mitarbeiter eilte ihnen nach und rief: "Halt: Besuchsverbot!".

Nachdem es einen kleinen Menschenauflauf am Empfangstresen der Klinik gab, zeigten Wattfedder und Dombusch-Maoate ihre Polizeidienstausweise und erklärten, dass sie dringend in das Archiv des Krankenhauses müssten. Eine junge Frau vom Info-Punkt des Empfangstresens erklärte dann freundlich den Weg: "Mit dem Fahrstuhl ins Untergeschoss, dann rechts an der Radiologie und Nuklearmedizin vorbei in Richtung Pathologie. Das ist ausgeschildert. Direkt links vor der Pathologie abbiegen. Da findet sich der Eingang zum Archiv. Darf ich Sie anmelden?" Wattfedder verneinte energisch und stieg mit Dombusch-Maoate in einen von vier großen Fahrstühlen, die sich direkt dem Empfang gegenüber befanden.

Zu Wattfedders Überraschung fanden sie den Weg mit Leichtigkeit. Sie huschten im Laufschritt an Patienten vorbei, die auf ihre Behandlungen warteten und die Gänge mit gehörigem Abstand zueinander bevölkerten. Hin und wieder kreuzten sich die Wege Dombusch-Maoates und Wattfedders mit denen von Ärztinnen, Ärzten und Pflegekräften. Etwas außer Atem unter ihren Masken standen die beiden Ermittler schließlich vor einer großen Metalltür mit der Aufschrift "Archiv – kein Zutritt für Patienten und Besucher!" Dieser Bereich des Klinikums wirkte absolut verwaist. Keine Menschenseele befand sich auch nur in der Nähe der Tür zum Archiv. Die Tür war nicht verschlossen und ließ sich leicht aufdrücken. Ein quadratischer Raum mit spartanischer Bestuhlung schloss sich an, dessen Ende durch eine weitere Metalltür geprägt war. Auch diese ließ sich leicht öffnen. Geräusche waren nicht zu vernehmen – bis auf ein ganz leises, kaum hörbares, Quietschen der Türen. Es war beinahe gespenstisch ruhig. Hinter der zweiten Tür verbarg sich das eigentliche Archiv, wie die beiden Polizisten unschwer erkennen konnten. Der große, mit hellen Neonröhren beleuchtete Raum war mit einer unüberschaubaren Menge an Schieberegalen bestückt. In diesen Archivregalen befanden sich wiederum beschriftete Pappkartons. Teilweise lagen aber auch lose Papierstapel in den Regalen. Vom gegenüberliegenden Ende des vielleicht 90 Quadratmeter großen Raumes war jetzt eine Stimme zu hören. Dombusch-Maoate und Wattfedder näherten sich vorsichtig und beinahe geräuschlos dem Ort, von dem die Männerstimme zu hören war. Verdeckt hinter den Regalen sahen die Ermittler eine auf dem Fußboden kniende Frau. Wattfedder erkannte Salim sofort an ihrem schwarzen, gelockten Haar.

Offensichtlich suchte sie in Pappkartons der untersten Regaletage nach Papieren. Stehend hatte ein Mann, es war unschwer zu erkennen, dass es sich um Dr. Ralf Meinhardt handelte, eine Schusswaffe auf die Ärztin gerichtet.

"Du willst mir doch nicht sagen, dass du solange suchen musst für diese paar Akten. Beeil dich, verdammt!" Meinhardt trat Salim gegen den Oberschenkel, so dass sie kurz vor Schmerz aufschrie.

"Scheiße, verarsch mich jetzt nicht!"

Wattfedder signalisierte Dombusch-Maoate, dass sie sich aufteilen sollten. Beide zogen ihre Dienstwaffen und schlichen auf die jeweils gegenüberliegende Seite des Raumes. So konnten sie sich vorsichtig von zwei Seiten dem Geschehen nähern.

"Waffen fallen lassen, Polizei!" Wattfedder schrie so laut er konnte. Meinhardt richtete jetzt seine Waffe auf Wattfedder. Dabei zitterte er merklich. Wattfedder selbst bemerkte auch seine eigene Nervosität. Aber seine Hand blieb ruhig.

"Tja, das sieht nach einem Patt aus. Wir sollten die Situation ruhig klären!" Meinhardt hatte trotz seiner zitternden Hand eine beachtliche Kaltschnäuzigkeit. Das musste Wattfedder anerkennen. Nach wenigen Sekunden des wechselseitigen Bedrohens mit den Schusswaffen, bereinigte Dombusch-Maoate auf ihre Art die Situation. Sie hatte sich Meinhardt unauffällig von der anderen Seite genähert und seine Fokussierung auf Wattfedder genutzt. Mit einem filmreifen Tritt gegen Meinhardts rechte Hand katapultierte sie seine Waffe hinter ein mehrere Meter entferntes Regal. Wenige Sekunden später lag Meinhardt mit Handfesseln auf dem Fußboden. Dombusch-Maoate durchsuchte die Manteltaschen des Vizepräsidenten der Ärztekammer. Mit geschickten Griffen holte sie ein Schlüsselbund und ein Portemonnaie aus der rechten Manteltasche. Dazu eine aufgezogene Spritze, deren Nadel durch eine Plastikmanschette gesichert war, aus der linken Tasche. Außerdem ein Smartphone aus der Innentasche des

Mantels.

Wattfedder wischte sich mit einer Hand über seine verschwitzte Stirn. Dombusch-Maoate wirkte erstaunlich entspannt. Tamira Salim erholte sich schwer atmend an ein Regal gelehnt.

"Alles in Ordnung, Frau Salim?" Dombusch-Maoate ließ bei ihrer Frage den gefesselten Meinhardt keine Sekunde aus den Augen.

"Danke, mir geht es gut!"

"Verdammte Scheiße! Fuck!" Meinhardt haderte erkennbar mit seiner Situation.

"Frau Dr. Salim, können Sie uns darüber aufklären, was Dr. Meinhardt von Ihnen wollte?"

"Halts Maul!" Meinhardt raunte die Worte auf dem Boden liegend.

"Herr Dr. Meinhardt, wenn Sie keine Ruhe geben, werden wir uns noch etwas anderes einfallen lassen!", drohte Wattfedder. Es reichte ihm langsam.

"Er wollte die Patientenakten im Original." Tamira Salim atmete wieder ruhig.

"Welche Patientenakten? Bitte klären Sie uns auf!"

"Sie lügt, glauben Sie ihr kein Wort!" Meinhardt gab einfach nicht auf. Dombusch-Maoate versuchte verbal nach vorne zu preschen, um Meinhardt die Ausweglosigkeit seiner Situation zu verdeutlichen.

"Herr Dr. Meinhardt, für Sie ist das Spiel ohnehin aus: Sie wurden kurz vor der Ermordung von Dr. Fritsch vor seinem Haus gesehen. Sie haben sich in aller Seelenruhe Handschuhe angezogen. Sie haben an Ihre Fingerabdrücke gedacht, bevor Sie Fritsch später mit der Morphininjektion töteten."

Die Wirkung ihrer Worte war größer als von ihr erwartet. Meinhardt schluchzte nur kurz auf und fing dann an, bitterlich zu weinen. Er hatte wohl tatsächlich verstanden, dass es für ihn vorbei war.

In Meinhardts Weinen hinein begann Salim zu sprechen: "Thorsten Fritsch und ich hatten 2009 ein halbes Jahr in einem Forschungsprojekt am Klinikum Links-der-Schwemme unter der Leitung von Meinhardt gearbeitet. Das Projekt war finanziell prima ausgestattet, weil der Pharmakonzern Glaxovic dahinterstand. Meinhardt hatte es ausgearbeitet und beantragt und bekam damals den Zuschlag. Er konnte zwei Mitarbeiter einstellen. Und das waren damals Fritsch und ich. Für uns war es eine schöne Abwechslung zum Klinikalltag. Wir hatten wesentlich mehr Zeit für die Behandlung der Patienten innerhalb des Projektes. Thorsten Fritsch war ein kompetenter und hochengagierter Mediziner. Ich hatte gerne mit ihm zusammengearbeitet." Tamira Salim unterbrach kurz, um sich auf einen Papierstapel, der vor ihr auf dem Fußboden lag, zu setzen.

"Das Forschungsprojekt beschäftigte sich mit der Durchführung von Rekanalisierungen bei Schlaganfallpatienten. Es bezog sich auf die ungefähr 80 Prozent der Schlaganfallopfer, die einen ischämischen Schlaganfall erleiden. Dabei verhindert ein verstopftes Gefäß die Blutversorgung im Gehirn. Es gibt zudem noch den selteneren hämorrhagischen Schlaganfall, bei dem ein Gefäß im Gehirn reißt, und es so zu einer Einblutung kommt. Beim ischämischen Schlaganfall verabreicht man immer Blutverdünner, um die Gefäße wieder durchlässig zu machen. So kann die Durchblutung und Sauerstoffversorgung des Gehirns wieder hergestellt werden. Es wird so schnell wie möglich eine Lyse-Therapie zur Blutverdünnung eingesetzt. Dabei werden Medikamente in den Blutstrom des Patienten gegeben. Das geschieht über einen Gefäßzugang und soll das Blutgerinnsel in dem betroffenen Gefäß auflösen." Sie rutschte auf dem Papierstapel hin und her. "In dem Forschungsprojekt nun ging es aber um eine andere Methode der Akutbehandlung des ischämischen Schlaganfalls, der sogenannten Thrombektomie, die deutlich seltener zur Anwendung kommt als die Lyse-Therapie: Ein winziger Katheter wird durch die Leiste oder die Achselhöhle durch die Gefäße zum Verschluss geführt. Dort wird der Thrombus dann abgesaugt. Man versucht, das verschlossene Gefäß mechanisch zu öffnen. Das Forschungsprojekt war auf eine Optimierung und Verbesserung bestimmter Verfahren der Thrombektomie angelegt. Das hatte Fritsch und mich damals sehr motiviert. Wir fanden das spannend. Heute ist die Thrombektomie übrigens die Standardbehandlung bei dem Verschluss großer Gefäße."

"Worin lagen dann die Probleme?" Dombusch-Maoate sprach laut, um das Schluchzen von Meinhardt zu übertönen.

"Eine Rekanalisierung kann man nicht immer vornehmen und nicht immer gelingt sie. Es kommt unter anderem darauf an, wo das verschlossene Gefäß liegt und wie viel Zeit seit dem Schlaganfall verstrichen ist. Es gibt eine Vielzahl von Kriterien. Ein ganz wichtiges Kriterium ist natürlich, dass den Patienten kein Blutverdünner verabreicht werden darf. Etwa, weil sie eine große Wunde oder Verletzung im oder am Körper haben. Dann bleibt nur die reine Thrombektomie." Salim stütze ihren Kopf mit den Händen ab. "Für das Projekt ist Meinhardt in seinem Antrag auf Forschungsförderung durch Glaxovic von einer deutlich unrealistischen Menge an Patienten ausgegangen. So viele, wie er für ein überzeugendes Forschungsergebnis brauchte, erfüllten niemals die Kriterien für eine Thrombektomie. So führten wir die Thrombektomie immer häufiger an Patienten durch, die nur kleinste äußerliche Wunden hatten, etwa am Ohr, wenn sie während des Schlaganfalls gestürzt waren, oder an der Nase oder, oder, oder. Eigentlich sind so kleine äußerliche Wunden kein Kriterium dafür, dass jemand keine Blutverdünner bekommen darf. Die Blutverdünner sind ja enorm wichtig in der ersten Zeit. Mit der Thrombektomie ohne Blutverdünner als Behandlung verstarben unnötigerweise viele Patienten oder waren in der Folge sehr schwer behindert. Aber die neue Technik der Thrombektomie an sich und die im Detail von Meinhardt verbesserte Methode der Behandlung funktionierten sehr gut. Insofern war das Projekt am Ende sehr erfolgreich. Nur hatten die Patienten nichts davon. Behandlung erfolgreich – Patient tot. Wie man gerne sarkastisch sagt.

"Hatten Sie denn mit Meinhardt damals darüber gesprochen?"

"Häufig! Er stellte sich aber stur und zweifelte unsere Kompetenz an. Dann aber fiel mir durch Zufall auf, dass die Wunden, die Meinhardt bei den Patienten feststellte und die zum Ausschluss der Gabe von Blutverdünnern führten, bei der Aufnahme der Patienten in der Notaufnahme nicht festgestellt wurden. Damals lief die gesamte Dokumentation hier in Havenstadt noch zu einem erheblichen Teil in Papierform. Ich war auf die widersprüchlichen Angaben zwischen Notaufnahme und unserem Forschungsprojekt gestoßen, weil ich mich mit einer Kollegin aus der Notaufnahme über eine Patientin unterhielt, die bei uns mit schwersten Behinderungen entlassen wurde, aber eine medizinisch perfekte Rekanalisierung hinter sich hatte. Die Kollegin fragte ganz erstaunt, warum die Frau denn keine Blutverdünner beziehungsweise Lyse-Therapie bekommen habe. Ich klärte sie darüber auf, dass bei uns eine Wunde vermerkt war. Darüber war sie ganz entrüstet. Sie konnte nicht fassen, dass eine solch kleine Wunde so hochgejazzt wurde. Fritsch, der auch immer mehr Skrupel bekam, war voll auf meiner Seite. Wir redeten erneut mit Meinhardt. Die Konsequenz war, dass er unsere Verträge nicht verlängerte."

"Und jetzt, während Ihrer erzwungenen Tätigkeit im Archiv, da fanden Sie endlich Belege?"

"So war es. Hier sind ja die Patientenakten aller kommunalen Kliniken Havenstadts eingelagert. Auch die vom Klinikum Links-der-Schwemme. Als ich das bemerkte, war meine Neugier natürlich geweckt. Ich habe dann auch die Patientenakten von 25 Patienten gefunden, die niemals hätten eine Thrombektomie bekommen dürfen."

"Hatten Sie Meinhardt dann damit konfrontiert?"

"Quatsch! Fritsch und ich, wir hatten damals, vor mehr als zwölf Jahren, Meinhardt gehasst wie die Pest. Wir hatten aber nichts richtig gegen ihn in der Hand. Außerdem ist es auch unüblich, dass man sich unter Medizinerkollegen anschwärzt. Er war ja auch noch hierarchisch deutlich über uns. Fritsch und ich wären weite Wege gegangen, wenn wir Meinhardt bloßgestellt hätten. Meinhardt hat ja auch wunderbar Karriere gemacht und mit seinen totbehandelten Patienten auch noch zusätzlich den Glaxovic-Forschungspreis bekommen. Kein Wunder: Der Konzern verkauft ja auch die Medizintechnik für die tollen Behandlungsverfahren. Für Meinhardt war Moral nie eine wichtige Angelegenheit. Vor ein paar Jahren ist er ja dann auch noch Vizepräsident der Ärztekammer geworden. Und dann, als man mich hier in den Keller verbannte, da sah ich die ersten Plakate mit dem sauberen Herrn Doktor und Vizepräsidenten: 'Solidarisch und geimpft – Gesicht zeigen für den Anstand!' Ich hätte kotzen können. Da beschloss ich, dass ich eine tickende Zeitbombe ins Spiel bringen werde.

"Eine tickende Zeitbombe? Habe ich Sie richtig verstanden?", fragte Wattfedder.

"Ja! So meinte ich das! Mit Fritsch hatte ich ja seit dem Ende unserer Verträge in Meinhardts Forschungsprojekt nichts mehr zu tun. Wir gingen uns auch immer ein wenig aus dem Weg, weil wir beide ein schlechtes Gewissen wegen unserer Untätigkeit hatten. Ich googelte also nach der Adresse der Praxis von Fritsch und schickte ihm die Kopien von einigen der Patientenakten. Ich schrieb nur dazu, dass unser Gefühl uns damals nicht getrogen hatte. Zugegeben wollte ich abwarten, was er wohl mit den Belegen machen würde. Ich wusste ja, dass er die Praxis in Nachfolge der Ärztepräsidentin Zicht übernommen hatte. Daher dachte ich, okay, die kennen sich. Gerüchte würden Meinhardt sicher schaden. Ich war mir sicher, dass Fritsch nicht schweigen konnte, und Gerüchte verbreiten sich in Havenstadt sehr schnell.

Schön, wenn er als anständiges Impfgesicht davon betroffen wäre!"

"Warum haben Sie denn nicht selbst versucht, die Sache jetzt öffentlich zu machen?"

"Als Ungeimpfte? Das hätte ich mich nicht getraut. Nach dem, was ich in der Klinik täglich erleben musste – niemals. Täglich musste ich mit Diskriminierungen und Herabwürdigungen umgehen. Ich habe kein Vertrauen in unsere Gesellschaft mehr, und mir fehlt die Kraft. Aber nichts tun, wollte ich auch nicht. Mir gefiel der Gedanke, dass Meinhardt plötzlich ein Problem mit seiner Karriere bekäme. Gestern Abend habe ich dann im TV erfahren, dass Fritsch tot ist. Ich war erschüttert. Irgendwas wurde da noch von Querdenkern und anderen Impfverweigerern geredet. Das hatte ich gar nicht mehr richtig mitbekommen. Aber, dass Fritsch tot war, hatte mich echt erschüttert. Und heute, es war wohl vor einer guten Stunde, stand Meinhardt vor mir."

Meinhardt hatte sich unterdessen beruhigt und sich wohl mit der Auswegslosigkeit seiner Situation arrangiert. Er lehnte nun sitzend an einem der Regale. Seine Hände waren nach wie vor hinter seinem Rücken gefesselt. Er wirkte gefasst. Seine Stimme klang aber etwas belegt.

"Diese alte Sache hat mich immer verfolgt. Nachts wachte ich auf und hatte all die Patienten vor Augen, die ich mit einer Thrombektomie behandelt hatte, obwohl dies eigentlich falsch war. Es ging aber nicht anders. Es waren einfach nicht genügend Patienten da, die wirklich in Frage kamen. Und unsere Rekanalisierungen waren überaus erfolgreich!"

"Leider nicht für die Patienten!" Emotional geladen unterbrach Tamira Salim ihren früheren Forschungsleiter.

"Ich weiß. Deshalb hatte ich ja seit Jahren diese Schlafprobleme. Ich kam nicht gut damit klar. Schon damals nervten Salim und Fritsch. Sie hatten ja zuviele Skrupel. Später mit Nautisch und Vengel-Dauer ging alles easy. Die hatten kapiert, dass Fortschritt auch manchmal etwas kostet. Ich hatte mich irgendwie damit arrangiert. Ich wollte meinen Karriereweg unbedingt weitergehen. Ich konnte die Verstorbenen von damals ohnehin nicht mehr zum Leben erwecken. Und es war so lange her!" Nun schluchzte Meinhardt doch kurz erneut auf.

"Nehmen Sie mir doch endlich diese verdammte Maske vom Gesicht!" Dombusch-Maoate erlöste den gefesselten Mann mit einem geschickten Handgriff von seiner Gesichtsmaske. Nach zwei tiefen Atemzügen sprach Meinhardt nun mit klarer Stimme: "Fritsch hatte ich schon über Jahre nicht persönlich gesprochen – nur so mal kurz gesehen und gegrüßt. Das war's. Und dann kam gestern Vormittag ein Anruf von Fritsch, als ich in der Ärztekammer war. Er wollte 100.000 Euro für die Patientenakten. Er schickte mir Fotos von einigen Akten. Natürlich hatte ich die Namen vieler Patienten von damals noch im Kopf. So etwas vergisst man nicht! Mir war klar, dass tatsächlich die alten Patientenakten von der Notaufnahme aufgetaucht waren, die meinen Diagnosen widersprachen. Die Wunden fehlten bei den Akten aus der Notaufnahme. Ich wusste natürlich, dass die Sache von damals schon längst verjährt war. Meine Karriere aber wäre zerstört und wahrscheinlich auch meine Approbation in Gefahr. Alles, was ich aufgebaut hatte! Wozu habe ich die ganzen Jahre mit diesen Gewissensqualen gelebt? Für nichts! Ich musste was tun. Ich war wie im Rausch. Ich wollte das nicht – ich musste es tun!"

"Somit entschieden Sie, dass Fritsch sterben musste!" Wattfedders Feststellung war unmissverständlich.

"Er wusste zuviel. Ich bin zu ihm hin, um von ihm die Akten zu holen. Er dachte, ich würde ihm das Geld mitbringen. Statt des Geldes hatte ich aber meine Waffe und eine hochdosierte Morphininjektion dabei - an Morphin komme ich als Arzt problemlos ran. Er sollte mir die Patientenakten geben, aber er hatte selbst nur Kopien und nicht einmal alle! Fritsch meinte, die Originale hätte wohl Salim. Damit hoffte er vielleicht sein Leben zu retten. Er befürchtete die ganze Zeit, ich würde ihn erschießen. Mir war aber klar, dass Morphin die intelligentere Mordwaffe war. Es ist nicht lange im Blut nachweisbar, und ich wusste, dass Fritsch nach mir auf den Plakaten zur Unterstützung der Impfkampagne erscheinen würde. Er war mit fast hundertprozentiger Sicherheit geimpft. Da wäre eine Obduktion hier in Havenstadt sehr unwahrscheinlich, weil sie nicht im öffentlichen oder besser politischen Interesse sein würde. Ich dachte mir schon, dass man da sehr zurückhaltend bei Geimpften war – und dann noch bei einem Werbegesicht für die Impfung. Fritsch nahm an, ich wollte ihn betäuben, um sein Haus in Ruhe zu durchsuchen. Ich verpasste ihm also die Morphininjektion in die Einstichstelle der Impfung. Das war es. Nun musste ich noch Tamira Salim finden. Das war aber nicht schwer. Sie steht auf der Homepage der Klinik."

"Woher wussten Sie, dass Frau Dr. Salim im Archiv arbeitet?"

"Das wusste ich nicht. Fritsch hatte auch keine Ahnung. Zumindest hat er mir nichts verraten. Ich habe am Empfang nach ihr gefragt. Da wies man mir den Weg zum Archiv."

"Wie sind Sie so leicht am Empfang vorbeigekommen?"

"Als Arzt ist es gar kein Problem. Außerdem hatte ich ja einen Arztausweis." Er deute auf sein Portemonnaie. Dombusch-Maoate suchte in dem Geldbeutel und fingerte nach wenigen Sekunden einen Arztausweis ans Tageslicht.

"Dr. Detlef Sammler, aber Ihr Foto?"

"In der Ärztekammer kommt man leicht an die Ausweise. Wir stellen die Ausweise für Havenstadt und Stadthafen aus. Und ich zeige hier ja nicht meinen eigenen Ausweis!" Trotz seiner ausweglosen Situation lag so etwas wie Stolz über die eigene Cleverness in den Augen Meinhardts. Wattfedder musste da noch ein wenig relativierend eingreifen. Ihn störte Meinhardts Stolz. "Sie hatten aber verdammt Glück, dass Sie niemand erkannte, wo doch Plakate mit Ihrem Gesicht an einigen Stellen Havenstadts schon jetzt hängen! Das ist Ihnen ja im Falle von Fritsch zum Verhängnis geworden. Sie wurden erkannt. Genial ist das nicht!"

"Glück gehört dazu! Empfangsmitarbeiter kennen sich normalerweise aber auch nicht mit Kammervorständen aus. Vor allem nicht, wenn diese auch noch Maske tragen." Meinhardt klang jetzt bitter.

"Und dann hatten Sie vor, Frau Dr. Salim ebenfalls umzubringen, nachdem Sie an die Akten gekommen wären!" Dombusch-Maoate deutete auf die Spritze, die neben Meinhardts Mantel auf dem Fußboden vor der Polizistin lag.

"Wenn Sie nicht dazwischengekommen wären, dann...ja..." Meinhardt sprach das letzte Wort sehr zögerlich. Es wirkte so, als habe er beim Sprechen bemerkt, dass er gerade ein Mordvorhaben gestand.

"Egal..." Es war, als spräche er zu sich selbst. Wattfedder und Dombusch-Maoate warteten und unterbrachen die kurze Stille nicht. Auch Tamara Salim schwieg.

"Ich wusste ja nicht, dass sie nicht geimpft ist. Was für eine Irre! Ich wollte genauso vorgehen, wie bei Fritsch! Die Akten hätte ich dann gehabt - wenn Sie nicht dazwischengekommen wären. Hasserfüllt blickte Meinhardt nun abwechselnd zu Dombusch-Maoate und Wattfedder. In diesem Moment öffnete sich die Tür des Archivraumes und mehrere Polizisten beendeten durch ihr Erscheinen das Gespräch. Wattfedder hatte sie verständigt, nachdem Meinhardt überwältigt worden war.

Als die beiden Ermittler vor der Haupteingangstür des Klinikums angekommen waren, empfing sie ein leichter Nieselregen. Das Tageslicht war schon wieder dabei, sich langsam zu verabschieden. An einem Kiosk, der dem Haupteingang des Klinikums gegenüber lag, kaufte Wattfedder für seine Kollegin und sich zwei große Becher Kaffee. Schweigend standen sie an einem kleinen runden Stehtisch vor dem bis auf den anwesenden arabischen Betreiber verwaisten

Kiosk. Sie hatten beide damit zu tun, das eben Erlebte zu verarbeiten.

"Fokko, ich habe schon vor einer Stunde eine Nachricht von Rosemarie Kuhlke bekommen."

"Lass mich raten, sie lässt mich grüßen. Ist wirklich nicht mehr witzig!"

"Nein, sie schreibt, dass sich Sandra Nöller aus der Praxis Walther telefonisch im Präsidium gemeldet hat. Warum nicht bei uns direkt, weiß ich nicht. Auf jeden Fall hat sie gesagt, sie wolle eine Aussage machen. Ihr sei etwas eingefallen, sie wüsste aber nicht, ob es wichtig sei." Dombusch-Maoate schüttete eine Prise Zucker in ihren Kaffee. Eigentlich mochte sie keinen Zucker im Kaffee. Aber sie hatte den Eindruck, ihn jetzt zu brauchen.

"Paula, könntest du bei Sandra Nöller anrufen? Sie kann uns gerne erzählen, was immer sie will – nur nicht mehr heute. Ich habe genug, und ich schlage vor, du machst auch für heute Feuerabend!" Dombusch-Maoate nickte kurz, rief bei Sandra Nöller an und vereinbarte einen Termin für den morgigen Sonnabend.

"Sie möchte uns etwas zu der Aufbewahrung der Spritzen in der Praxis Walther erzählen. Sie habe einen Schlüssel für die Praxis, und am morgigen Sonnabend könnten wir uns dort ungestört mit ihr treffen. Außerdem könnten wir uns in der Praxis auch direkt ein Bild von dem machen, was sie uns berichten will. Ich habe mit ihr ausgemacht, dass wir uns dort gegen zehn Uhr mit ihr treffen könnten. Was meinst du?"

"Okay, Paula, dann bis morgen, ich hole dich vorher zu Hause ab."

"Danke, aber jetzt muss ich auch noch nach Hause!"

"Oh, ich hatte ganz vergessen, dass wir ja mit meinem Wagen hier sind. Sorry, stehe immer noch ganz schön unter dem Eindruck der Ereignisse." Wattfedder wunderte sich selbst, wie sehr ihn die Bedrohungssituation mit Meinhardt geschockt hatte. Früher brauchte es nach ähnlichen Szenen nicht lange, bis

Wattfedder wieder zu seiner gewohnten mentalen Verfassung zurückkehren konnte.

Schweigend fuhren die beiden Ermittler durch die Innenstadt bis nach Petersbremm. Vor dem Eingang des Mietshauses, in dem Dombusch-Maoate ihre Wohnung hatte, hielt Wattfedder in zweiter Reihe. Als Dombusch-Maoate die Tür öffnete, um den Volvo zu verlassen, sagte Wattfedder: "Danke Paula! Danke für deinen Einsatz!" Dombusch-Maoate lächelte nur und schloss die Autotür. Wattfedder fuhr auf dem kürzesten Weg ins Westtor-Viertel.

Havenstadt, Sonnabend – Tag 6

Wattfedder fühlte sich heute wieder einigermaßen fit. Zumindest hatte er nicht mehr dieses neblige Gefühl im Kopf, das ihn gestern den ganzen Abend zu Hause begleitete. Erst ein langes Telefonat zu vorgerückter Stunde mit Maike vertrieb diesen Nebel und half ihm das Erlebte zu sortieren. Maike war schon fast sein ganzes Berufsleben lang eine große Hilfe, wenn er als Polizist emotional aufwühlende Einsätze hatte. Als Sozialarbeiterin mit ganzem Herzen konnte seine Frau ihn auf fast magische Weise immer dort unterstützen, wo er die größten emotionalen Herausforderungen erlebte. So war es auch diesmal, obwohl Maike hunderte Kilometer entfernt in Göteborg war. Ihm wurde nach dem Gespräch wieder einmal klar, wieviel er Maike verdankte. Nach einer kurzen Dusche, zwei großen Tassen Kaffee und einem Marmeladenbrot fühlte sich Wattfedder dazu bereit, den heutigen Tag anzugehen. Es war bereits halb zehn, als er seine Wohnung verließ, um Dombusch-Maoate in Petersbremm abzuholen. Als er die Wohnungstür ins Schloss fallen ließ, wagte Wattfedder noch einen kurzen Blick auf sein Smartphone. Das hatte er ganz verdrängt: Böhmer hatte gestern Abend mehrfach versucht, ihn zu erreichen. Wattfedder hatte ihn immer weggedrückt, weil er sein Gespräch mit Maike nicht unterbrechen wollte. Er entschied sich, Böhmer während der Fahrt zu seiner Kollegin über seine neue Freisprechanlage im Volvo anzurufen.

"Hallo Fokko, Gratulation, das war ja eine reife Leistung!"

Böhmer jubelte regelrecht am Telefon. "Ich wusste, dass auf so einen alten Hasen wie dich Verlass ist..."

"Vergiss bitte nicht den perfekten Einsatz meiner Kollegin. Ohne sie hätte das sehr gut schief gehen können." Wattfedder wollte nicht als Solist beweihräuchert werden.

"Selbstverständlich! Aber ich meine, du bist der Chef des Teams! Wie dem auch sei: Der Innensenator und auch Bevtermann – alle sind begeistert ob der hervorragenden Polizeiarbeit. Meinhardt ist vollumfänglich geständig, wie ich gehört habe. Ich hoffe, die noch ausstehende Überführung des Mörders von Dr. Zicht wird nicht zu Konfusionen bei der Plakataktion zur Impfkampagne führen. Ich höre, dass man im Rathaus wegen des ständigen übereilten Austausches der Werbegesichter alarmiert ist. Bisher scheint sich das aber nicht auf die Impfbereitschaft in Havenstadt auszuwirken. Selbst, wenn der Run auf die Impfung in nächster Zeit etwas nachlassen würde, so war der Schub der letzten Tage einfach umwerfend." Wattfedder schwieg dazu.

"Egal, Fokko, ich hoffe, wir können auch bald Erfolge im Fall der Ärztepräsidentin vorweisen!"

"Wir stecken tief in der Arbeit. Ich wünsche dir noch einen schönen Tag. Außerdem ist mein Akku schwach!" Wattfedder hatte jetzt keine Lust mehr. Wer weiß, welche Einmischungsversuche in seine Ermittlungen sich Böhmer einfallen lassen würden, wenn das Gespräch noch länger andauern würde. Er beendete das Telefonat, indem er die Taste für 'Gespräch beenden' berührte.

Dombusch-Maoate stand schon vor der Tür ihres Wohnhauses und lachte über beide Wangen. Wattfedder ließ sich spontan von ihrem Strahlen anstecken. Böhmer war schon wieder vergessen.

"Ich habe richtig gut geschlafen." Dombusch-Maoate öffnete die Beifahrertür schwungvoll und ließ sich neben Wattfedder in den Autositz fallen. "Gestern hatte ich noch mit Pupuke gesprochen. Die Vorstellungsvorlesung für seinen Forschungsaufenthalt hat bei der Uni in Rarotonga großen Anklang gefunden. Jedenfalls war er hocherfreut und erleichtert. Vielleicht hätte ich ihm gar nicht von unserem Einsatz gestern erzählen sollen. Er ist immer so besorgt um mich. Naja, meine Laune ist jedenfalls mehr als gut. Ich habe unseren Einsatz echt gut weggesteckt!"

"Sehr schön, schauen wir mal, was der heutige Tag bringt. Bin echt gespannt, was uns Frau Nöller mitteilen möchte." Wattfedder startete seinen alten Volvo und nahm Kurs auf sein Ziel in Osterhagen: die Praxis Walther."

Als die beiden Ermittler die Praxis erreichten, stand Sandra Nöller bereits in der halbgeöffneten Eingangstür. "Schön, dass Sie kommen. Ich dachte, es ist am besten, wenn ich Ihnen alles hier in unseren Praxisräumlichkeiten erkläre. Da hat man eine bessere Vorstellung von den Abläufen."

Wattfedder und Dombusch-Maoate folgten der jungen Frau, die keine Maske trug. Für die beiden Polizisten eine implizite Aufforderung, es ihr gleich zu tun. Nöller folgte dem Flur, der über das Sprechzimmer von Dr. Walther hinauslief und nach einigen Metern zu einem weiteren Raum führte, der die Aufschrift 'Behandlungszimmer II' trug. Nöller öffnete die Tür und bat die Ermittler in den Raum mit einer Größe, die Wattfedder auf 15 Quadratmeter schätzte. Links neben der Zimmertür stand eine Liege, die offensichtlich dazu diente, Patienten in liegender Position zu untersuchen oder zu behandeln. Gegenüber der Liege stand ein Tisch mit verschiedenen in Arztpraxen üblichen Instrumenten. Ein Blutdruckmessgerät, ein Stethoskop und eine Vielzahl von Desinfektionsfläschchen und -tüchlein waren darunter. Ein größeres dosenähnliches Gefäß stand in der Mitte des Tisches. Nöller deutete auf das Gefäß und erklärte: "Das ist eine Spritzenbox. Nach dem Gebrauch einer Spritze, etwa zur Verabreichung von Insulin bei Diabetikern oder zur Injektion eines Impfstoffes, wird diese in die Spritzenbox gesteckt. Ein Abholdienst kümmert sich dann um die Entsorgung der Spritzenbox. Wichtig ist, dass niemand sich mit den Spritzen verletzen kann. Daher sind die Spritzenboxen stich- und bruchfest. Nachdem die Spritze einmal in die Spritzenbox eingeführt wurde, kann man sie nur wieder rausholen, indem man die Box zerstört. Das ist aufwändig und nicht ganz leicht zu machen." Sandra Nöller setzte sich auf einen kleinen Hocker beim Tisch, Wattfedder lehnte im Türrahmen des Zimmers und Dombusch-Maoate stand neben der Liege.

"Ich habe die letzten Tage ja schon mitbekommen, dass Sie meinen Chef offensichtlich als Tatverdächtigen betrachten. Da muss man ja nur eins und eins zusammenzählen. Und gestern hatte ich im Kommentar des Schwemme-Kuriers von den drei Spritzen im Mordfall von Kerstin Zicht gelesen. Sie hatten mich ja bereits vor ein paar Tagen nach unserer Entsorgungspraxis der Injektionsspritzen gefragt. Mir ist in Erinnerung, dass wir die Spritzen bis vor gut einem halben Jahr...wie soll ich sagen...etwas lockerer entsorgt hatten. Damals wurde die Spritzenbox nur einmal wöchentlich, immer freitags, abgeholt und die Box war in ihrem Fassungsvermögen deutlich kleiner als aktuell. Meist wurde die Box ganz früh nach der Praxisöffnung am Freitag abgeholt. Am Donnerstag hatte in der Regel Dr. Walther geimpft und natürlich auch andere Injektionen verabreicht. Wir Fachangestellten machten dies zumeist an den anderen Tagen der Woche. Das hatte organisatorische Gründe – beispielsweise richtete es sich danach, wer an den entsprechenden Tagen Dienst hatte. Am Donnerstag in den letzten drei Stunden vor Praxisschluss war damals meist nur eine einzige Kollegin in der Praxis. Und natürlich Dr. Walther. Daher hat er am Donnerstag selbst die Spritzen gesetzt, um die jeweils anwesende Kollegin zu entlasten. Da die Box etwas zu klein und aus diesem Grund manchmal schon zu voll war, legte Dr. Walther hin und wieder die benutzten Spritzen in ein kleines

Schälchen neben die Box. Dann konnte man die überzähligen Spritzen nach der Lieferung der frischen Boxen am Freitag darin entsorgen. Diese – ich sage mal – verspätete Entsorgung nahmen wir Angestellten am Freitag nach der Lieferung der neuen Spritzenbox vor."

"Mit anderen Worten: Eine Ihrer Kolleginnen hätte Freitag nach Praxisöffnung die eine oder andere Spritze an sich nehmen können, nachdem Dr. Walther sie am Donnerstag benutzt hatte."

"Aber werden nicht immer Einweghandschuhe getragen?"

"Ehrlich gesagt - mal ja, mal nein. Die Hände werden auf jeden Fall immer vorher desinfiziert. Unser Chef nimmt das aber nicht so genau. Das ist durchaus üblich, dass sich die Mediziner selbst nicht ganz so stark an die Hygieneregeln halten. Es ist aber auch noch nie etwas passiert."

"Okay, wie aber kommen nun Fingerabdrücke von Dr. Walther an die Spritzen? Hat jemand gesehen, dass er an einem bestimmten Tag ohne Einweghandschuhe die Spritzen gesetzt und diese dann nicht fachgerecht entsorgt hatte, sondern ins Schälchen tat?" Dombusch-Maoate setzte sich, während sie fragte, auf die recht breite Fensterbank des Raumes.

"Ich beobachtete im Sommer letzten Jahres, als ich freitags Dienst gemeinsam mit Laura, also Laura Winter, hatte, wie Laura noch bevor der Entsorgungsdienst kam, hier in diesem Zimmer absichtlich mehrere Spritzen zu Boden fallen ließ. Auf jeden Fall wirkte das so auf mich. Es sah aus, als warte sie bis Dr. Walther über den Flur in Richtung unseres zweiten Behandlungszimmers ging, um dann, als er fast direkt in der Tür stand, das Schälchen mit den Spritzen auf den Boden fallen zu lassen. Walther ist ja durchaus Gentleman, wenn es um solche Sachen geht: Er bückte sich, um die Spritzen aufzusammeln und wieder in das Schälchen zu tun. Das Schälchen gab er dann Laura Winter. Die Stimmung war ja schon lange angespannt zwischen den beiden - wegen ihrer unterschiedlichen Sicht auf Corona. Mir ist die Situation so stark in Erinnerung geblieben, weil es seit langer Zeit das erste Mal war, dass ich sah, wie beide sich zulächelten. Das war monatelang davor und danach nie der Fall gewesen."

"Wo standen Sie denn, als Sie das beobachteten?" Wattfedder musste die Position, aus der sie ihre Beobachtung beschrieb, genau erfassen.

"Genau da, wo die Frau Kommissarin steht." Sie deutete in Richtung der auf der Fensterbank sitzenden Ermittlerin.

"Wissen Sie noch, warum Sie gerade dort standen?"

"Ganz genau natürlich nicht mehr. Ich habe aber in Erinnerung, dass Dr. Walther gerne das Blutdruckmessgerät auf der Fensterbank liegen ließ, statt es auf den Tisch zu den anderen medizintechnischen Instrumenten zu legen. Das räumten wir ihm dann am Freitag hinterher."

"Hatten Sie Frau Winter auf Ihre Beobachtung angesprochen?"

"Ja, nachdem Dr. Walther nach einiger Zeit den Raum wieder verlassen hatte – er suchte irgendetwas, ich weiß aber beim besten Willen nicht mehr was – machte ich einen Spruch zu Laura. So wie man es unter Kolleginnen so tut. Ich sagte so ungefähr: Da hast du das Schälchen aber echt schief gehalten. Wolltest du unseren Chef mal in die gebückte Haltung bringen?"

"Und? Was sagte sie daraufhin?" Dombusch-Maoate fand die Geschichte langsam spannend.

"Sie sagte nur: Gestern ist es echt spät geworden. Habe nur ein paar Stunden geschlafen! Das war's. Wir hatten dann nie wieder darüber geredet. Es ist ja eigentlich auch nur im Rückblick interessant."

"Danke, Frau Nöller! Sie haben uns sehr geholfen." Wattfedder reichte Sandra Nöller die Hand. Sie war kurz irritiert, schüttelte dann aber doch Wattfedders ausgestreckte Hand. "Oh!", Wattfedder erschrak, "jetzt haben wir aber gegen die Hygiene-Regeln verstoßen. Sorry!"

"Macht nichts, Herr Kommissar, wir verstoßen schon die

ganze Zeit gegen die Hygiene-Regeln." Wattfedder wirkte ratlos. Dombusch-Maoate half ihm: "Die Maske – wir alle haben keine Maske auf!" Sie schmunzelte erkennbar.

"Ja, dann suchen wir mal schnell das Weite!" Wattfedder verließ eilig das Behandlungszimmer und war gemeinsam mit seiner Kollegin in Sekundenschnelle vor der Eingangstür der Praxis. Nun war ein eisiger Wind aufgekommen, der ihnen frontal ins Gesicht blies. Allerdings war der Himmel weitgehend wolkenfrei. Kaum hatten sich die beiden Ermittler einige Meter auf dem Weg zum Auto von der Praxis entfernt, klingelte Dombusch-Maoates Handy. "Das ist die Dienststelle in Stadthafen. Was wollen die denn?" Dombusch-Maoate wunderte sich vernehmbar. Sie nahm ab und drehte sich so, dass der Wind ihr Gespräch nicht zu sehr beeinträchtigen würde. Zudem aktivierte sie aus demselben Grund auch die Freisprechfunktion nicht. Wattfedder blieb stehen und wartet mit hochgezogenem Kragen auf das Ergebnis des Gesprächs. Nach den Reaktionen seiner Kollegin zu urteilen, war sie doch einigermaßen verblüfft über das, was ihr da mitgeteilt wurde. Nach wenigen Minuten steckte sie ihr Smartphone wieder in die Tasche ihrer Jeans.

"Du wirst es nicht glauben!" Sie wandte sich an Wattfedder.

"Was werde ich nicht glauben?"

"Schlocht ist in Stadthafen schwer gestürzt. Am Deich kurz vor dem Lotsenhaus. Er ist mit einer Gehirnerschütterung in das Klinikum Rakenheise eingeliefert worden. Das hat sich wohl alles erst vor einer guten Stunde abgespielt. Und jetzt kommt's: Laura Winter sitzt bei der Polizei in Stadthafen und will unbedingt mit uns sprechen. Sie ist wohl völlig aufgelöst, weil sie sich als Verursacherin des Sturzes von Carsten Schlocht sieht. Die Kollegen in Stadthafen bieten uns an, dass wir mit ihr direkt im dortigen Polizeipräsidium sprechen können."

"Dann mal nichts wie los in unsere kleine Schwesterstadt. Das wird wohl eine knappe Stunde dauern bis wir da sind."

Wenige Minuten später saßen Dombusch-Maoate und

Wattfedder im Volvo.

"Wenn das, was uns Sandra Nöller gerade erzählt hat, von Relevanz sein sollte, dann hätte Laura Winter zumindest gewusst, welche Spritzen Walther definitiv angefasst hat. Zwar ist das länger her, aber wer weiß..." Wattfedder fuhr deutlich schneller als erlaubt, als er sprach. "Und jetzt sitzt sie in Stadthafen, fühlt sich schuldig für einen Deichsturz von Schlocht? Merkwürdig!"

"Bisher wussten wir noch nicht einmal davon, dass sie sich überhaupt kannten", stellte Dombusch-Maoate fest, während sie etwas unruhig ob des Fahrtempos ihres Kollegen auf ihrem Sitz hin- und herrutschte. Von Havenstadt kommend war eine große Müllverbrennungsanlage das Erste, was die Ermittler von ihrem Volvo aus von Stadthafen erkennen konnten. Nach einer knappen Stunde erreichten sie schließlich die Stadt an der Küste. Im Gegensatz zu Havenstadt war Stadthafen wesentlich stärker von 50er-Jahre-Bebauung und einigen 60er- und 70er-Jahre-Bausünden geprägt. Für eine der ärmsten Kommunen Deutschlands machte Stadthafen aber einen überraschend positiven Eindruck. Wattfedder steuerte seinen Volvo auf den geräumigen Parkplatz des Polizeipräsidiums in Stadthafen, das unweit des großen Schwemme-Deiches nahe der Innenstadt lag.

Beim Verlassen des Volvos merkte Wattfedder deutlich, dass er nun fraglos an der Nordsee war. Eine Windböe machte es nötig, dass er mehrere Versuche starten musste, um seine Autotür zu öffnen. Die Böe drückte direkt gegen die Fahrerseite. Dombusch-Maoate auf der Beifahrerseite hatte Sorge, dass die Tür des alten Volvos, noch während sie ausstieg, aus den Scharnieren gerissen werden könnte. Die beiden Ermittler kämpften sich durch den kalten Wind, bis sie die Eingangstür des großen, aber schmucklosen 50er-Jahre-Gebäudes erreicht hatten. Sie setzten ihre Masken auf und fragten nach Oberkommissar Lampert, der Dombusch-Maoate angerufen hatte. Das Dienstzimmer Lamperts lag im 2. Stock und hatte einen freien Blick auf den Schwemme-Deich. Oberkommissar Lampert begrüßte seine Havenstädter Kollegen freundlich. Wattfedder schätzte ihn auf Ende 30. Lampert hatte ein durchaus erkennbares Bäuchlein und trug einen Schnäuzer, der ihm eine gewisse Ähnlichkeit mit einem Seehund verlieh. Wattfedder fand, dass das doch ganz gut zu Stadthafen passte.

Lampert erklärte kurz den Sachverhalt: Am Vormittag wurde die Stadthafener Polizei zu einem Einsatz am großen Deich gerufen. Zeitgleich war ein Notarztwagen vor Ort. Ein Paar hatte sich vehement gestritten und der Mann war den gepflasterten Deich einige Meter weit hinuntergestürzt, bevor er an einem Wellenbrecher mit dem Kopf aufschlug. Lampert erklärte, dass ein Wellenbrecher ein aus der Deichoberfläche herausragender Betonklotz zum Brechen von Wellen sei, die bei Sturmflut den Deich hinaufschwappen. Der Mann, ein gewisser Carsten Schlocht, sei als Notfall in das Klinikum Rakenheise eingeliefert worden, habe aber zum Glück nur eine leichte Gehirnerschütterung davongetragen. Er brauche nun ein wenig Ruhe, nach Auskunft der Ärzte des Klinikums. Seine Begleiterin war nervlich völlig durcheinander, weil sie zuerst dachte, Carsten Schlocht sei tot.

Nun habe sie sich beruhigt und wolle unbedingt mit der Polizei aus Havenstadt sprechen. Angeblich ginge es um einen Mordfall. Oberkommissar Lampert wies auf ein benachbartes Zimmer, in dem sich die Frau aufhalten sollte. "Sie können das Gespräch ruhig ohne mich führen. Das scheint ja ohnehin eher Ihr Fall zu sein. Ich habe genug andere Fälle zu bearbeiten." Lampert öffnete die Tür zu dem benachbarten Zimmer, in dessen Mitte zwei sich gegenüberstehende Schreibtische befanden. Sie waren mit einer Plexiglasscheibe im Luftraum voneinander getrennt. An einem der Schreibtische saß die sichtlich mitgenommene Laura Winter und hielt sich an einer Kaffeetasse fest. Dass sie mitgenommen war, konnte trotz der Maske leicht erkannt werden. Ihre Augen waren gerötet und von Tränen feucht. Dombusch-Maoate setzte sich an den zweiten Schreibtisch und Wattfedder zog sich einen im Raum stehenden Stuhl neben seine Kollegin.

"Frau Winter, Sie wollten mit uns sprechen." Wattfedder öffnete seinen Mantel während er sprach. Es war gut geheizt im Polizeipräsidium Stadthafens.

"Gott sei Dank ist er nicht tot", schluchzte Laura Winter.

"Das ist richtig", bestätigte Dombusch-Maoate.

"Nachdem, was uns die Kollegen hier in Stadthafen erläutert haben, hat er nur eine leichte Gehirnerschütterung davongetragen. Er braucht jetzt erst einmal Ruhe."

"Ich war so sicher, dass ich Carsten umgebracht hätte." Winter putzte sich die Nase.

"Frau Winter, erzählen Sie doch einmal der Reihe nach, was Sie uns berichten wollen." Wattfedder gab die Gesprächsführung an seine Kollegin ab, indem er ihr zunickte.

"Wir hatten uns gestritten, und ich habe ihn geschubst – nur ganz leicht. Aber Carsten stand wohl gerade ungünstig, stolperte und stürzte dann den Deich hinunter und blieb da wie tot liegen. Andere Spaziergänger haben dann gleich den Rettungswagen gerufen. Ich war gar nicht dazu in der Lage. Ich zitterte am ganzen Körper und konnte nicht klar denken. Aber es hat mir gezeigt, dass ich nicht mehr kann! Ich kann ihn nicht bei einem Mord decken!"

"Woher kennen Sie denn Herrn Christian Schlocht?"

"Es ist fast zwei Jahre her. Das war ganz am Anfang von Corona. So ungefähr im Februar 2020. Ich hatte einen Tempera-Kurs im Klaus-Babels-Künstlerhaus als Bildungsurlaub gebucht. Ich male gerne und interessiere mich schon sehr lange für Kunst. Wäre ich nicht in den medizinischen Bereich gegangen, dann hätte ich irgendetwas Kreatives gemacht. Carsten war ein hervorragender Kursleiter. Er verstand es, uns alle zu motivieren und gab tolle Tipps. Der Kurs ging über eine Woche und am letzten Tag hat Carsten mich dann gefragt, ob wir uns nicht auch einmal außerhalb des Künstlerhauses treffen könnten. Kurzum, seitdem hatten wir eine Affäre. Irgendwie war schon klar, dass er sich nicht von seiner Frau trennen würde. Er war ja auch finanziell abhängig von Kerstin Zicht. Mit seinen Kursen hätte er sich seinen Lebensstandard nicht leisten können. Ich hatte mich damit irgendwie arrangiert. Die Zeit mit Carsten war schön, wir hatten durch die Malerei immer ein Thema und Carsten weiß so viel! Er hat mich immer wieder mit seinen Kenntnissen fasziniert – von seinen Bildern ganz zu schweigen."

"Wie kam es dann zu Konflikten?"

"Zu der Zeit, in der ich Carsten kennenlernte, infizierte sich meine Großmutter mit diesem furchtbaren Virus und erkrankte schwer an COVID-19. Sie müssen wissen, ich bin mehr oder weniger bei meinen Großeltern aufgewachsen. Meine Mutter war alleinerziehend, und wir wohnten in einem gemeinsamen Haus mit meinen Großeltern. Zu meiner Oma hatte ich immer ein besonders enges Verhältnis. In unserer Praxis erfuhr Dr. Walther natürlich von der Corona-Infektion meiner Großmutter. Ich sagte es ihm, weil ich ja auch regelmäßig Kontakt zu ihr hatte und potenziell hätte ansteckend sein können. Damals gab es ja noch keine Impfungen. Er bot seine Hilfe an, aber meine Großeltern hatten immer ihren eigenen Hausarzt – und das schon seit Jahrzehnten. Der war letztlich auch gar nicht so wichtig, weil sich der Zustand meiner Oma ziemlich schnell dramatisch verschlechterte, so dass sie ohnehin ins Krankenhaus eingewiesen werden musste. Sie litt unter starker Atemnot. Niemand durfte zu ihr rein. Ich erfuhr nur, dass sie gleich nach der Einlieferung invasiv beatmet werden musste. Also intubiert wurde. Als ich das Walther erzählte, flippte er geradezu aus. Er sprach immer nur davon, dass die invasive Beatmung meine Großmutter töten würde. Nach ein paar Tagen verstarb sie dann wirklich im Krankenhaus. Aber natürlich an COVID-19! Das wurde mir eindeutig von den Ärzten gesagt, und es steht auch auf dem Totenschein..."

Laura Winter unterbrach ihre Worte und fing fürchterlich zu weinen an. Ihre Maske wirkte wie ein eingeweichter Lappen. Sie zog sich den feuchten Infektionsschutz von Nase und Mund. Die Maske saß nun unter ihrem Kinn. Wattfedder ging ins Nachbarzimmer, in dem Lampert saß und Akten studierte. Er fragte nach Papiertaschentüchern und bekam eine große Box aus der Schreibtischschublade vom Stadthafener Ermittler mit einem Lächeln gereicht. Zurück im anderen Zimmer, bot er Laura Winter die Taschentücher an. Diese hatte sich aber schon wieder beruhigt, bedankte sich aber für sein Angebot. Sie holte tief Luft und knüpfte an ihre letzten Worte an.

"Ich war mit meinem Schmerz immer den besserwisserischen Kommentaren Walthers ausgesetzt. Ich litt, und er hatte nichts Besseres zu tun, als Corona herunterzuspielen. Dabei war meine Großmutter gerade unter fürchterlichen Umständen daran gestorben. Walther steigerte sich mit der Zeit immer weiter in seine abstrusen Ansichten hinein und hielt seine Reden auf Demonstrationen. Für ihn war das Virus eine mittlere Grippe. Das trug er immer vor sich her! Ich hatte ihn mit der Zeit gehasst. Jedes Zusammentreffen mit ihm war für mich wie ein Schlag in die Magengrube. Und irgendwie wollte ich ihm einfach sein Maul stopfen!"

"Hatten Sie denn mit Carsten Schlocht auch darüber gesprochen?"

"Ja, natürlich. Er hatte ja viel Verständnis für mich. Seine Frau war ja auch auf der Seite der Vernünftigen. Daher wusste er ja auch, wie gefährlich die Ansichten von Walther sind. Carsten hatte dann die Idee, dass ich Spritzen besorgen sollte mit den Fingerabdrücken von Walther. Die wollten wir anonym an die Bürgermeisterin und andere prominente Impfbefürworter schicken – mit dem Hinweis: Impfen ist tödlich. Carsten hatte viele fiese Phantasien, wie ich Walther fertigmachen könnte. Aber diese eine hatte uns besonders gut gefallen. Natürlich würde man nach Fingerabdrücken suchen und die von Walther darauf finden. Und er war sicher schon unter Beobachtung, weil er bekanntlich gerne öffentlich und ja auch auf Demonstrationen gegen die Maßnahmen hetzte."

"Aber das haben Sie dann doch nicht getan?"

"Ich musste auf den richtigen Augenblick warten. Erst im Sommer letzten Jahres kam ich an Spritzen, die Walther mit Sicherheit ohne Handschuhe angefasst hatte. Ich griff zu einem Trick und ließ benutzte Spritzen vor ihm fallen – wie aus Versehen. Die Stimmung zwischen uns war ja durchgehend schlecht. Er war aber immer bemüht, dass zumindest der Arbeitsalltag einigermaßen funktionierte. So wollte er freundlich sein und hob sie auf. Darauf hatte ich spekuliert. Jetzt hatte ich meine Spritzen. Ich entsorgte sie einfach nicht in der Spritzenbox, sondern nahm sie mit nach Hause – natürlich zog ich mir Einweghandschuhe an. Den Racheplan an Dr. Walther hatten wir dann aber doch nicht so richtig weiterverfolgt. Nur die Spritzen lagen bei mir noch herum – im Wohnzimmerschrank."

"Und wie kamen diese Spritzen nun in den Körper von Frau Dr. Zicht?"

"Damit habe ich absolut nichts zu tun!"

"Frau Winter, was wissen Sie darüber? Carsten Schlocht hat kein tragfähiges Alibi für den Todeszeitpunkt seiner Frau."

"Carsten erzählte mir vor ein paar Wochen, dass er herausgefunden hatte, dass seine Frau hinter seinem Rücken die Scheidung vorbereiten würde. Irgendwelche Schriftstücke dazu hatte er in ihrem Arbeitszimmer gefunden. Im Falle einer Scheidung wäre er ziemlich leer ausgegangen. Sie hatten einen entsprechenden Ehevertrag. Würde sie allerdings versterben, dann wäre er der Alleinerbe. Er war natürlich außer sich. Nun war es ja so, dass ich nicht die einzige Affäre von Carsten war. Das wusste ich. Es gab viele wie mich in Havenstadt über die Zeit. Ich habe ihm dann auch direkt ins Gesicht gesagt, wie ich das sah: Seine Frau wollte in die Politik und konnte es sich nicht leisten, einen Ehemann zu haben, der zig Affären in der Stadt hat. Verstehen Sie?" Nun nahm sich Laura Winter doch ein Taschentuch aus der Box und trocknete sich die noch immer feuchten Augen. Nach kurzer Pause fuhr sie mit ihren Ausführungen fort.

"Vor ein paar Tagen nun stellte ich beim Aufräumen eher zufällig fest, dass die Spritzen nicht mehr an der Stelle lagen, wo ich sie abgelegt hatte – im Wohnzimmerschrank. Ich konnte sie auch an keinem anderen Ort in meiner Wohnung finden. Sie waren weg!"

"Wie kamen Sie dann darauf, dass Carsten Schlocht die Spritzen an sich genommen haben könnte?"

"Ich war anfangs einfach nur verwirrt und fragte ihn bei einem seiner nachmittäglichen Besuche bei mir. Er tat aber komplett ahnungslos. Nun ja, ich wollte unsere Beziehung nicht durch allzuviel Insistieren belasten und tröstete mich mit dem Gedanken, dass ich die Spritzen vielleicht selbst verräumt haben könnte. Im Nachhinein einfach absurd. In dieser Woche nun, nach dem Mord an seiner Frau, trafen Carsten und ich uns erneut, es war letzten Mittwoch. Er war ganz nervös, und ich dachte, es läge daran, dass er den Verlust seiner Frau erst einmal verarbeiten müsste. Ich merkte aber schnell, dass er stark unter Druck stand. Er versuchte die ganze Zeit, mich dazu zu bewegen, falls nötig – so hat er das zumindest formuliert – für ihn auszusagen. Es ging ihm darum, dass ich behaupten sollte, ihn am Montag, gegen halb elf vormittags vor dem Klaus-Babels-Künstlerhaus gesehen zu haben. Das wäre theoretisch möglich gewesen, weil ich zurzeit ja nicht arbeite. Ich war aber in Wirklichkeit alleine zu Hause!"

"Hatten Sie ihn denn gefragt, warum er das wollte?"

"Ja, das hatte ich natürlich gemacht. Er sagte nur, er könne nicht darüber reden, ich solle es aus Liebe zu ihm tun. Wir hätten ja demnächst eine großartige Zukunft vor uns. Er würde ja das gesamte Vermögen von Kerstin erben."

"Das haben Sie dann aber nicht getan?" Dombusch-Maoate legte viel Wärme in ihren Tonfall. Wattfedder fragte sich, ob man das auf der Polizeischule heutzutage üben würde. Er war beeindruckt.

"Nein! Mir war ja klar, dass ich ohnehin maximal für eine sehr begrenzte Zeit etwas davon hätte. Carsten ist eben ein notorischer Fremdgänger und würde es auch bleiben. Da war ich mir sicher. Er brauchte das irgendwie für sein Selbstwertgefühl... Ich wusste auch gar nicht, in was ich mich da reinreiten würde. Soweit ging mein Vertrauen in ihn auch nicht."

"Wie kamen Sie nun auf den Deich nach Stadthafen?"

"Carsten hat hier in Stadthafen eine kleine Wohnung im Magellan-Center. Direkt am Neuen Hafen und unweit des Deiches. Also, es ist nicht seine Wohnung, sondern die Wohnung eines Freundes, der die Wohnung selten nutzt und irgendwo in Süddeutschland lebt. Naja, Carsten und ich haben sie häufig für unsere Zusammentreffen genutzt, um uns nicht immer bei mir zu treffen. Das wäre auf Dauer in Havenstadt vielleicht aufgefallen. Auch, wenn Kerstin seine Eskapaden tolerierte, so wollte er sie doch nicht unnötig provozieren."

"Schlug Herr Schlocht das Treffen in Stadthafen vor?"

"Nein, ich rief ihn am Freitag gegen Mittag an, weil ich völlig aufgebracht war. Ich hatte im Schwemme-Kurier von den Spritzen gelesen, die in der Leiche von seiner Frau stecken sollten...oder, es hieß...", sie musste schlucken, "mit denen sie malträtiert wurde. Furchtbar! Mir war schlagartig klar, dass Carsten die Spritzen irgendwann bei mir eingesteckt haben musste." Winter machte eine kleine Pause, um dann konzentriert weiterzusprechen.

"Carsten wollte erst nicht, dass wir uns treffen. Ich machte ihm aber klar, dass ich zur Polizei gehen würde, wenn er nicht reinen Tisch machen würde." Laura Winter hatte sich jetzt beruhigt und wirkte erleichtert, dass sie sich die Last von der Seele reden konnte. "Wir sind dann mit Carstens Auto nach

Stadthafen gefahren. Die ganze Fahrt über haben wir nur geschwiegen. Die Stimmung war unerträglich. Hier in Stadthafen hatten wir das Auto schnell abgestellt und sind gleich zum Deich, trotz des enormen Windes. Ich hatte das Gefühl, ich müsste mich bewegen, weil ich sonst vor Anspannung durchgedreht wäre. Naja, dann kam es auf dem Deich dazu, dass ich ihm ins Gesicht sagte, dass er ein Mörder sei!"

"Wie hat er reagiert?"

"Erst mit Liebesschwüren und Zukunftsversprechungen. Als er merkte, dass mich das gar nicht mehr interessierte, gab er zu, dass er Kerstin umgebracht und die Spritzen als falsche Fährte gelegt hatte. Er versuchte mich dann mit Geld zu überzeugen: Ich sollte schweigen und ihm ein Alibi für Montag geben, dann würde alles gut. Er versprach mir dafür 300.000 Euro! Er verlangte ja nichts anderes, als dass ich ihn bei seiner Vertuschung unterstütze. Ich fühlte mich aber mitschuldig, verdammt, weil ich diese Spritzen besorgt hatte. Da bin ich durchgedreht und habe ihn geschubst. Ich wusste nicht, wohin mit meiner Wut. Eigentlich nur ganz leicht, aber er stand irgendwie ungünstig und fiel dann den halben Deich runter...," jetzt musste sie doch wieder schluchzen. "Ich will keine Mordkomplizin sein, das kann ich nicht. Walther einen reinwürgen für sein unerträgliches Coronagequatsche – okay – das hätte er verdient. Mit Mord will ich aber nichts zu tun haben!"

Wattfedder und Dombusch-Maoate waren nach dem Verlassen des Präsidiums gleich auch auf den Deich geeilt. Der Wind hatte etwas nachgelassen, blies hier aber noch sehr frisch. Wattfedder hatte den Eindruck, dass die Frische ihm wieder neue Energie nach einer kräftezehrenden Woche gab. Fast im Gleichschritt liefen er und seine Kollegin auf der Deichkrone und atmeten tief ein. Die Situation hatte fast etwas Kontemplatives. Die Beweislage gegen Schlocht war erdrückend. Der Fall – besser – beide Fälle waren praktisch gelöst. Wattfedder konnte einen Anflug von Stolz nicht verhehlen. Er wusste aber auch, dass er den Ermittlungserfolg in erster Linie Dombusch-Maoate zu verdanken hatte. In seine Gedankenversunkenheit hinein sprach Dombusch-Maoate: "Wir sollten zuerst Maulbach anrufen. Ohne seine Findigkeit würde Fritsch wohl als Opfer eines natürlichen Todes gelten." Wattfedder war einverstanden, wählte Maulbachs Nummer, und stelle sein Smartphone trotz des Windes auf laut. Er versuchte, sein Handy mit einer Hand abzuschirmen.

Trotz seines freien Wochentages war der Gerichtsmediziner erfreut und gratulierte Wattfedder und Dombusch-Maoate. Diese wiederum bedankten sich für die wichtige Unterstützung von Maulbach. Zum Ende des Gesprächs wollte der erfahrene Forensiker aber noch etwas loswerden.

"Übrigens – ich habe bei der Blutanalyse noch etwas Interessantes herausgefunden. Man kann das Blut ja ungefähr 48 Stunden post mortem auch auf Antikörper untersuchen. Ich mache das ja gerne, weil ich mir persönlich einen Überblick verschaffen will, wie viele meiner Leichen eventuell Gesundheitsprobleme in zeitlichem Zusammenhang mit einer Impfung bekommen haben. Das habe ich auch bei Dr. Thorsten Fritsch gemacht – bleibt aber unter uns!"

"Klar!", bestätigten Wattfedder und Dombusch-Maoate wie aus einem Mund.

"Also, laut Impfpass war Fritsch ja grundimmunisiert und geboostert. Nach meinen Tests war er aber weder jemals geimpft noch jemals infiziert. Er war bisher völlig ohne Kontakt zu dem Virus. Zumindest ohne Kontakt, der in irgendeiner Form nachweisbar gewesen wäre. Er hat weder Antikörper gegen S- noch gegen N-Proteine!"

"Das gibt's doch nicht!", entfuhr es Wattfedder. "Wer hat ihn denn geimpft? Das Impfzentrum, in dem er selbst am Wochenende Geld verdiente?"

"Nein, es war eine niedergelassene Praxis."

"Und zwar? War es Walther?"

"Nein, es war eine Kollegin, die ich nicht kenne, eine Anne Sosa."

Dombusch-Maoate hatte wieder diese aschfahle Gesichtsfarbe.

"Am Sonntag? Ich meine, er wurde doch Sonntag vor seinem Tod geboostert?"

"Ja, nach dem Impfausweis hat sie ihn an einem Sonntag geboostert. Ist ja nicht verboten."

"Tja, das kann uns jetzt ja egal sein, oder, Fritz?"

"Mir auf jeden Fall. Ich gebe diese Ergebnisse nicht zu den Unterlagen. Ist ja auch nur für meine Privatempirie. Euch noch ein schönes Wochenende." Maulbach legte auf. Wattfedder wunderte sich über die Gesichtsfarbe seiner Kollegin?

"Alles in Ordnung?"

"Jaja, du weißt ja, mein Kreislauf...", Dombusch-Maoates Stimme wirkte irgendwie auch wieder ein bisschen schwach.

Stadthafen, Sonntag – Tag 7

Bereits um zehn Uhr des nächsten Tages waren die beiden Ermittler erneut in Stadthafen. Diesmal war ihr Ziel das Klinikum Rakenheise und dort das Zimmer 208. Das einzige durch zwei Polizisten bewachte Krankenzimmer. Carsten Schlocht hatte sich bereits am Vortag soweit erholt, dass die heutige Befragung stattfinden konnte. Nachdem Dombusch-Maoate Schlocht mit der Aussage seiner Freundin Laura Winter konfrontiert hatte, kooperierte er umfassend mit den Ermittlern. Er war wohl zu der Überzeugung gelangt, dass eine vollständige Kooperation vor Gericht zu seinen Gunsten ausgelegt würde. Schlocht räumte ein, das Klaus-Babels-Künstlerhaus am vergangenen Montag gegen 11:15 Uhr verlassen zu haben. Er nutze den Umstand, in zwei Kursen gleichzeitig als Kursleiter aktiv zu sein, um unbemerkt das Künstlerhaus zu verlassen. Die Kursteilnehmer, die aufgrund der Hygieneregeln im Künstlerhaus nicht in eine andere Gruppe wechseln oder diese besuchen konnten, mussten annehmen, dass Schlocht gerade in der jeweils anderen Gruppe sei. Kurz nach halb zwölf erdrosselte er seine Ehefrau mit einer synthetischen Angelschnur, die er Tage zuvor eher zufällig im Schuppen der häuslichen Stadtvilla gefunden hatte. Er entsorgte die Schnur nach der Tat in der Schwemme.

Schlocht hatte angenommen, Dr. Bernd Walther sei der letzte und einzige von seiner Frau empfangene Gesprächspartner am Montagvormittag, da er sich tags zuvor Zugang zum digitalen

Terminkalender seiner Frau verschafft hatte. Dort war lediglich der Termin mit Walther eingetragen, nicht aber jener mit Dr. Thorsten Fritsch. Von dem im Wagen seiner Frau gefundenen Terminkalender hatte Schlocht keine Kenntnis, ebenso wenig wie von der verfrühten Beendigung des Gesprächs seiner Frau mit Dr. Bernd Walther.

Er gestand, seine Frau durch die angelehnte Tür ihres Arbeitszimmers beobachtet zu haben, um sie in einem günstigen Moment von hinten zu strangulieren. Danach löschte er den Terminkalender seiner Frau. Durch seine im Studium erworbenen IT-Kenntnisse war dies für ihn kein großes Problem. Er löschte den Kalender tatsächlich in der Annahme, dass durch den Löschvorgang der Todeszeitpunkt seiner Frau zeitlich perfekt eingegrenzt nach einer Rekonstruktion durch die Polizei bekannt würde. Für ihn war das eine Art doppelte Absicherung, falls sein Alibi mit den beiden Parallelkursen ins Wanken geraten sollte und er sich ein für den Todeszeitpunkt passendes Alibi besorgen müsste. Seine Planungen zielten schon damals auf Laura Winter ab. Er musste dies aber dann überstürzt umsetzen, nachdem er über Mitarbeiter des Klaus-Babels-Hauses vom Besuch Wattfedders dort, seine akribische Besichtigung der Räumlichkeiten sowie von seinen Fragen nach den Hygieneregeln gehört hatte. Von Laura Winter war er enttäuscht, weil er sich von ihr ein höheres Maß an Unterstützung versprochen hatte.

Die Injektionsspritzen hatte Schlocht tatsächlich unbeobachtet von Laura Winter aus ihrer Wohnung mitgenommen. Er wusste von den Fingerabdrücken, da er und Laura Winter Monate zuvor eine Rachaktion gegenüber Walther wegen dessen Corona-Verharmlosungen geplant, aber nie durchgeführt hatten. Die Injektionsspritzen stach er nach der Tat in die Schulterpartie seiner Frau, um den Verdacht auf militante Impfgegner als Täter zu lenken, insbesondere auf Dr. Bernd Walther. Er ging davon aus, dass nur er und Laura Winter wussten, wie die Spritzen vor mehr als sechs Monaten aus der Praxis Walther verschwanden. In völliger Fehleinschätzung nahm er zudem an, dass Laura Winter seiner Tat grundsätzlich positiv gegenüberstehen würden, weil diese auch Walther schädigte und sie zudem von Schlochts zukünftigem finanziellen Wohlstand als Erbe profitieren könnte.

Als Motiv für seine Tat gab Schlocht an, dass er Belege dafür gefunden hatte, dass seine Frau die Scheidung vorbereitete. Im Scheidungsfall wäre er weitgehend leer ausgegangen. Um seinen finanziell sehr gehobenen Lebensstil weiter zu führen, blieb ihm nach seiner Schilderung keine andere Wahl, als seine Frau umzubringen. Eine Diskussion mit ihr sah er als aussichtslos an, weil sie einmal geplante Vorhaben immer konsequent umsetzen würde. Dies sei eine zentrale Charaktereigenschaft von ihr. Zudem hätte ihre Ehe schon lange nur noch auf dem Papier bestanden. Nach seiner Einschätzung sah sie ihn, der viele Affären in Havenstadt pflegte, als Belastung für ihre politischen Ambitionen auf den Posten der Gesundheitssenatorin.

Nach zwei Stunden konnten Fokko Wattfedder und Paula Dombusch-Maoate sich wieder auf den Weg zurück nach Havenstadt machen. "Letztlich hat Schlocht trotz seiner genauen Planung Laura Winter falsch eingeschätzt, sonst hätte es klappen können. Sie hätte nur aussagen müssen, dass sie ihn gegen 11:40 Uhr vor dem Klaus-Babels-Haus gesehen hätte." Wattfedder räsonierte über Schlochts Fehler, während er seinen Volvo über die Autobahn Richtung Havenstadt steuerte.

"Schlocht hat keine Ahnung von Frauen. Nur, weil sie mit ihm eine Affäre haben, heißt das nicht, dass sie ihm emotional zugewandt sind. Ganz einfach! Er ist ein selbstgefälliger und oberflächlicher Wichtigtuer, der mit seinem Kunstwissen eine Zeit lang glänzen kann. Emotional ist er aber hohl wie ein Loch." Dombusch-Maoate war in ihrem Urteil knallhart. Wattfedder schätzte sie auch dafür.

In Havenstadt angekommen steuerte Wattfedder schnurstracks ins Westtor-Viertel. Er hatte schon gestern Abend ordentlich eingekauft, um mit seiner Kollegin nach Abschluss des Falles zu frühstücken. Ein Frühstück ohne Maskenpflicht oder ähnliche Unannehmlichkeiten. Die Teller waren schon auf Wattfedders kleinem Küchentisch verteilt. Dombusch-Maoate setzte sich und Wattfedder kochte Kaffee und stellte drei Sorten Marmelade, Lachsstreifen, ein Gläschen mit Meerrettich, Käse in verschiedenen Variationen und seine geliebte Salami auf den Tisch. Zudem briet er Spiegeleier. Ein Gläschen Sekt steigerte die Stimmung der beiden Ermittler, die sich allerlei Geschichten aus ihrem Privatleben erzählten. Erst nach fast einer Stunde anregender Gespräche kamen sie auf die erfolgreich gelösten Fälle zu sprechen. Und - als habe er mitgehört – meldete sich just in diesem Moment Böhmer mit einem Anruf auf Wattfedders Smartphone. Doch statt, wie bisher häufig, zusammenzuzucken, lachten beide nur lauthals auf. Wattfedder nahm das Gespräch an und bemühte sich um Seriosität in seiner Stimme, was ihm aber nur teilweise gelang.

"Hallo Klaus, was verschafft uns die Ehre?"

"Ah, ich höre schon, die Stimmung ist gut", Böhmer meldete sich freudig. "Die Bürgermeisterin bat mich, dem Ermittlerteam ihre Gratulation zur erfolgreichen Arbeit auszurichten, auch der Innensenator ist voll des Lobes und ich natürlich auch. Ich bin stolz, zwei derart engagierte Mitarbeiter bei der Havenstädter Polizei zu haben." Wattfedder sagte nichts, sondern biss erneut von einer dick mit Räucherlachs belegten Brötchenhälfte ab. Wahrscheinlich hörte Böhmer sein leichtes Schmatzen. Unbeeindruckt fuhr er fort: "Es war wirklich eine Kooperation der besten Sorte. Die Interessen des Senats und die erfolgreiche Polizeiarbeit haben sich in herausragender Weise ergänzt. Die Impfquote hat sich in den letzten Tagen in unerwartete Höhen geschraubt. Eine Welle der Solidarität in Havenstadt! Ganz Deutschland war erneut beeindruckt. Und nun haben wir auch in erstaunlich kurzer Zeit beide Fälle gelöst."

"Nur, dass die Lösungen der Fälle nichts mit Impfkritikern zu tun hatten." Wattfedder konnte sich diesen Einwurf nicht verkneifen. Außerdem musste er auch irgendwie auf das demonstrative Augenrollen seiner Kollegin reagieren.

"Vielleicht nicht im engeren Sinne, aber wir haben den Druck auf das Querdenker-Milieu hochgehalten und die Bedeutung des Zusammenhalts beim Thema Corona nochmals herausgestellt. Wir werden das jetzt in der Pressekonferenz nicht mehr ganz so betonen. Da wird einfach der Erfolg der Ermittlungen im Vordergrund stehen! Übrigens gibt es Hinweise, dass in Kürze neue Bevölkerungsgruppen geimpft werde sollen. Es wird wohl nicht mehr lange dauern, bis die Impfung von Kindern ab fünf Jahren empfohlen wird. Da brauchen wir dann eine auf diese Zielgruppe ausgerichtete Strategie. Auch da wollen wir ganz vorne sein. Von daher: Havenstadt First bleibt wichtig. Aber nochmals: Gratulation!" Böhmer beendete das Gespräch.

Dombusch-Maoate war sichtlich enerviert. "So habe ich mir das vorgestellt, tagelang werden Impfkritiker nach den Morden wie eine Sau durch Havenstadt getrieben. Nun wird das nicht mehr erwähnt. Mission accomplished!" Sie stürzte ein Glas Sekt hinunter. "Hatten unsere Ermittlungen eigentlich mehr mit Corona zu tun oder mit unseren Mordfällen? Manchmal ist mir das komplett entglitten!"

"Paula, ich glaube, diese Spaltungen und Diskriminierungen, die wir in unseren Ermittlungsfällen erlebt oder von denen wir gehört haben, die werden noch sehr lange ihre negativen Wirkungen entfalten." Dombusch-Maoate nickte zustimmend und spann den Gedanken weiter: "Die Menschen, die den autoritären Umgang unserer Gesellschaft mit dem Thema Corona als diskriminierend erlebt haben, werden nur ganz schwer wieder Vertrauen zu staatlichen Institutionen aufbauen können. Viele werden dies nie mehr können. Es wird logischerweise schwer werden, Menschen zurückzuholen, denen man gesagt hat, man wolle sie mit Argumenten überzeugen, aber, wenn das nicht klappt, dann müssten sie gezwungen werden. Entweder du folgst meiner Argumentation freiwillig oder ich zwinge Dich! Ein Irrwitz für eine demokratische Gesellschaft. Es hätte Empfehlungen geben müssen statt Anordnungen. Kooperation auf Augenhöhe als Ziel statt Kontrolle und Sanktion. Die Folge dieser falschen Politik ist die Radikalisierung der Befürworter und Gegner der offiziellen Darstellung der wissenschaftlichen Erkenntnisse zu Corona. Die einen erliegen einer fast naiven Wissenschaftsgläubigkeit, andere glauben gar nichts mehr und fliehen in teilweise absurde Welterklärungen. Eine derartige gesellschaftliche Radikalisierung ist immer gefährlich. Die Radikalisierung der Mitte ist aber besonders bedrohlich, denn sie hat die Macht, ihre Vorstellungen in Gesetze und Regeln umzusetzen." Sie goss sich, während sie sprach, ein weiteres Glas Sekt ein.

"Werden künftig auch Menschen, die eine empfohlene Darmspiegelung oder andere Früherkennungsuntersuchungen nicht vornehmen lassen, dazu verpflichtet werden? Schreibt man diese dann vor statt zu empfehlen? Vielleicht mit der Begründung, dass die betroffenen Patienten im Krankheitsfall die Intensivstationen belasten könnten? Wieviel Angst vor den jeweiligen Erkrankungen benötigt die Mitte der Gesellschaft, um radikale Maßnahmen zu fordern oder dem zuzustimmen? Im Kern war es bei der Corona-Impfung der gleiche Ansatz. Man konnte die völlig absurde und von vielen staatlichen Akteuren geförderte Phantasie nicht mehr aufrechterhalten, dass die Impfung gegen die Weitergabe des Virus schützen würde. Das gab es bei virusbedingten Atemwegserkrankungen meines Wissens auch noch nie, und es wurde auch noch nicht einmal von den Herstellern der aktuellen Impfstoffe offiziell behauptet. Da blieb am Ende nur noch die Solidarität mit den

Intensivstationen, da die Impfung gegen schwere Verläufe schützen sollte. Und wehe, du machst nicht mit! Mit dem Argument kannst du grundsätzlich einen Großteil aller Erkrankungen vorsorgepflichtig machen. Kein Rauchen, keine Sportverweigerung, kein Alkohol und jede Menge vorgeschriebener Früherkennungsuntersuchungen. Das Ergebnis wäre eine perfekt medikalisierte Gesellschaft. Fast jedes menschliche Verhalten unterläge damit einer Gesundheitsüberwachung. Mit dem Befeuern menschlicher Ängste erreicht man unglaublich viel!" Dombusch-Maoate schenkte sich noch ein Glas Sekt ein. "Übrigens ist bis heute unklar, ob ungeimpfte Patienten, die nicht zu den Risikogruppen gehörten, überhaupt die Intensivstationen außergewöhnlich häufig in Anspruch nehmen mussten."

"Wir haben ja auch mitbekommen, wie sehr die Unterstützung der Impfung von finanzieller, politischer und ideeller Förderung getragen wird. Im Wissenschaftsbetrieb geht das über Forschungsförderung, der Ermöglichung von Publikationen und Karrieren. Aber in allen möglichen gesellschaftlichen Bereichen können genehme wissenschaftliche Erkenntnisse befördert und andere behindert werden. Und sei es unter der Androhung, dass man seinen Beruf gar nicht mehr ausüben darf, wenn man sich auf die falsche Seite schlägt." Wattfedder wollte seiner Kollegin nicht nachstehen und füllte sein leeres Sektglas erneut.

Dombusch-Maoate spieß ihr Spiegelei auf und legte es auf eine Brötchenhälfte. "Wir haben bei Dr. Fritsch gesehen, wie innerlich gespalten er offensichtlich war. Er brauchte Geld, musste jeden finanziellen Anreiz, den die Impfung für ihn bereithielt, mitnehmen, traute ihr aber nicht und besorgte sich offensichtlich eine Fake-Impfung."

"Zu allem Überfluss unterzog er sich der Demütigung, auch noch für eine Impfung werben zu müssen, die er eigentlich ablehnte. Irre!" Wattfedder nippte zwischendurch an seinem

Kaffee.

"Demokratische Gesellschaften müssen ganz einfach die Diskussion über unterschiedlichen Anschauungen aushalten. Welche Anschauung auch immer die zutreffendere ist: Das Festlegen auf eine Sicht und die staatlich geförderte Diskreditierung abweichender Sichtweisen führt in eine autoritäre Gesellschaft. Der Umgang mit der Herausforderung durch Corona war katastrophal schlecht. Er hat zu Spaltung, Ausgrenzung und Diskriminierung geführt und gleichzeitig autoritäres staatliches Verhalten salonfähig gemacht. Davon haben rechte Gruppen profitiert, die sich – ausgerechnet diese Menschenfeinde – gegen Diskriminierung stellten. Verkehrte Welt!"

So spekulierten die beiden Polizisten noch eine ganze Weile und philosophierten über den Zustand der Gesellschaft. Bis, ja, bis Wattfedder nach der zweiten geöffneten und fast geleerten Sektflasche kontextfrei formulierte: Du, Paula, meinst Du, ich sollte morgen mal in die Dienststelle kommen und Rosemarie Kuhlke einen Blumenstrauß mitbringen?"

"Die beste Idee des heutigen Tages", entgegnete Dombusch-Maoate und beschloss, wenigstens heute nur noch alkoholfreie Getränke zu sich zu nehmen.

Epilog

Welch ein herrlicher Tag in Göteborg. In wenigen Minuten würden Wattfedder und Maike einen Ausflug in die nördliche Schärenlandschaft vor der Stadt machen. Seit den frühen Morgenstunden dieses fabelhaften Tages im April 2023 schien die Sonne und färbte ganz Göteborg in ein wunderbar helles, leicht bläuliches Licht. Wattfedder hatte gerade eine E-Mail seiner Ex-Kollegin Dombusch-Maoate gelesen. Sie war im vierten Monat schwanger und hatte sich gemeinsam mit ihrem Mann ein kleines Reihenhaus im Stadtteil Meerbaldlingen gekauft. Pupuke Maoate ließ zurzeit seine Professur etwas schleifen, weil er voll in die Renovierung des Hauses eingebunden war.

Dombusch-Maoates Besuchsreise auf die Cook-Inseln lag schon länger zurück. Sie hatte dort die enorm große Familie der Maoates und sämtliche Verwandte kennen und schätzen gelernt. Paula hatte den Eindruck, als wäre ein Großteil der Hauptinsel Teil dieser Verwandtschaft.

Wattfedder freute sich über die Nachrichten seiner ehemaligen Kollegin. Regelmäßig berichtete sie, was in Havenstadt vor sich ging, und Wattfedder revanchierte sich mit Einblicken in seine neue, schwedische Heimat. Beide teilten die Sorge über den Krieg in Europa, der wenige Tage nach ihren erfolgreichen Ermittlungstätigkeiten ins Zentrum des öffentlichen Interesses rückte. Der Krieg konkurrierte in der medialen Aufmerksamkeit mit der Berichterstattung über den Klimawandel sowie über die sogenannten "Klima-Kleber". Schweden wollte Mitglied der NATO werden und in

Deutschland sprach man von einer Zeitenwende. Corona war von der Bildfläche der medialen Aufmerksamkeit fast gänzlich verschwunden. Nachdem die allgemeine Impfpflicht im Deutschen Bundestag wider Erwarten keine Mehrheit fand, setzte langsam aber sicher eine leichte gesellschaftliche Entspannung ein. In Deutschland verschwanden nach und nach auch die Masken aus dem Alltagsleben, in Schweden war dies schon lange der Fall.

Demnächst würde im Bundesland Freie Havenstadt gewählt werden. Es sah wohl gut aus für Regina Bevtermann – auch, weil sie Havenstadt in der Sicht der Bevölkerung hervorragend durch die Corona-Zeit gebracht hätte.

Dombusch-Maoate aber schrieb Wattfedder von den Menschen, die die Erfahrung der Diskriminierung in sich trugen und immer noch warteten, dass es endlich eine faire Aufarbeitung dieser dunklen Zeit geben würde. Sie würden, so mutmaßte Dombusch-Maoate, wohl noch sehr lange vergeblich warten müssen.

Personen

FOKKO WATTFEDDER
Hauptkommissar, der sich ungemein auf seinen Ruhestand freut, unter den Interventionen der Landesregierung in seine Ermittlungen leidet und mit der Vieldeutigkeit medizinischer Erkenntnis konfrontiert wird.

MAIKE WATTFEDDER
Fokko Wattfedders Ehefrau und nicht nur als Sozialarbeiterin eine geschickte und wichtige emotionale Stütze für ihren Gatten.

LINDY WATTFEDDER-LINDHOLM
Tochter des Hauptkommissars, die mit ihrem Ehemann Lasse Lindholm im schwedischen Göteborg lebt.

LASSE LINDHOLM
Schwedischer Schwiegersohn von Fokko Wattfedder.

KLAUS BÖHMER
Polizeipräsident Havenstadts, der sich irrigerweise in der Schuld Wattfedders wähnt und ihm deshalb eine Stelle in Havenstadt verschafft hat.

ROSEMARIE KUHLKE
Assistentin des Ermittlerteams im Polizeipräsidium, die ihren neuen Vorgesetzten Wattfedder gerne einmal persönlich kennenlernen möchte.

PAULA DOMBUSCH-MAOATE
Oberkommissarin, die gedanklich schnell und trickreich, körperlich absolut fit und zu allem intellektuellen Überfluss auch noch mit einem polynesischen Molekularbiologen verheiratet ist.

DR. KERSTIN ZICHT
Präsidentin der Havenstädter Ärztekammer, die ermordet aufgefunden wird. Zuvor war sie eine engagierte Unterstützerin der erfolgreichen Havenstädter Corona-Impfkampagne mit weitreichenden politischen Ambitionen.

DR. FRITZ MAULBACH
Forensiker mit antiautoritärer Grundhaltung.

CARSTEN SCHLOCHT
Ehemann der Präsidentin der Ärztekammer, Dr. Kerstin Zicht. Künstler und Held der Damenwelt mit gehobenem Lebensstil.

DR. BERND WALTHER
Kritiker der Impfkampagne des Senats, der die Öffentlichkeit nicht scheut, um seine Meinung zu vertreten.

ALEXANDER TÄUBNER
Innensenator des kleinen Bundeslandes Freie Havenstadt und überzeugter Verfechter der Corona-Impfkampagne des Senats. Engagiert sich bis tief in den Polizeiapparat hinein.

JENS GROHL und JANA OLDE
Zwei dienstbeflissene, frische Absolventen der Polizeischule, die Paula Dombusch-Maoate und Fokko Wattfedder bei ihren Ermittlungen tatkräftig unterstützen.

JOCHEN RABE
Direkter Dienstvorgesetzter von Dombusch-Maoate. Im Präsidium nur als der "Alte" bekannt.

PROF. DR. PUPUKE MAOATE
Aus dem südpazifischen Rarotonga stammende Ehemann von Paula Dombusch-Maoate, der eine Professur für Molekularbiologie in Havenstadt innehat.

DR. ANNE SOSA
Allgemeinmedizinerin, die ganz besondere Impfmethoden beherrscht.

DR. RALF MEINHARDT
Vizepräsident der Ärztekammer mit einem dunklen Geheimnis aus der Vergangenheit

REGINA BEVTERMANN
Bürgermeisterin und Präsidentin des Senats des Bundeslandes Freie Havenstadt. Sie kämpft um jede Impfung, um Havenstadt endlich mal in positive Schlagzeilen zu bringen. Zu ihrem Vorteil natürlich.

SUSANNE FEST
Rechte Hand der Bürgermeisterin.

MORITZ PONKE
Die graue Eminenz in der Landesregierung. Ohne seine Zustimmung läuft wenig.

SANA NUSSAI
Alleinerziehende Mutter mit anstrengendem Job.

RAINER LÖSCHKE
Selbständiger Handwerker, der seine Mutter im Altenheim in der Corona-Zeit unmenschlich behandelt wähnt.

CHRISTA LINNENSCHMIDT
Sieht sich und ihre Familie einer sozialen Nötigung zur Impfung ausgesetzt.

HANNAH PLANKE
Wirft ihren Lehrer-Kollegen eine paranoide Einstellung angesichts der Corona-Pandemie vor. Sieht Ungeimpfte in den Schulen in einer entwürdigenden Situation.

DR. TAMIRA SALIM
Muss als Fachärztin für Neurologie im Krankenhaus im Archiv arbeiten, weil sie nicht geimpft ist.

DR. JULIA SIMERITZ
Ehemalige Mitarbeiterin der Bürgermeisterin und Kritikerin der Corona-Maßnahmen. Sie hat ihren Dienst aus Gewissensgründen gekündigt.

DR. THORSTEN FRITSCH
Niedergelassener Orthopäde, der bei der Praxisübernahme betrogen wurde und durch Fremdeinwirkung sein Leben verliert.

SANDRA NÖLLER, LAURA WINTER, CLARA SCHMIDT und IRINA MEIERLE
Medizinisch Fachangestellte in der Praxis Dr. Walther, einige von ihnen mit problematischen amourösen Bindungen.

ANTJE TREMME
Ex-Frau des unglücklichen Orthopäden Dr. Thorsten Fritsch.

ELISABETH ELLENER
Die alte Dame macht beim Gassi gehen mit ihrem Hund interessante Beobachtungen.

JAN MITTELER
Der junge Mann arbeitet am Empfang des Künstlerhauses.

DR. HARALD NAUTISCH und DR. UTE VENGEL-DAUER
Sie waren nicht von moralischen Skrupeln in ihrer ärztlichen Tätigkeit geplagt.

Oberkommissar LAMPERT
Arbeitet in Stadthafen als Polizist und hat leichte optische Analogien zu großen Meeressäugern entwickelt.